男科经方治疗荟萃

主编　琚保军　李　霄　李亮平

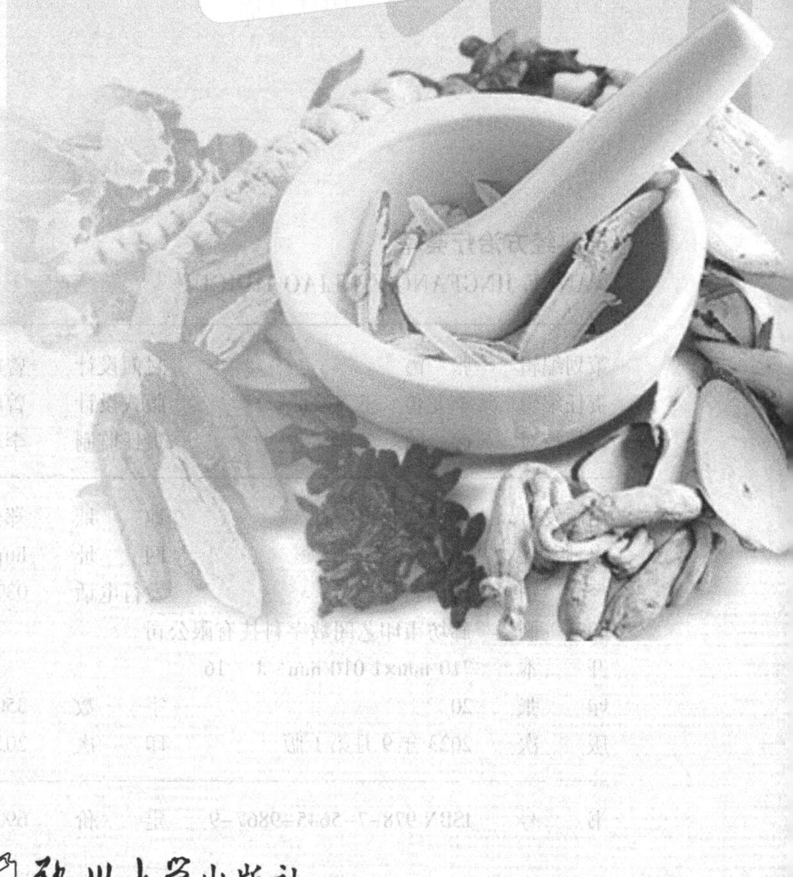

郑州大学出版社

图书在版编目(CIP)数据

男科经方治疗荟萃 / 琚保军，李霄，李亮平主编. — 郑州 ：郑州大学出版社，2023. 9(2024.6 重印)

ISBN 978-7-5645-9867-9

Ⅰ. ①男… Ⅱ. ①琚…②李…③李… Ⅲ. ①中医男科学 - 经方 - 汇编 Ⅳ. ①R289.2

中国国家版本馆 CIP 数据核字(2023)第 156979 号

男科经方治疗荟萃

NANKE JINGFANG ZHILIAO HUICUI

策划编辑	张 霞	封面设计	曾耀东
责任编辑	李龙传 王飞峰	版式设计	曾耀东
责任校对	薛 晗	责任监制	李瑞卿

出版发行	郑州大学出版社	地 址	郑州市大学路 40 号(450052)
出 版 人	孙保营	网 址	http://www.zzup.cn
经 销	全国新华书店	发行电话	0371-66966070
印 刷	廊坊市印艺阁数字科技有限公司		
开 本	710 mm×1 010 mm 1 / 16		
印 张	20	字 数	350 千字
版 次	2023 年 9 月第 1 版	印 次	2024 年 6 月第 2 次印刷

书 号	ISBN 978-7-5645-9867-9	定 价	69.00 元

作者名单

主　审　王祖龙

主　编　琚保军　李　霄　李亮平

副主编　陈如兵　张文博　曹　方

　　　　吴洪磊

编　委　（以姓氏笔画为序）

　　　　马苗苗　王继升　刘　峰

　　　　关重阳　杨洁洁　李鲁豫

　　　　张永涛　张铭钊　尚宜涵

　　　　姚均超　袁　泉　郭奎宁

前言

中医男科历史源远流长，从《山海经》开始已经有明确治疗男科不育症的药物记载，但直至明清时期，方有男科专著，如岳甫嘉的《男科证治全篇》等。受限于历史和文化因素，男科疾病相较于其他疾病，在古代缺乏系统的总结和归纳，但古代名医名家、经典著作多有记载治疗男科疾病的理论认知，如《黄帝内经》《伤寒杂病论》《诸病源候论》《备急千金要方》《太平圣惠方》等，其中以张仲景为代表的经方最为珍贵。

近年来，男科发展生机勃勃，尤其是中医治疗男科疾病，有着疗效显著、治疗简便、费用低、安全性高、易被患者接受等独到之处。不少西医同道均采取在西药治疗男科疾病的基础上，联合中成药或中药治疗，以增强疗效。西医同道常提出疑问，如何应用中药方剂治疗男科疾病？由经典著作中总结的方剂，效简力专，组方灵巧，历经岁月检验而广受认可。在临床推广使用有疗效悬定、易用易学等特点。时至今日，尚无系统总结经方治疗男科疾病的书籍。近年来，不少名医名家记载了用经方治疗男科疾病的医案。以医案学经方，以医案佐辨证，以医案效临床，笔者怀着以上目的编写此书，将经方治疗男科疾病进行汇总，希冀为广大男科医生提供帮助。

本书主要介绍了前列腺疾病、性功能障碍、睾丸附睾疾病、阴囊疾病、阴茎疾病、男性不育、尿路感染与尿石症等疾病，重点是常证与变证，每种疾病分病例资料、“按语”、“约言”等介绍，其特点有三：一是中西对照。对于中医辨病，均对应西医病名，以供互相对比，了解疾病特点，帮助西医同道快速识中医辨病。二是经方为例。经方医案多病例典型，临床多见，触类旁通可快速掌握，取得疗效。三是按语简明。通过经方出处，方解阐述层层递进，佐以病例分析，约言归纳，起到病证结合、扩宽思路之用。

对于经方治疗男科疾病，笔者收集的主要为典型医案，方便广大医务工作者以此为例，见病思证，见证思方，用方有效。然由于时间仓促，可能遗落一些宝贵的名医名家医案。加之受临床经验和学术水平的局限，书中不妥之处在所难免，敬请各位读者朋友批评指正，以求再版时修正。

编者

目 录

第一章 前列腺疾病

第一节 精 浊

精浊记载首见于《景岳全书·淋证》,相当于西医学中的前列腺炎。《证治要读·白浊》有云:“如白浊甚,下淀如泥,或稠黏如胶,频逆而涩痛异常,此非是热淋,此是精浊窒塞窍道而结。”本病病位在精室(前列腺),涉及肝、脾、肾、三焦等脏腑,病情变化多端,多因酒色无度,败精瘀阻,或肾精亏虚,相火妄动,败精挟火而出,或湿热留注精室所致,多以正气不足为主或邪气未尽,正气已伤,而成虚实夹杂之证。

一、常证

(一)湿热蕴结证

1. 龙胆泻肝汤治验

病例资料:朱某某,男,20 岁,1993 年 12 月 8 日初诊。患者 3 天前酒后与人争执,后小便短赤不利,溺如油脂状,且自觉两侧胁肋部胀满不适,下腹部隐隐作痛,双下肢膝以下发凉,萎软无力,关节疼痛,不能行走,夜间尤甚,口渴,喜冷饮,身体困重,食少纳呆,头如帽裹,口苦耳鸣,舌红,苔黄腻,脉弦大而缓。其人自述嗜食肥甘厚味,喜酒。西医诊断为前列腺炎,中医诊断为精浊,此为湿热下注,经络受阻之证,当以清热利湿,通利气机为治,方以龙胆泻肝汤加减。

方药:龙胆草 10 g、栀子 10 g、黄芩 10 g、柴胡 12 g、木通 10 g、车前子 10 g、泽泻 16 g、木瓜 10 g、牛膝 10 g、枳壳 10 g、槟榔 10 g、当归 10 g、苍术 10 g、黄柏 8 g、白芍 10 g、防己 15 g。7 剂,水煎服,每日 1 剂,早晚分服。

二诊:尿量增多,混浊转清,双腿可站立迈步,上方柴胡增至 16 g,续服 7 剂。

三诊:小便清利,仅余口苦纳差,更方以小柴胡汤加减服用 7 剂,转愈。

来源:陈明,刘燕华,李方. 刘渡舟验案精选[M]. 北京:学苑出版社,1996.

按语:龙胆泻肝汤出自《医方集解》,多用于肝胆实火上炎,肝经湿热下注所致病证,具有清泻肝胆实火,清利肝经湿热之功效。方中龙胆草大苦大寒,既可清泻肝胆实火,又能清利肝经湿热,故为君药;黄芩、栀子苦寒燥湿泄热,共为臣药;泽泻、木通、车前子引湿热下行而出,生地、当归养血滋阴,使邪去不伤阴,共为佐药,柴胡引药入肝,疏肝理气,甘草调和诸药,共为使药;诸药合用,泻中有补,补中有滋,祛邪不伤正。本证患者嗜食肥甘厚味,喜酒,湿热内生,蕴结于肝胆,继因大怒伤肝,肝疏泄不利,湿热循经下注,蕴结于精室,故见小便短赤不利,溺如油脂状,下腹部隐隐作痛,气机疏利不畅,故两侧胁肋部胀满不适,经脉不利,故见下肢萎软无力,关节疼痛。故以龙胆泻肝汤清利下焦湿热,而本证兼见下肢经脉不利之象,故配以三妙散加枳壳、槟榔、白芍、防己等理气化湿,通利经脉,通络止痛。湿热去,经脉通,则诸证皆消。

约言:此为凉肝泻火,导赤救阴之良方。

2. 萆薢分清饮治验

病例资料:姜某,男,35 岁,1981 年 5 月 18 日初诊。患者结婚 6 年,婚前有遗精史,1 年前先患急性前列腺炎,经中西药物治疗后发热已退,膀胱刺激征亦减轻,但大便干结难解,努责后尿道口有黄白色黏液滴出,量较多,并有尿后余沥不尽。肛指检查:前列腺左侧稍肿、压痛。前列腺液常规(EPS):RBC +/HP,PC +++/HP,SPL +/HP。舌苔左侧白腻稍厚,脉弦。西医诊断为前列腺炎,中医诊断为精浊,此为湿热留于下焦之证,当以清热导湿为治,方以萆薢分清饮加减。

方药:萆薢 10 g、茯苓 10 g、车前子(包煎)10 g、丹皮 10 g、黄柏 6 g、苍术 6 g、川朴花 6 g、生薏苡仁 12 g、石菖蒲 2 g、碧玉散(包煎)15 g、全瓜蒌 15 g、郁李仁 15 g。5 剂,水煎服,每日 1 剂,早晚分服。

二诊:大便通畅,尿末滴白已少,尿频、尿急、尿痛等症已基本消失,尿意未尽感不显,舌苔薄白,脉平。再以原法巩固 1 个月。

三诊:复查前列腺已不肿,无压痛。EPS:PC +/HP,SPL +++/HP。临床症状消失。随访半年,疗效巩固。

来源:周玉春,张新东,金保方,等. 徐福松教授辨治慢性前列腺炎经验[J]. 南京中医药大学学报,2009,25(04):297-300.

按语:萆薢分清饮出自南宋医家杨倓的《杨氏家藏方》,原名“萆薢分清散”,至元代《丹溪心法》收载此方,改名为“萆薢分清饮”,多用于湿热白浊,有清热利湿、分清化浊之功用。方中萆薢味苦性平,可利湿祛浊,为治疗白浊、膏淋之要药,故为君药。益智仁温补肾阳,涩精缩尿,为臣药。石菖蒲辛香苦温,化浊祛湿,兼祛膀胱之寒,以助萆薢分清化浊;乌药温肾散寒,行气止痛,能除膀胱冷气,治小便频数,为佐药。加盐同煎,则取其咸以入肾,引药直达下焦,为使药。诸药合用,共奏温肾祛湿、分清化浊之功。本证患者湿热留于下焦,舌苔白腻左侧稍厚,见大便干结难解,努责后尿道口有黄白色黏液滴出,量较多,并有尿后余沥不尽,方用萆薢分清饮以清热导湿。指诊检查前列腺左侧稍肿,根据“人身左半属血,右半属气”理论,故方中加丹皮、二妙丸,入精室以消血中湿热;患者体内下焦湿热壅滞,有大便干结难解,加全瓜蒌、郁李仁以润肠通便。

约言:本方为治疗男性下焦湿热淋浊之常用方。

3. 葛根芩连汤治验

病例资料:彭某,男,26 岁,2008 年 7 月 18 日初诊。患者慢性前列腺炎史 1 年余,症状反复,时轻时重,两天前食辛辣之物后症状加重。前列腺液常规(EPS):PC +/HP,SPL ++/HP。刻下症见:尿频、尿急、尿灼热痛、伴小腹胀痛,口苦,心烦。舌苔黄腻,脉数。西医诊断为前列腺炎,中医诊断为精浊,此为湿热内阻,下扰精室之证,当以清热利湿为治,方以葛根芩连汤加减。

方药:葛根 15 g、黄芩 10 g、黄连 6 g、黄柏 10 g、蒲公英 20 g、瞿麦 10 g、枳壳 6 g、王不留行 15 g。7 剂,水煎服,每日 1 剂,早晚分服。5 剂后症状基本消失。

来源:陈云龙,林研研. 经方辨治慢性前列腺炎辑要[J]. 光明中医,2010,25(02):288-289.

按语:葛根芩连汤出自《伤寒论》,用于治疗急性肠炎、细菌性痢疾、肠伤寒、胃肠型感冒等属表证未解,里热甚者,具有解表清里之功效。方中葛根解肌退热,升脾胃清阳,重用为君;黄芩、黄连清热燥湿,善清胃肠湿热,共为臣药;甘草甘缓和中,调和诸药,为使药;四药合用,外疏内清,表里同治,可使表解里和,身热下利得愈。本证患者嗜食辛辣之品,湿热内生,下扰精室,故症见尿频急痛;湿热内阻,气血不通则痛,故见小腹胀痛。考虑患者湿热较重，加黄柏以清热燥湿，加瞿麦、蒲公英以清热利水，因患者小腹胀痛，故加枳壳以理气除滞，加王不留行以活血利尿通淋。

约言：此方能升阳明清气，又为治泻圣药。

4. 八正散治验

病例资料：刘某，男，65 岁，1998 年 12 月 29 日初诊。患者小便滴沥不畅，已历数日，小腹胀，口干苦而不欲饮，大便干结，小便短黄，有慢性前列腺炎病史，查舌苔黄腻，脉细数。西医诊断为前列腺炎，中医诊断为精浊，此为湿热蕴结之证，当以清利下焦湿热，行瘀散结为治，方以八正散加减。

方药：瞿麦 10 g、萹蓄 10 g、淡竹叶 10 g、木通 10 g、赤芍 10 g、滑石 20 g、生大黄 3 g、桃仁 6 g、炮穿山甲片 10 g、王不留行 10 g、川牛膝 10 g、生甘草 5 g。7 剂，水煎服，每日 1 剂，早晚分服。

二诊：患者小便已畅通，但尿线细弱，分叉，大便稀溏，舌苔微黄腻，脉细数，治宗前法，续服上方 7 剂。

三诊：患者小便通畅，自觉肢体酸软乏力，余无特殊不适，上方去大黄，加生黄芪 20 g、潞党参 10 g、生白术 10 g。续服 7 剂，癃闭愈解。

来源：钟洪，吴绪祥，彭康. 臧堃堂医案医论［M］. 北京：学苑出版社，2003.

按语：八正散出自《太平惠民和剂局方》，主治热淋，尿频尿急，溺时涩痛，淋沥不畅，尿色浑赤，甚则癃闭不通，小腹急满，口燥咽干，舌苔黄腻，脉滑数。具有清热泻火，利水通淋之功效。方中滑石清热利湿，利水通淋；木通上清心火，下利湿热，使湿热之邪从小便而去，共为君药。萹蓄、瞿麦、车前子均为清热利水通淋要药，合滑石、木通则利尿通淋之效尤彰，同为臣药。山栀子仁清热泻火，清利三焦湿热；大黄荡涤邪热，通利肠腑，亦治"小便淋沥"（《本草纲目》），合诸药可令湿热由二便分消，俱为佐药。甘草调和诸药，兼以清热缓急，故有佐使之功。煎加灯心则更增利水通淋之力。诸药合用，既可直入膀胱清利而除邪，又兼通利大肠导浊以分消，务使湿热之邪尽从二便而去，共成清热泻火、利水通淋之剂。本证患者因湿热互结，蕴于下焦，气化不利，加之病久浊瘀内阻，终致膀胱水道不利而出现小便滴沥不畅。湿热蕴于下焦，见口干苦不欲饮，大便干结，小便黄赤，舌苔黄腻等湿热之象，故以瞿麦、萹蓄、淡竹叶、滑石等清利下焦湿热；"腑以通为补"，故少佐大黄以通为用；老人浊瘀阻塞溺道，加桃仁、炮穿山甲片、王不留行、牛膝等行瘀散结以通窍；加潞党参、黄芪、白术等以扶正，正气充则气化作用强，标本兼顾则浊瘀能清。加炮穿山甲片配王不留行行瘀散结以通水道。炮穿山甲片活血通经，走血分消肿软坚，宣通脏腑，贯穿经络，力达全身，无处不至；王不留行入血分，走而不守，通利血脉，逐瘀开塞。两者配合，相须为用，以增强祛瘀通窍之力。患者因工作劳累4个月，病情稍有复发，随即依前方服用14剂，症状消失，以后半年未见复发。

约言：本方为治疗热淋的代表方。

5. 猪苓汤治验

病例资料：朱某，男，42岁，1958年6月2日就诊。小溲如油，有时带血，少腹热，溲时刺痛。苔薄脉弦。西医诊断为前列腺炎，中医诊断为精浊，此为湿热郁于下焦之证，当以育阴清热为治，方以猪苓汤加减。

方药：阿胶珠6 g、生地黄9 g、牡丹皮6 g、萆薢9 g、猪苓9 g、茯苓9 g、泽泻6 g、益元散(包煎)12 g、海金沙9 g、干藕节4枚、石韦4.5 g、冬葵子12 g。4剂，水煎服，每日1剂，早晚分服。

二诊：少腹热，渐见减轻。小溲混浊如沽，睾丸坠胀。湿热郁于下焦，宣化不行。再从前方加减之。

方药：阿胶珠9 g、生地黄12 g、益元散(包煎)9 g、萆薢9 g、猪苓9 g、茯苓9 g、泽泻9 g、牡丹皮6 g、海金沙12 g、知母4.5 g、干藕节4枚、石韦9 g、生鸡内金9 g、滋肾通关丸(包煎)9 g。4剂，每日1剂，水煎服，早晚分服。

来源：上海中医学院. 程门雪医案[M]. 上海：上海科学技术出版社，1982.

按语：猪苓汤出自《伤寒论》，主治水热互结伤阴证。发热，口渴欲饮，小便不利，或心烦不寐，或咳嗽，或呕恶，或下利，亦治热淋，血淋具有利水渗湿，养阴清热之功效等。方中猪苓归肾与膀胱经，专以淡渗利水，乃方中诸利水药中"性之最利者"(《绛雪园古方选注》)，为君药。泽泻、茯苓助君药利水渗湿，且泽泻兼可泄热，茯苓兼可健脾，同为臣药。滑石清热利水；阿胶滋阴止血，既益已伤之阴，又防诸药渗利重伤阴血，正如吴崑所言："四物皆渗利，则又有下多亡阴之惧，故用阿胶佐之，以存津液于决渎尔。"(《医方考》)并止淋证出血，俱为佐药。诸药配伍，利水渗湿，兼养阴清热，俾水湿去，邪热清，阴津复，则诸症可痊。本证患者属湿热下注之实证，少腹热，小溲浑浊如汁，或带血，或有刺痛，睾丸坠胀等症。当以冬葵子、泽泻、石韦等清利湿热，然此类药物大量合用，往可致伤阴，以作用相反的药物，配合同用，仿仲景猪苓汤法以阿胶珠、生地、猪苓、茯苓等育阴清热，而取得相辅相成的效果。

约言：本方为治疗水热互结而兼阴虚证候之常用方。

6. 滋肾通关丸合五苓散治验

病例资料:姜某,男,34 岁,1955 年 3 月 1 日就诊。小溲不爽,努撑始出,少腹酸楚。膀胱气化不展、湿热郁结之故。西医诊断为前列腺炎,中医诊断为精浊,此为湿热郁结之证,当以宣气化,清湿热为治,方以滋肾通关丸合五苓散加减。

方药:肉桂 1 g、知母 6 g、黄柏 3 g、茯苓 9 g、猪苓 9 g、泽泻 6 g、滑石(包煎)12 g、萆薢 6 g、萹蓄 4.5 g、冬葵子 9 g、滋肾通关丸(包煎)12 g。7 剂,水煎服,每日 1 剂,早晚分服。

来源:上海中医学院. 程门雪医案[M]. 上海:上海科学技术出版社,1982.

按语:滋肾通关丸出自李东垣《兰室秘藏》,有滋肾通关,降火燥湿之功效。主治湿热蕴结膀胱,耗伤肾阴。症见小便癃闭,点滴而下,甚则不通等。方中用苦寒质润之知母以滋润肾阴,且又降火;黄柏苦寒,泻下焦湿热而坚阴,二药共用,滋阴降火,清热燥湿之力尤强,为君药。配少许肉桂以温养命门真阳,蒸水化气,使小便通利,为佐药。三药合用,使下焦湿热得清,肾阴得补,气化正常,癃闭自除。五苓散出自《伤寒论》,本方原治伤寒太阳病之“蓄水证”,后世用于多种水湿内停证候,具有利水渗湿、温阳化气之功,可用于治疗肾阳不足型前列腺炎。五苓散由桂枝、猪苓、泽泻、茯苓、白术组成,白术补气健脾以运化水湿,合茯苓既可彰健脾制水之效,又可奏输津四布之功,佐以桂枝温阳化气以助利水,且可辛温发散以祛表邪,一药而表里兼治。诸药相伍,共奏淡渗利湿,健脾助运,温阳化气,解表散邪之功。本证患者为湿热下注,肾阳不足,温煦无力,膀胱气化不利,久则膀胱气化失调,水道不畅,故症见小便次数增多、尿不尽等,加益智仁、乌药以增温补肾阳之力。

约言:滋肾通关丸为滋肾通关,降火燥湿之名方;五苓散为利水化气之代表方,用于治疗肾阳不足型前列腺炎。

(二)气滞血瘀证

1. 桂枝茯苓丸治验

病例资料:刘某,男,30 岁,2016 年 6 月 22 日就诊。间断性小便淋漓涩痛伴左侧睾丸坠胀疼痛 1 年余,曾于当地医院泌尿外科诊断为:①慢性前列腺炎;②双侧精索静脉曲张,给予住院治疗,症状仍反复出现。刻诊:小便淋漓涩痛,尿无力,左侧睾丸及会阴部坠胀刺痛不适,痛引少腹,气短乏力,动则汗出,舌质紫,有瘀斑,苔薄白,脉弦涩。前列腺液常规(EPS):WBC ++/

HP，SPL +/HP，余无异常。彩超：左侧精索静脉曲张，瓦氏试验左侧最宽处2.2 mm。西医诊断为慢性前列腺炎、双侧精索静脉曲张，中医诊断精浊、筋瘤，此为气滞血瘀之证，当以益气活血、化瘀止痛为治，方以桂枝茯苓丸加减。

方药：桂枝12 g、茯苓15 g、丹皮12 g、炒桃仁12 g、赤芍15 g、车前子（包煎）15 g，通草6 g、荔枝核12 g、盐橘核12 g、金银花15 g、蒲公英15 g、黄芪30 g、防风12 g、炒白术15 g、陈皮12 g。10剂，水煎服，每日1剂，早晚分服。

二诊：小便涩痛大减，自汗止，效不更方，继服10剂。

三诊：气短乏力之症大减，时感会阴部不适伴睾丸夜晚刺痛，加川芎12 g，继服7剂。

四诊：偶感小便不适，左侧睾丸疼痛明显减轻，继服7剂。

五诊：大便顺畅，睾丸疼痛无明显不适，为巩固疗效，继服7剂，随访半年，未再复发。

来源：孙自学，张珈铭，赵帅鹏，等. 桂枝茯苓丸异病同治在男科疾病的临床应用[J]. 现代中医药，2018，02：80-82.

按语：桂枝茯苓丸出自《金匮要略》，原用于瘀阻胞宫证，现多用于男科诸多瘀阻病证，有活血化瘀，缓消癥块之功效。方中桂枝、芍药一阴一阳，桂枝化气扶阳散寒，芍药敛肝扶脾，养正祛邪；茯苓、丹皮一气一血，茯苓渗湿气，丹皮清血热，调其寒温，扶正固脱；桃仁破恶血，消癥结。本证患者慢性前列腺炎合并精索静脉曲张，气血运行不畅，久则瘀滞于下腹部，不通则痛，见小便淋漓涩痛，尿无力，左侧睾丸及会阴部坠胀刺痛不适，痛引少腹，故加车前子、通草利尿通淋，荔枝核、盐橘核通络止痛，金银花、蒲公英清热解毒；患者兼见气短乏力，动则汗出，加黄芪益气助血行，防风既助黄芪益气，又祛风止汗，炒白术燥湿健脾，陈皮理气健脾，共用补益中焦。全方方证对应，故疗效显著。

约言：本方为缓消癥块法之代表方，可用于诸多气滞血瘀型男科病证。

2. 血府逐瘀汤治验

病例资料：李某，男，28岁，2005年7月1日初诊。患者无烟酒嗜好，未到外地和接触传染病史。初始小腹刺痛及睾丸隐痛，小变涩痛等症状。舌质紫暗、脉象沉涩。西医诊断为前列腺炎，中医诊断为精浊，此为血脉瘀滞之证，当以活血化瘀，行气止痛为治，方以血府逐瘀汤加减。

方药：桃仁10 g、红花6 g、当归10 g、生地10 g、柴胡15 g、小茴香6 g、乳香10 g、没药6 g、枳壳10 g、牛膝15 g。7剂，水煎服，每日1剂，早晚分服。

忌生冷。药渣用干净布包好，放在下腹部热敷。再加西药头孢曲松钠2 g，加入250 mL生理盐水静脉注射。连用1周，效如桴鼓。

来源：张杰. 中西医结合治疗前列腺炎3例[J]. 第四军医大学学报，2007，28(6)：483.

按语：血府逐瘀汤出自《医林改错》，主治瘀血内阻胸部，气机郁滞所致诸病证，具有活血化瘀、破血行滞之功效。方中桃仁破血行滞而润燥，红花活血祛瘀以止痛，共为君药。赤芍、川芎助君药活血祛瘀；牛膝入血分，性善下行，能祛瘀血，通血脉，并引瘀血下行，使血不郁于胸中，瘀热不上扰，共为臣药。生地黄甘寒，清热凉血，滋阴养血；合当归养血，使祛瘀不伤正；合赤芍清热凉血，以清瘀热。三者养血益阴，清热活血，共为佐药。桔梗、枳壳，一升一降，宽胸行气，桔梗并能载药上行；柴胡疏肝解郁，升达清阳，与桔梗、枳壳同用，尤善理气行滞，使气行则血行，亦为佐药。甘草调和诸药，为使药。合而用之，使血活瘀化气行，则诸证可愈。张锡纯《医学衷中参西录》云："乳香、没药不但流通经络之气血，诸凡脏腑中，有气血凝滞，二药皆能流通之。"乳香、没药合用，宣通脏腑、流通经络、活血祛瘀、消肿止痛。本证患者属血脉瘀滞，不通则痛，见小腹刺痛及睾丸隐痛，小变涩痛，舌质紫暗、脉象沉涩等，故予血府逐瘀汤以活血化瘀、破血行滞，结合热敷和消炎治疗，疗效显著。

约言：本方为治疗胸中血瘀证之代表方。

（三）肾阳不足证

1. 五苓散治验

病例资料：雷某，男，26岁，2008年6月12日初诊。患者诉尿频、尿急、尿等待、尿不尽、尿潴留3年，曾求诊于他院，诊断为：慢性前列腺炎，予阿奇霉素静脉注射联合微波等治疗后，症状不能缓解。予行尿常规检查提示：无明显异常。前列腺液常规（EPS）：PC +/HP，SPL +++/HP。舌苔白，脉沉细。西医诊断为慢性前列腺炎，中医诊断为精浊，此为肾阳不足之证，当以利水渗湿，温阳化气为治，方以五苓散加味。

方药：桂枝15 g、猪苓12 g、泽泻12 g、茯苓12 g、白术10 g、益智仁10 g、乌药10 g。7剂，水煎服，每日1剂，早晚分服。

二诊：患者自诉症状缓解，守方继服7剂后症状基本消失。

来源：陈云龙，林研研. 经方辨治慢性前列腺炎辑要[J]. 光明中医，2010，25(02)：288-289.

按语:五苓散出自《伤寒论》,本方原治伤寒太阳病之"蓄水证",后世用于多种水湿内停证候,具有利水渗湿、温阳化气之功,可用于治疗肾阳不足型前列腺炎。五苓散由桂枝、猪苓、泽泻、茯苓、白术组成,白术补气健脾以运化水湿,合茯苓既可彰健脾制水之效,又可奏输津四布之功,佐以桂枝温阳化气以助利水,且可辛温发散以祛表邪,一药而表里兼治。诸药相伍,共奏淡渗利湿,健脾助运,温阳化气,解表散邪之功。本证患者为肾阳不足,温煦无力,膀胱气化失调,水道不畅,症见小便次数增多、尿不尽等,故加益智仁、乌药以增温补肾阳之力。

约言:本方为利水化气之代表方。

2. 真武汤治验

病例资料:金某,男,50 岁,2004 年 10 月 25 日初诊。患者患慢性前列腺炎 5 年,时感阴囊湿冷畏寒、会阴坠胀,伴尿不尽感,阳痿。曾服中西药治疗效不佳。诊见:面色晦暗,毛发不润,舌暗红,胖嫩、边有齿痕、苔厚腻,脉寸关数、尺弱。前列腺液常规(EPS):WBC +/HP,SPL +/HP,衣原体、支原体(-)。西医诊断为慢性前列腺炎,中医诊断为精浊,此为肾阳亏虚,气化不利,水湿泛滥之证,当以温肾助阳,化气利水为治,方以真武汤加减。

方药:茯苓 12 g、白芍 12 g、生姜 12 g、肉桂 12 g、菟丝子 12 g、白术 6 g、附子 6 g、炙甘草 6 g。7 剂,水煎服,每日 1 剂,早晚分服。每次取汁 300 mL,温服。

二诊:阴部发凉感减轻,仍潮湿,舌脉如前。守方加茵陈 12 g、黄连 6 g、柴胡 6 g,7 剂。

三诊:阴囊潮湿好转,肤温正常,舌淡红、边有齿痕,尺脉稍有力,效不更方,7 剂。

四诊:气温下降后阴部稍有凉感,上方去茵陈、肉桂,加桂枝、川芎、枸杞子各 12 g,附子增至 8 g。7 剂。

五诊:气温下降后无明显不适感,性功能改善,舌红苔白,齿痕减少,脉细缓。守上方续服 14 剂以巩固疗效。

来源:肖建桥. 经方治验 4 则[J]. 新中医,2006(01):73-74.

按语:真武汤出自《伤寒论》,主治脾肾阳虚,水湿泛滥诸病证;亦可治疗太阳病发汗太过,阳虚水泛证。方中君以大辛大热之附子,温肾助阳以化气行水,暖脾抑阴以温运水湿。茯苓、白术补气健脾,利水渗湿,合附子可温脾阳而助运化,同为臣药。佐以辛温之生姜,配附子温阳散寒,伍苓、术辛散水气,并可和胃而止呕。配伍酸收之白芍,其意有四:一者利小便以行水气,

《本经》言其能“利小便”,《名医别录》亦谓之“去水气,利膀胱”;二者柔肝缓急以止腹痛;三者敛阴舒筋以解筋肉动;四者防止附子燥热伤阴,亦为佐药。全方泻中有补,标本兼顾,共奏温阳利水之功。本证患者病久肾阳亏虚,膀胱气化不利,故排尿不尽;阳水泛则阴囊潮湿;阳虚下陷,升举无力,则会阴坠胀、阳痿。阳虚不能温煦,故阴囊发凉畏寒;舌暗、体胖有齿痕、苔厚腻均为阳虚水停之象,脉寸关数、尺弱为肾气亏损、虚阳浮动之征。肾阳不足,水湿泛滥,治法宜温阳利水,然治水其本在肾,其制在脾。故予真武汤以温肾助阳、化气利水,加菟丝子增加补肝肾、利尿之力。二诊时患者阴部发凉感减轻,仍潮湿,故加茵陈、黄连、柴胡以增加清热利湿之功。四诊时由于气温下降后患者阴部稍有凉感,加桂枝、川芎、枸杞子,增加附子用量以增加温肾壮阳之力。共服药40剂余,性功能改善,诸症痊愈。

约言:本方为温阳利水之基础方。

(四)肾阴亏虚证

1. 六味地黄丸治验

病例资料:岳某,男,30岁,1979年12月8日初诊。阳痿及会阴部隐痛四年,平时腰痛,尿频,尿后余沥不尽,大便时尿道口常有粘液滴出。患者形瘦神疲,气弱懒言,面色苍白,汗出肢冷,下肢轻度浮肿,食欲差,大便稀,脉沉迟无力,舌质淡胖,苔白润。前列腺检查质软,有触痛。前列腺液常规(EPS):SPL +/HP,WBC ++++/HP,RBC +/HP。西医诊断为慢性前列腺炎,中医诊断为精浊,此为肾阳亏虚之证,当以填精滋阴,补肾壮阳为治,方以六味地黄汤加减。

方药:地黄9 g、茯苓9 g、丹皮9 g、泽泻9 g、山药12 g、山萸肉12 g、附子9 g、肉桂6 g。30剂,每日1剂,水煎服。此外,服药同时每日热水坐浴一次。

二诊:症状好转。服药60剂后,症状消失,前列腺及前列腺液检查均正常。

来源:王家骥. 六味地黄汤加减治疗慢性前列腺炎[J]. 中医杂志,1981,1(2):61.

按语:六味地黄汤即六味地黄丸,出自《小儿药证直诀》,主治肾阴精不足证,有填精滋阴补肾之效。原方重用熟地黄为君,填精益髓,滋补阴精。臣以山萸肉补养肝肾,并能涩精;山药双补脾肾,既能补肾固精,又补脾以助后天生化之源。此三药补肝脾肾,即所谓“三阴并补”。佐以泽泻利湿去浊,牡丹皮清泻相火,茯苓健脾祛湿,此三药泻湿浊而降相火,此所谓“三泻”。

本证患者肾阳亏损，命门火衰，不能蒸化肾气，见形瘦神疲，气弱懒言，面色苍白，汗出肢冷，下肢轻度浮肿，小便余沥。内用六味地黄汤，以壮水之主，加肉桂、附子鼓舞肾气，则阴平阳秘，小便自利。

约言：此方为补肾填精之基础方。

2. 知柏地黄汤治验

病例资料：李某，男，32岁，2004年8月8日初诊。会阴、睾丸胀痛3年多。3年前患者因过度房事后出现会阴、睾丸胀痛，偶有尿道口流出白液，伴腰膝酸软，头目眩晕。舌质红，苔薄黄，脉细数。西医诊断为前列腺炎，中医诊断为精浊，此为阴虚火旺之证，当以滋肾填精，清泄相火为治，方以知柏地黄汤加减。

方药：玄参20 g、熟地20 g、山茱萸15 g、山药12 g、泽泻10 g、茯苓10 g、丹皮10 g、知母10 g、黄柏10 g、小蓟20 g、牛膝15 g、女贞子20 g、旱莲草20 g。服药7剂。患者阴虚症状减轻，效不更方，治疗1个月，症状消失。

来源：黄绍国. 谭新华教授辨治慢性前列腺炎经验[J]. 中医药导报，2007，13(7)：13-15.

按语：知柏地黄汤，出自《医宗金鉴》卷五十三。主治阴虚火盛、下焦湿热等证，具有养阴清热，疏通尿道的功效。方中知母、黄柏滋阴降火，生地黄清热凉血、养阴生津，共为君药。山萸肉补养肝肾、山药补肾固精为臣药。以泽泻利湿泄浊；牡丹皮清泄相火，并制山萸肉之温涩；茯苓健脾渗湿，配山药补脾而助健运，共为佐使药。全方补泻兼施，泻浊有利于生精，降火有利于养阴，诸药滋补肾之阴精而降相火。本证患者因过度房事导致阴虚火旺，见会阴、睾丸胀痛，偶有尿道口流出白液，伴腰膝酸软，头目眩晕。舌质红，苔薄黄，脉细数，故予知柏地黄汤以滋补肾阴、清热泻火。患者体内相火妄动，故加女贞子、旱莲草协熟地以滋肾养阴，加小蓟以助丹皮清血中伏火，加玄参以泄浮游之肾火，加牛膝以引热下行。

约言：知柏地黄汤为滋阴降火之妙方。

3. 菟丝子汤治验

病例资料：何某，男，31岁，1979年9月8日初诊。8年来腰痛，滴白，在某医院诊断为慢性前列腺炎，经用各种中西药物治疗未见效果。婚前遗精频繁，婚后房事过劳。现大便努责后滴白，尿后余沥不尽，尿道口有黏液，会阴及腰部酸楚，下肢无力，足跟疼痛，午后阴茎灼痛，手足心发热，两颧微红，体温正常，头昏耳鸣目涩，口渴喜饮，大便干结，有时遗精，舌红苔少、中有龟裂，脉细带数。EPS：RBC +/HP，PC +/HP，SPL +/HP。西医诊断为慢性前列腺炎，中医诊断为精浊，此为肾阴不足，虚火偏旺之证，当以滋阴降火，固肾涩精为治，方以菟丝子汤加减。

方药：菟丝子 10 g、茯苓 10 g、淮山药 10 g、潼沙苑 10 g、车前子（包煎）10 g、石斛 10 g、生地黄 10 g、熟地黄 10 g、益智仁 10 g、炙远志 10 g。14 剂，水煎服，每日 1 剂，早晚分服。

二诊：症状明显好转，1 个月后复查，前列腺液除有少许红细胞外，余均正常，乃配服二至丸 2 个月。

三诊：前列腺液中红细胞消失，诸症均瘥。再以六味地黄丸、二至丸巩固疗效，观察 2 年，未见复发。

来源：周玉春，张新东，金保方，等. 徐福松教授辨治慢性前列腺炎经验[J]. 南京中医药大学学报，2009，25（04）：297-300.

按语：本方又名菟丝子补肾汤，出自《良方大全》。主治肾气不足，白内障等，具有补肾养肝，明目之功效。方中菟丝子为主药，有温肾固涩之功；石斛、生地、熟地共滋补肾阴。本证患者年龄较轻，既往无慢性病史可循，因婚后房事过劳，久则损伤肾阴，肾阴不足，虚火内生，症见会阴及腰部酸楚，下肢无力，足跟疼痛，午后阴茎灼痛，手足心发热，两颧微红，体温正常，头昏耳鸣目涩，口渴喜饮，大便干结，舌红苔少、中有龟裂，脉细带数，故予菟丝子汤加减以滋阴降火、固肾涩精，兼见尿后余沥不尽，尿道口有黏液，加车前子以利尿通淋；患者兼见有时遗精，加益智仁、炙远志以安神益智。后加六味地黄丸、二至丸等滋补肾精，巩固疗效。

约言：本方为补肾养肝之常用方。

（五）肝郁气滞证

1. 柴胡疏肝散治验

病例资料：刘某，男，28 岁，2008 年 4 月 5 日初诊。患者既往慢性前列腺炎史 3 年，一个月前因工作不顺，情绪抑郁，5 天前自觉双侧睾丸、腹股沟处胀痛，入夜更甚，伴胸闷、口苦、烦躁。查尿常规、前列腺液常规无异常。舌质红，苔薄黄，脉弦。西医诊断为前列腺炎，中医诊断为精浊，此为肝郁气滞之证，当以疏肝解郁，行气止痛为治，方以柴胡疏肝散加减。

方药：醋炒陈皮 15 g、柴胡 15 g、川芎 10 g、枳壳 10 g、白芍 10 g、炙甘草 3 g、香附 10 g、半夏 10 g、橘核 12 g。5 剂，水煎服，每日 1 剂，早晚分服。

二诊：症状基本消失，继续守方继服 5 剂以巩固疗效。

来源：陈云龙，林研研. 经方辨治慢性前列腺炎辑要[J]. 光明中医，

2010,25(02):288-289.

按语:柴胡疏肝散出自《证治准绳》,主治肝气郁滞证,具有疏肝解郁,行气止痛之效。方中柴胡苦辛而入肝胆,功擅条达肝气而疏郁结,为君药。香附味辛入肝,长于疏肝行气止痛;川芎味辛气温,入肝胆经,能行气活血、开郁止痛。二药共助柴胡疏肝解郁,且有行气止痛之效,同为臣药。陈皮理气行滞而和胃,醋炒以入肝行气;枳壳行气止痛以疏理肝脾;芍药养血柔肝,缓急止痛,与柴胡相伍,养肝之体,利肝之用,且防诸辛香之品耗伤气血,俱为佐药。甘草调和药性,与白芍相合,则增缓急止痛之功,为佐使药。诸药共奏疏肝解郁,行气止痛之功。本证患者因工作不顺,情绪抑郁,肝气郁结,不通则痛,故肝经循行部位睾丸腹股沟等处胀痛,伴胸闷、口苦、烦躁。用柴胡疏肝散以疏肝解郁、理气止痛,加橘核以助理气止痛,疗效显著。

约言:本方为治疗肝气郁结证之代表方。

2. 金铃子散合丹栀逍遥散治验

病例资料:商某,男,26岁,2005年7月18日初诊。患者两肋下不适8年,觉憋胀感,常因情绪不好而发病。2000年在当地医院检查诊断为慢性前列腺炎,曾用抗生素治疗,反复发作。现患者头痛、精神不振、健忘、两肋下、会阴及少腹部胀痛不适,勃起功能差,舌淡,苔腻,脉滑,两关独弦。前列腺液常规(EPS)示:WBC ++/HP。西医诊断为慢性前列腺炎,中医诊断为精浊,此为肝郁气滞之证,当以疏肝理气,清泄郁火为治,方以金铃子散合丹栀逍遥散加减。

方药:金铃子10 g、延胡索10 g、柴胡15 g、当归15 g、白芍20 g、甘草15 g、茯苓10 g、栀子10 g、丹皮15 g、炒白术10 g、薄荷(后下)10 g。7剂,水煎服,每日1剂,早晚分服。

二诊:患者肋痛及局部疼痛略减,效不更方,遣方两月余,情绪稳定,症状好转,巩固疗效,随访半年,患者无不适感。

来源:黄绍国.谭新华教授辨治慢性前列腺炎经验[J].中医药导报,2007,13(7):13-15.

按语:金铃子散,出自《太平圣惠方》,多用于肝郁化火证。具有疏肝泄热,活血止痛之功效。方中金铃子味苦性寒,疏肝行气,清泄肝火而止痛,用以为君。延胡索苦辛性温,行气活血,擅长止痛,为臣佐药。两药合用,既可行气活血止痛,又可疏肝泄热。服用酒下,行其药势,用以为使。对肝郁化火,气滞血瘀之胸腹胁肋疼痛诸症甚合。丹栀逍遥散,又名加味逍遥散,出自《内科摘要》,多用于肝郁血虚内热证,具有养血健脾,疏肝清热之功效。

方中柴胡疏肝解郁;当归甘辛苦温,养血和血,且其味辛散,乃血中气药;白芍酸苦微寒,养血敛阴,柔肝缓急;白术、茯苓、甘草健脾益气。薄荷少许,疏散郁遏之气,透达肝经郁热;烧生姜降逆和中,且能辛散达郁,为佐药。丹皮以清血中之伏火,加炒山栀清肝热、泻火除烦,并导热下行。本证患者因情志不遂,精神郁闷,肝气郁结,气滞血瘀,郁久化热,内扰精室,见两胁下、会阴及少腹部胀痛不适,勃起功能差,舌淡,苔腻,脉滑,两关独弦。故予金铃子散疏肝行气、清肝火止痛,丹栀逍遥散以养血疏肝清热。

约言:金铃子散为治疗肝郁化火、气滞血瘀诸痛的良方;丹栀逍遥散为治疗肝郁血虚日久、生热化火之常用方。

(六)肾气不固证

金匮肾气丸治验

病例资料:陈某,男,31岁,2005年8月4日初诊。睾丸稍有坠胀,会阴部酸胀3天。诉有3年余慢性前列腺炎病史,经治好转无明显症状,因近日劳累后,症状出现,腰膝酸软,小便频数,淋漓不尽,阳痿早泄,纳食、夜寐均可,双侧腹股沟隐隐作痛,舌淡胖,苔白,脉沉细。前列腺指检:前列腺表面光滑质软,未扪及结节,边界清,中央沟存在。前列腺液常规(EPS):WBC +/HP,PC +/HP,SPL +/HP。西医诊断为前列腺炎,中医诊断为精浊,此为肾气不固之证,当以温阳补肾为治,方以金匮肾气丸加减。

方药:熟地12 g、山茱萸12 g、怀山药12 g、茯苓10 g、牡丹皮10 g、黄柏10 g、泽泻10 g、附子6 g、桂枝10 g、枸杞子10 g、杜仲10 g、生蒲黄(包煎)10 g、五灵脂10 g、菟丝子10 g、甘草6 g。水煎服,每日1剂。

二诊:睾丸坠胀、会阴部酸痛减轻。效不更方,续服14剂。坠胀、酸痛症状消失。随访3个月,病未复发。

来源:黄绍国. 谭新华教授辨治慢性前列腺炎经验[J]. 中医药导报,2007,13(7):13-15.

按语:金匮肾气丸,又名肾气丸、崔氏八味丸,出自《金匮要略》。具有补肾助阳,化生肾气之功。主治肾阳气不足证。腰痛脚软,身半以下常有冷感,少腹拘急,小便不利,或小便反多,入夜尤甚,阳痿早泄,舌淡而胖,脉虚弱,尺部沉细;以及痰饮,水肿,消渴,脚气,转胞等。方用干地黄(今多用熟地黄)为君,滋补肾阴,益精填髓。《本草经疏》谓:"干地黄乃补肾家之要药,益阴血之上品。"臣以山茱萸,补肝肾,涩精气;薯蓣(山药)健脾气,固肾精。二药与地黄相配,补肾填精,谓之"三补"。臣以附子、桂枝,温肾助阳,生发少火,鼓舞肾气。佐以茯苓健脾益肾,泽泻、丹皮降相火而制虚阳浮动,且茯苓、泽泻均有渗湿泄浊、通调水道之功。三者配伍,与“三补”相对而言,谓之“三泻”,即补中有泻,泻清中之浊以纯清中之清,而益肾精,且补而不滞。诸药相合,非峻补元阳,乃阴中求阳,微微生火,鼓舞肾气,即“少火生气”之意。本证患者病位乃肝经所过,病久必肝失条达,终致气滞血瘀证,肾虚封藏失职,膀胱气化不利,故出现腰痛,排尿不畅、涩痛,尿余沥、尿频、尿后有白浊黏液;久病入络,血瘀气滞,故下腹及会阴部胀痛不适等。予金匮肾气丸以补肾助阳,化生肾气;加枸杞子、杜仲、菟丝子益肾固精;加生蒲黄、五灵脂以活血利尿。

约言:本方为补肾助阳,化生肾气之代表方。

二、变证

(一)脾虚湿热证

茵陈五苓散治验

病例资料:张某,男,35 岁,2009 年 9 月 1 日初诊。患前列腺炎 6 个月,起初用西药(具体不详)治疗,效果差。因平素脾胃较弱而继发胃脘不适,恶心、呕吐,口苦,大便不成形,尿频,尿分叉,会阴部轻度灼热感,舌质淡红、有齿痕,苔黄腻,脉滑按之少力。西医诊断为慢性前列腺炎,中医诊断为精浊,此为脾虚湿热证之证,当以健脾利湿清热为治,方以茵陈五苓散加减。

方药:茵陈 15 g、茯苓 30 g、猪苓 15 g、泽泻 10 g、炒白术 15 g、桂枝 10 g、黄柏 10 g、滑石 20 g。7 剂,水煎服,每日 1 剂,早晚分服。

二诊:诉服药 1 剂后,尿频、尿分叉减轻,3 剂则口苦消失,小便症状消失,7 剂则大便成形。守方继服 7 剂。诸症消失,巩固治疗 2 周。

来源:班光国. 茵陈五苓散加减治疗慢性前列腺炎 23 例[J]. 山东中医杂志,2011,30(04):237-238.

按语:茵陈五苓散出自《金匮要略·黄疸病》,用于湿热脾虚诸病证,具有健脾利湿清热之功效。方中茵陈清热利湿,茯苓、白术健脾利湿,猪苓、泽泻渗利湿邪,桂枝温阳化气以助利湿,并加黄柏、滑石清利下焦湿热,起到标本兼治的作用,故能收到较好的临床疗效。本例患者系脾虚生湿,湿郁化热,湿热下注而致。脾虚运化失常,故患者多食欲缺乏;湿邪困脾,故大便稀溏;湿郁化热,湿热上蒸,故口中黏腻,舌苔白腻转黄;湿热下注,故尿频、尿急、尿分叉、尿不利,会阴部灼热不适。因为脾虚为本,湿浊为标,故患者舌质偏淡，齿痕明显；由于湿邪较重，化热较轻，故舌苔白腻为主，多罩黄色，亦有较重为黄腻。

约言：本方为治黄疸常用基本方，亦可用于诸多脾虚湿热证的男科病证。

(二)肾虚湿热证

易黄汤治验

病例资料：黄某，男，35 岁，2016 年 6 月 15 日初诊。尿频、尿急 1 年。初诊症见：尿频(10 次/日)，尿急、排尿不顺畅，偶小便刺痛及尿道口灼热，色黄，时有尿不尽，夜尿 2 次，会阴部及双侧腹股沟稍不适，小腹时有胀闷不适，阴囊潮湿，有异味，易出汗，易滑精。近期出现性欲下降，勃起硬度较前减退，纳眠一般，食欲较差，易有饱闷感，大便稀溏，3 次/日，舌红苔黄腻，脉滑数。西医诊断为前列腺炎，中医诊断为精浊，此为肾虚、湿热蕴结之证，治以清热祛湿，固肾止浊为治，方以易黄汤加减。

方药：山药 15 g、芡实 15 g、黄柏 15 g、车前子(包煎)15 g、白果 10 g、生薏苡仁 15 g、炒厚朴 10 g、石榴皮 10 g、酸枣仁 10 g。7 剂，水煎服，每日 1 剂，早晚分服，每次 100 mL。并嘱患者放松身心，清淡饮食。

二诊：患者自诉尿频、尿急改善，小便刺痛及灼热感消失，会阴部及阴囊潮湿缓解，小腹胀闷感减轻，大便次数较前减少，但仍有勃起功能不佳。舌红苔黄稍腻，脉滑数。续前方去炒厚朴，加仙茅 10 g、阳起石 10 g。7 剂，煎服法同前。

三诊：患者诉尿频、尿急症状明显改善，勃起硬度较前好转。纳眠可，大便调，舌红苔薄黄，脉滑。守方，薏苡仁减至 10 g、加炒麦芽 20 g、淫羊藿 15 g。7 剂，煎服法同前。

四诊：患者诉不适症状消失，性欲好转，勃起硬度恢复较好，余未不适，纳眠可，二便调，舌红苔薄白，脉滑缓。续前方不变，14 剂，巩固疗效。

来源：邢益涛，张明强，王定国，等. 林天东主任运用易黄汤治疗慢性前列腺炎经验[J]. 云南中医中药杂志，2018，39(02)：3-4.

按语：易黄汤出自《傅青主女科》，主治肾虚湿热诸病证，具有固肾止带，清热祛湿之功效。方中重用山药、芡实补脾益肾，为君药，白果收涩止浊，兼除湿热，为臣药，黄柏、车前子清热祛肾火，使湿邪有出路，为佐药。加薏苡仁，增强化湿之力，诸药合用，共奏清热祛湿，固肾止浊之效。本证患者体内肾虚湿热之证明显，故见尿急、排尿不顺畅，偶小便刺痛及尿道口灼热，色黄，时有尿不尽，夜尿 2 次，阴囊潮湿，有异味，易出汗，易滑精。兼有性欲下降，勃起硬度较前减退，辅以仙茅、阳起石等改善勃起功能。三诊时加炒麦芽以健脾祛湿，加淫羊藿以温肾助阳，增强患者性欲及勃起功能。主次症兼顾，较大程度缓解患者的不适。

约言：本方为疗脾肾虚弱，湿热带下之常用方。

（三）肾虚血瘀证

1. 大黄䗪虫丸治验

病例资料：金某，男，32 岁，2017 年 9 月 12 日初诊。患者 2 年前自觉少腹隐痛不适，阴囊及大腿内侧疼痛，后反复发作，3 天前加重。自诉婚前有手淫习惯，婚后时常忍精延泄，近 2 年来少腹隐痛，阴囊及大腿内侧不适，乏力明显，在西医院确诊为慢性前列腺炎，具体服药不详，症状缓解不明显。近 3 天来自觉症状加重，少腹、阴囊、大腿内侧痛感加强，尿频、尿急，夜尿 4 次且尿不尽，前来就诊。现少腹痛，腰酸痛，腹坠胀，会阴滞胀不舒，乏力感明显，性生活欲望不强，食欲可，大小便正常，夜寐差。查体示睾丸 16 mL，左侧精索静脉曲张迂曲显露呈团状，阴囊、大腿皮肤干燥，舌暗红苔少脉细涩。前列腺液常规（EPS）：WBC ++/HP，SPL +/HP，尿常规示白细胞少许，前列腺液细菌培养示混合菌生长。泌尿系统超声检查双侧睾丸、附睾未见异常，左侧精索静脉曲张（最大直径 0. 30 cm），右侧精索静脉未见异常，前列腺未见异常。西医诊断为慢性前列腺炎合并左侧精索静脉曲张，中医诊断为精浊，此为肾虚血瘀之证，当以补肾益精，活血消癥为治，方以大黄䗪虫丸加减。

方药：熟大黄 10 g、土鳖虫 6 g、桃仁 10 g、水蛭 3 g、黄芩 6 g、杏仁 10 g、熟地黄 15 g、白芍 10 g、甘草 6 g。14 剂，水煎服，每日 1 剂，早晚分服。

二诊：EPS 检查示，WBC -/HP，SPL +++/HP。尿常规正常，患者自觉少腹、阴囊及大腿内侧不适缓解明显，乏力感消失，性生活和谐，二便正常，夜寐可。

来源：王东珊，王权胜. 从“少腹里急”应用大黄䗪虫丸论治前列腺炎[J]. 中国中医基础医学杂志，2019，25（06）：856-857，863.

按语：大黄䗪虫丸出自汉代医家张仲景的《金匮要略·血痹虚劳病脉证并治第六》，用于五劳虚极证，有活血消癥、祛瘀生新之功效。方中大黄苦寒，泻下攻积，活血祛瘀；虫咸寒，破血祛瘀，共为君药。桃仁、干漆、蛴螬、水蛭、虻虫助君药以破血通络，攻逐血瘀，均为臣药。杏仁开宣肺气，润肠通便，以通利气机；干地黄、芍药滋养阴血，使破血而不伤血；黄芩清瘀久所化之热，共为佐药。甘草、白蜜益气缓中，调和诸药；以酒饮服，助活血以行药力，用为佐使。诸药合用，攻中有补，使瘀血除，瘀热清，阴血得补。本例患者属肾虚血瘀，虚实夹杂，见少腹痛，腰酸痛，腹坠胀，会阴滞胀不舒，乏力感明显，性生活欲望不强，阴囊、大腿皮肤干燥，舌暗红苔少脉细涩。故予大黄䗪虫丸以活血消癥。

约言：本方为治疗"干血痨"之代表方。

2. 活络效灵丹合金匮肾气丸

病例资料：解某，男，29岁，2006年11月2日初诊。患者2年前出现尿白浊。平素腰痛无力，易外感。感冒后小腹及会阴部胀痛不适，排尿不畅、尿频、涩痛、尿有余沥、小便后有白浊黏液。刻见：面色苍白，舌淡暗，舌下静脉曲张、苔薄白，脉沉迟无力。B超检查示：前列腺轻度增大。EPS：WBC +++/HP，SPL ++/HP。肛门指检前列腺压痛明显。西医诊断为慢性前列腺炎，中医诊断为精浊，此为肾虚血瘀之证，当以补肾化瘀为治，方以活络效灵丹合金匮肾气丸加味。

方药：当归15 g、丹参15 g、山茱萸15 g、制熟附子10 g、牛膝10 g、巴戟天10 g、地龙10 g、黄芪20 g、山药20 g、乳香6 g、没药6 g、炮穿山甲6 g、牡丹皮6 g。10剂，水煎服，每日1剂，早晚分服。

二诊：腰痛乏力改善，小腹及会阴部胀痛不适、尿频、尿余沥、小便后白浊黏液均减轻，守方继服2个月。

三诊：诸症消失。B超检查示：前列腺大小正常；前列腺液常规（EPS）各项指标恢复正常，痊愈。

来源：董靖. 活络效灵丹临床应用举隅[J]. 新中医，2007，39（10）：72-73.

按语：活络效灵丹出自《医学衷中参西录》，主治气血凝滞证，具有活血祛瘀，通络止痛之功用。方中当归味辛、甘，性温，为血中之气药，有补血活血的功效，配以丹参使用，加强活血祛瘀的功效；乳香、没药行气止痛，活血祛瘀。组合成方，具活血祛瘀，通络止痛功效。金匮肾气丸，又名肾气丸、崔氏八味丸，出自《金匮要略》，主治肾阳气不足证。腰痛脚软，身半以下常有冷感，少腹拘急，小便不利，或小便反多，入夜尤甚，阳痿早泄，舌淡而胖，脉虚弱，尺部沉细；以及痰饮，水肿，消渴，脚气，转胞等。有补肾助阳，化生肾气之功。方中干地黄（今多用熟地黄）为君，滋补肾阴，益精填髓。《本草经疏》谓："干地黄乃补肾家之要药，益阴血之上品。"臣以山茱萸，补肝肾，涩精气；薯蓣（山药）健脾气，固肾精。二药与地黄相配，补肾填精，谓之"三补"。

臣以附子、桂枝，温肾助阳，生发少火，鼓舞肾气。佐以茯苓健脾益肾，泽泻、丹皮降相火而制虚阳浮动，且茯苓、泽泻均有渗湿泄浊、通调水道之功。三者配伍，与"三补"相对而言，谓之"三泻"，即补中有泻，泻清中之浊以纯清中之清，而益肾精，且补而不滞。诸药相合，非峻补元阳，乃阴中求阳，微微生火，鼓舞肾气，即"少火生气"之意。本证患者肾虚封藏失职，膀胱气化不利，故常感到腰痛无力，排尿不畅、涩痛，尿余沥、尿频、尿后有白浊黏液；久病入络，血瘀气滞，故小腹及会阴部胀痛不适等。方用活络效灵丹合金匮肾气丸加味治疗，补虚泻实，标本兼治，故获良效。

约言：活络效灵丹为活血止痛常用的基础方，金匮肾气丸为补肾助阳，化生肾气的代表方。

（四）相火不宁证

柴胡加龙骨牡蛎汤治验

病例资料：林某，男，18岁，1993年12月8日初诊。诉尿频、尿急，尿滴白，伴少腹胀痛、多梦、遗精1年，前列腺指诊：腺体饱满，质软，中央沟存在，腺体压痛。EPS：PC +++/HP，SPL ++/HP。前列腺炎细菌培养（-）。舌质红，苔薄，脉细数。西医诊断为前列腺炎，中医诊断为精浊，此为相火不宁之证，当以通阳泻热，重镇安神为治，方以柴胡加龙骨牡蛎汤加减。

方药：柴胡10 g、黄芩10 g、龙骨（先煎）30 g、牡蛎（先煎）30 g、知母15 g、黄柏15 g、远志10 g、石菖蒲10 g、萆薢10 g。5剂，水煎服，每日1剂，早晚分服。

二诊：5剂后症减，守方继服10剂症状基本消失。

来源：陈云龙，林研研. 经方辨治慢性前列腺炎辑要[J]. 光明中医，2010，25(02)：288-289.

按语：柴胡加龙骨牡蛎汤出自《伤寒论》，由柴胡汤加龙骨、牡蛎而成，主治伤寒少阳兼痰热扰心证，具有和解少阳，通阳泻热，重镇安神之功效。方中柴胡、桂枝、黄芩和里解外，以治寒热往来、身重；龙骨、牡蛎、铅丹重镇安神，以治烦躁惊狂；半夏、生姜和胃降逆；大黄泻里热，和胃气；茯苓安心神，利小便；人参、大枣益气养营，扶正祛邪。共成和解清热，镇惊安神之功。本证患者年轻气盛，所欲不遂，致心火亢盛，热移下焦，下扰精室，故症见尿频、尿急、尿滴白，伴失眠、梦遗等，故加知母、黄柏以清热泻火除烦，加远志、石菖蒲以宁心安神，萆薢以利水湿而分清泌浊。

约言：《内台方义》称本方"11味之剂，共救伤寒坏逆之法也。"

(五)痰火内扰

黄连温胆汤治验

病例资料:纪某,男,29 岁,2009 年 5 月 12 日初诊。会阴部坠胀疼痛 1 年,加重 1 个月。患者会阴部坠胀疼痛牵引至双侧腹股沟,小便频数,伴尿道灼热、余沥不净、尿末滴白,大便不爽、先干后溏,多思善虑、易分神,常有幻觉出现,失眠,心悸、心烦,纳可,舌质红、苔黄腻,脉滑数。前列腺液常规:PC +++/HP,SPL +/HP。西医诊断为前列腺炎,中医诊断为精浊,此为痰火内扰之证,当以理气化痰,清热泻火为治,方以黄连温胆汤加减。

方药:川连 3 g、郁金 10 g、生甘草 3 g、法半夏 10 g、茯苓 10 g、青皮 10 g、陈皮 10 g、竹茹 10 g、枳壳 10 g、瓜蒌皮 10 g、薤白 10 g、泽泻 10 g、石菖蒲 6 g。7 剂,水煎服,每日 1 剂,早晚分服。

二诊:服药 7 剂后夜寐好转,精神安定,幻觉消失,心悸、心烦好转,大便通畅,小便通、无灼热,偶有会阴部下坠感。矢气后舒,有时感明部有热气上泛。原方化教。

方药:川连 3 g、栀子 10 g、生甘草 3 g、法半夏 10 g、茯苓 10 g、青皮 10 g、陈皮 10 g、竹茹 10 g、枳壳 10 g、瓜蒌皮 10 g、牡丹皮 10 g、泽泻 10 g、石菖蒲 6 g。14 剂,水煎服。

三诊:再进 7 剂后,除有会阴部坠胀感外,余症悉除。舌质红、苔薄黄腻,脉弦。上方化裁,酌加健脾之品。

方药:川连 3 g、薏苡仁 20 g、生甘草 3 g、法半夏 10 g、茯苓 10 g、青皮 10 g、陈皮 10 g、竹茹 10 g、枳壳 6 g、瓜蒌皮 10 g、牡丹皮 10 g、泽泻 10 g、石菖蒲 6 g。14 剂,水煎服。

来源:徐福松,刘承勇,金保方,等. 徐福松男科医案选[M]. 北京:人民卫生出版社,2010:239-240.

按语:黄连温胆汤出自《六因条辨》卷上,主治痰火内扰诸病证,有理气化痰的功效。方中半夏降逆和胃,燥湿化痰;枳实行气消痰;竹茹清热化痰,止呕除烦;陈皮理气燥湿化痰;茯苓健脾渗湿消痰;黄连清热燥湿,泻火解毒;甘草、生姜、大枣益脾和胃,以绝生痰之源。脾为痰之源,肾为痰之本,虽然五脏皆可生痰,但徐教授认为脾肾二脏,既能生痰,也可化痰火。肾阴亏损于下,虚火泛炎于上,炼精(津)为痰;心有妄思,为外所惑,心火独盛,或情志不遂,肝气郁迫,肝亢阳旺,致气火燔灼,与痰相搏,而成痰火。本证患者性器受痰火侵扰,使得精浊相缠,火伤津液;或因痰火闭阻精道,失于流通,精易变成痰浊之邪。故伴有多思善虑、易分神，常有幻觉出现，失眠，心悸、心烦，大便不爽、先干后溏，故加郁金、石菖蒲解郁除烦，养心安神，加泽泻、薏苡仁健脾祛湿。

约言：本方治胆郁痰热、胆胃不和等病证，为治痰热上扰，虚烦失眠之妙方。

（六）气滞血瘀兼湿热证

复元活血汤合当归贝母苦参丸治验

病例资料：赵某，男，32岁，2005年6月22日初诊。患者患有尿频、尿分叉、小腹不适及会阴部刺痛、肛门坠胀2年。前列腺液常规（EPS）：PC ++++/HP，SPL +/HP。舌边有齿痕，苔中薄黄边白，脉微弦带滑。西医诊断属慢性前列腺炎急性感染，中医诊断为精浊，此为湿热阻络，气滞血瘀之证，当以疏肝通络，活血化瘀，清热利湿为治，方以复元活血汤合当归贝母苦参丸。

方药：益母草12 g、白花蛇舌草12 g、鱼腥草12 g、败酱草12 g、天花粉15 g、柴胡12 g、茜草12 g、当归10 g、桃仁10 g、浙贝母10 g、苦参10 g、炮穿山甲6 g、红花6 g、制大黄6 g、炙甘草6 g。14剂，水煎服，每日2次。

二诊：尿频、少腹痛、肛门坠胀感均明显减轻。目前以尿等待为主要症状，同时伴有睡眠不佳，舌淡红，前有朱砂点，脉弦。前列腺液常规（EPS）：PC +/HP，SPL +/HP。上方去五草汤，加入生蒲黄（包煎）10 g、滑石（包煎）10 g、夏枯草15 g。14剂。

三诊：尿时等待症状明显好转，仍有会阴部微痛不适，舌淡、苔薄白，脉弦。仍以复元活血汤治疗以巩固疗效。

来源：徐福松，刘承勇，金保方，等. 徐福松男科医案选[M]. 北京：人民卫生出版社，2010：242.

按语：复元活血汤出自《医学发明》，多用于跌打损伤，瘀血阻滞证，具有活血祛瘀，疏肝通络之效。方中重用酒制大黄，荡涤凝瘀败血，导瘀下行，推陈致新；柴胡疏肝行气，并可引诸药入肝经，两药合用，一升一降，以攻散瘀滞，共为君药。桃仁、红花活血祛瘀，消肿止痛；穿山甲破瘀通络，消肿散结，共为臣药。当归补血活血；瓜蒌根“续绝伤”，“消扑损瘀血”，既能入血分助诸药而消瘀散结，又可清热润燥，共为佐药。甘草缓急止痛，调和诸药，是为使药。大黄、桃仁酒制，及原方加酒煎服，乃增强活血通络之意。当归贝母苦参丸出自《金匮要略》，临床用本方治疗泌尿系统感染、产后尿潴留、慢性气管炎、胃炎及胃溃疡、慢性肾盂肾炎、前列腺炎、前列腺肥大等疾病，有养血润燥、解郁清热之功。方中当归养血润燥;贝母利气解郁,清热散结;苦参清利湿热,与贝母为伍,既可散肺中郁热,以清水之上源,又能除膀胱郁热,以利水之下源。诸药合用,可正本清源,使津血得养,燥热得除,小便转入正常。本证患者因不良生活习惯,湿热阻滞经络,久则气滞血瘀,故见尿频、尿分叉、小腹不适及会阴部刺痛、肛门坠胀,故予复元活血汤以活血祛瘀,疏肝通络,予当归贝母苦参丸以养血润燥、解郁清热,加用益母草、白花蛇舌草、鱼腥草、败酱草、茜草,共奏活血化瘀、清热解毒之功,治疗急性感染。二诊时加生蒲黄、滑石、夏枯草以利尿通淋,减轻尿等待症状。三诊时仍以复元活血汤治疗会阴部微痛不适以巩固疗效。

约言:复元活血汤为治疗跌打损伤,瘀血阻滞证之常用方。当归贝母苦参丸为治疗前列腺疾病常用方。

(七)肾阴虚兼湿热证

当归贝母苦参丸(汤)合知柏地黄汤治验

病例资料:王某某,男,30岁,2004年9月5日就诊。患者尿道口灼热,排尿时会阴胀痛2月。其他医院直肠指检:前列腺稍大而硬。前列腺液常规(EPS):PC ++/HP,SPL +/HP。诊见:尿道灼热疼痛,排尿时会阴部胀痛,伴腰膝酸软,手足心热,口干舌燥,大便干结,舌红、苔薄白,脉弦滑。西医诊断为前列腺炎,中医诊断为精浊,此为肾虚兼有湿热,治宜滋补肾阴,利湿清热。方以当归贝母苦参丸(汤)合知柏地黄汤加减。

方药:生地15 g、浙贝母15 g、山萸肉10 g、丹皮10 g、茯苓20 g、赤小豆20 g、桑寄生20 g、泽泻20 g、当归20 g、苦参30 g、连翘30 g、泽兰12 g、牛膝12 g。7剂,水煎服,每日1剂,早晚分服。

二诊:尿道灼热消退,上方去牛膝,加木通、蒲黄各10 g,继续服用5剂。

三诊:会阴部胀痛明显减轻,腰痛、发热缓解,前列腺检查正常。嘱服用成药六味地黄丸1盒,以巩固疗效。

来源:孙桂云,潘利忠. 当归贝母苦参丸治疗前列腺病举隅[J]. 浙江中医杂志,2007,42(2):87.

按语:当归贝母苦参丸出自《金匮要略》,临床治疗泌尿系统感染、产后尿潴留、慢性气管炎、胃炎及胃溃疡、慢性肾盂肾炎、前列腺炎、前列腺肥大等疾病,有养血润燥、解郁清热之功。方中当归养血润燥;贝母利气解郁,清热散结;苦参清利湿热,与贝母为伍,既可散肺中郁热,以清水之上源,又能除膀胱郁热,以利水之下源。诸药合用,可正本清源,使津血得养,燥热得除，小便转入正常。知柏地黄汤，出自《医宗金鉴》卷五十三，主治阴虚火盛，下焦湿热等证，具有养阴清热，疏通尿道之功效。方中知母、黄柏滋阴降火，生地黄清热凉血、养阴生津，共为君药。山萸肉补养肝肾、山药补肾固精为臣药。以泽泻利湿泄浊；牡丹皮清泄相火，并制山萸肉之温涩；茯苓健脾渗湿，配山药补脾而助健运，共为佐使药。全方补泻兼施，泻浊有利于生精，降火有利于养阴，诸药滋补肾之阴精而降相火。本证患者肾虚兼见体内湿热，故见尿道灼热疼痛，排尿时会阴部胀痛，予当归贝母苦参丸以清热利湿通淋，加赤小豆、泽泻、连翘、苦参等加强清热利湿之效；患者伴腰膝酸软，手足心热，口干舌燥，大便干结，故予知柏地黄汤以滋补肾阴，清热泻火，加桑寄生、牛膝等补肝肾、强筋骨。

约言：知柏地黄汤为滋补肾阴之妙方，当归贝母苦参丸为清热利湿通淋之妙方。

（八）湿热下注，血脉瘀阻证

龙胆泻肝汤、滋肾通关丸合蒲灰散治验

病例资料：王某，男，32岁，1999年7月13日初诊。患者由于工作繁忙，精神紧张，加之饮酒不节，出现排尿不适，伴尿道灼痛、尿末有白色分泌物。当地医院诊为慢性前列腺炎。经口服诺氟沙星、静脉滴注青霉素等治疗，可收一时之效，停药后复故，而转求中医诊治。诊见：形体肥胖，烦躁，尿频、尿急，尿道灼热涩痛、尿道口时有黏性分泌物，性欲减退，偶有阳痿、遗精，腰酸，会阴部时感抽掣痛，小便色黄混浊，失眠梦多，舌红、苔薄黄稍腻，脉沉弦微数。直肠指诊：前列腺体稍肿大，质地较硬，表面光滑，中央沟存在，有压痛感。前列腺液常规（EPS）：pH 7.0，WBC ++++/HP，SPL ++/HP。西医诊断为前列腺炎，中医诊断为精浊，此为湿热下注，血脉瘀阻之证，方以龙胆泻肝汤、滋肾通关丸合蒲灰散加减。

方药：龙胆草10 g、柴胡10 g、知母10 g、蒲黄（包煎）10 g、黄芪10 g、栀子10 g、黄柏10 g、生地黄30 g、泽泻30 g、滑石（包煎）30 g、车前子（包煎）30 g、当归10 g、木通5 g、甘草5 g、肉桂3 g。5剂，水煎服，每日1剂，早晚分服。

二诊：症状改善不明显。守方加干蟾皮5 g。继服5剂。

三诊：患者自觉尿频、尿急、尿道灼痛等症基本消失。效不更方，续服20剂余。

四诊：诸症大减，唯感劳累后腰部酸软无力。遂以知柏地黄丸合龙胆泻

肝丸口服，以资巩固。

五诊：3个月后指诊检查前列腺正常。前列腺液检查（EPS）示：pH 6.4，WBC +/HP，SPL ++++/HP，分布均匀。随访1年未复发。

来源：朱树宽. 干蟾皮治疗男科病验案3则[J]. 新中医，2004，36（11）：66-67.

按语：龙胆泻肝汤出自《医方集解》，多用于肝胆实火上炎，肝经湿热下注所致病证，具有清泻肝胆实火，清利肝经湿热之功效。方中龙胆草大苦大寒，既可清泻肝胆实火，又能清利肝经湿热，故为君药；黄芩、栀子苦寒燥湿泄热，共为臣药；泽泻、木通、车前子引湿热下行而出，生地、当归养血滋阴，使邪去不伤阴，共为佐药，柴胡引药入肝，疏肝理气，甘草调和诸药，共为使药；诸药合用，泻中有补，补中有滋，祛邪不伤正。滋肾通关丸，出自李东垣《兰室秘藏》，主治湿热蕴结膀胱，耗伤肾阴。症见小便癃闭，点滴而下，甚则不通等，有滋肾通关，降火燥湿之功效。方中用苦寒质润之知母以滋润肾阴，且又降火；黄柏苦寒，泻下焦湿热而坚阴，二药共用，滋阴降火，清热燥湿之力尤强，为君药。配少许肉桂以温养命门真阳，蒸水化气，使小便通利，为佐药。三药合用，使下焦湿热得清，肾阴得补，气化正常，癃闭自除。蒲灰散，最早记载于《金匮要略》，主治湿胜热郁之小便不利。蒲灰散由蒲灰、滑石二陆组成。蒲灰（生用）功能凉血、化瘀、消肿，滑石善于利湿清热，合而成方，具有化瘀利窍泄热之功。《千金要方》认为蒲灰为生蒲黄；曹颖甫在《金匮发微》认为蒲灰为菖蒲灰；清代尤怡《金匮要略心典》认为蒲灰为香蒲灰，陆渊雷《金匮要略今释》认为蒲灰应为蒲蒻灰，蒲蒻即香蒲之根茎；《金匮要略论注》《本草纲目》认为蒲灰当为蒲席灰。干蟾皮，味辛，性凉，有小毒，入胃经，具清热解毒，利水消肿之功，既可走气分以化湿行水，又能入血分以活血散痕。干蟾皮可以用来治疗前列腺炎、精囊炎、精索静脉曲张等男科疾病。干蟾皮清热解毒，用量一般在5 g左右；用于利湿消肿，用量为10 g；用于活血消痈，用量又增至20 g甚至30 g。但用至20 g时极个别患者有时会出现恶心反应，此时加入陈皮10 g即可避免或消除之。本证患者因工作繁忙，精神紧张，加之饮酒不节，湿热下注，既浸淫肝经，影响其疏泄，又流于精室，注入膀胱，致气机受阻，相火郁遏，气化失司，升降失调，故见尿频、尿急，尿道灼热涩痛、尿道口时有黏性分泌物，性欲减退，偶有阳痿、遗精，腰酸，会阴部时感抽掣痛。予龙胆泻肝汤清利湿热，疏通解郁以助肝疏泄；滋肾通关丸补肾坚阴，燥湿清热以助膀胱气化；蒲灰散活血化瘀，利窍泻热使邪有出路；加干蟾皮清热解毒，利湿活血。诸药配伍，共奏祛湿清热、化瘀通络、邪去正安之功。

约言：蒲灰散主治湿胜热郁之小便不利；滋肾通关丸为滋肾通关，降火燥湿之男科妙方；干蟾皮可以用来治疗前列腺炎、精囊炎、精索静脉曲张等男科疾病。

（九）肾精亏虚，肾阳不足证

五子衍宗丸治验

病例资料：姚某某，男，32岁，1999年9月17日就诊。患者3年前因尿频、尿急、尿痛，尿道有黏性分泌物诊断为"淋病"，经输液治疗5天，上症消失，以为治愈，半年后出现尿频、尿道口红，经诊断为"非淋前列腺炎"，治疗多次未愈。现症见：腰膝酸软，尿频，怕冷，全身关节疼痛，会阴部不适，阳事不举，易外感，舌质淡、苔薄白，脉沉细。西医诊断为前列腺炎，中医诊断为精浊，此为肾精亏虚，肾阳不足之证，当以温补脾肾、补肾益精为治，佐以清热解毒、活血通络，方以五子衍宗丸加味。

方药：枸杞子15 g、菟丝子15 g、覆盆子15 g、五味子15 g、车前子15 g、仙茅9 g、仙灵脾15 g、黄芪10 g、党参10 g、皂刺12 g、重楼6 g、蜈蚣1条。7剂，水煎服，每日1剂，早晚分服。

二诊：上症有所好转，仍怕冷，守上方服20剂，另加服附片口服液，1次20 mL，每日2次而愈。

来源：周志军. 刘复兴治疗前列腺炎经验[J]. 新疆中医药，2003，21(2)：37.

按语：五子衍宗丸源自于唐代《悬解录》的"五子守仙丸"，首载于明代张时彻的《摄生众妙方》。主治肾虚精亏所致的阳痿不育、遗精早泄、腰痛、尿后余沥等病症。具有补肾益精之功效。本方枸杞子滋肝肾之阴，益精气；菟丝子补肾气、壮阳道；车前子行肝疏肾，畅郁和阳，同补肾药合用，会强阴有子；覆盆子补肝肾，助阳固精；五味子收敛气阴。诸药相伍，可共奏补肾益精，补益肾阳，添精补髓，疏利肾气之功。本证患者有腰膝酸软、尿频、怕冷等症状，为肾精亏虚，肾阳不足证，故用五子衍宗丸加味。患者兼有全身关节疼痛，会阴部不适，阳事不举，易外感，故予仙茅、仙灵脾补益肾阳；黄芪、党参健脾益气，补虚益损；加皂刺、重楼、蜈蚣以清热解毒活血通络。

约言：五子衍宗丸为古今种子第一方，补肾益精、养生保健要方。

（十）气虚血瘀证

补中益气汤治验

病例资料：杨某，男，31岁，2006年3月16日初诊。患者少腹会阴部坠胀疼痛，尿不尽，诊为前列腺炎，曾服用多种抗生素及中药治疗无效。现症：少腹下坠，胀痛不适，伴头晕乏力，舌暗红、苔薄白，脉弦细。前列腺液常规(EPS)：pH 6.7，SPL +++/HP，WBC +/HP。西医诊断为前列腺炎、前列腺痛，中医诊断为精浊，此为气虚血瘀之证，当以益气活血为治，方以补中益气汤加减。

方药：党参20 g、白术15 g、黄芪30 g、升麻10 g、柴胡10 g、当归10 g、丹参30 g、陈皮10 g、延胡索15 g、川楝子15 g、土鳖虫10 g。7剂，水煎服，每日1剂，早晚分服。并鼓励患者多饮水、多吃蔬菜水果，不食辛辣刺激食物，规律性生活。经2个月治疗，痊愈。

来源：万永生．卢太坤用益气活血法治疗男科疾病验案[J]．中医杂志，2007，48(8)：687，690.

按语：补中益气出自《内外伤辨惑论》，主治脾胃气虚证，气虚下陷证，气虚发热证，有补中益气，升阳举陷之功效。方中重用黄芪为君，其性甘温，入脾、肺经，而补中气，固表气，且升阳举陷。臣以人参，大补元气；炙甘草补脾和中。君臣相伍，如《医宗金鉴》谓：黄芪补表气，人参补里气，炙草补中气，可大补一身之气。李杲称此三味为“除湿热、烦热之圣药也”。佐以白术补气健脾，助脾运化，以资气血生化之源。其气既虚，营血易亏，故佐用当归以补养营血，且“血为气之宅”，可使所补之气有所依附；陈皮理气和胃，使诸药补而不滞。更加少量升麻、柴胡，升阳举陷，助益气之品升提下陷之中气。正如李杲所说：“胃中清气在下，必加升麻、柴胡以引之，引黄芪、人参、甘草甘温之气味上升。”（《内外伤辨惑论》卷中）且二药又为“脾胃引经最要药也”（《本草纲目》），故为佐使。炙甘草调和诸药，亦为使药。诸药合用，既补益中焦脾胃之气，又升提下陷之气，且全方皆为甘温之药而能治气虚发热证，即所谓“甘温除大热”之法也。本证患者属本虚标实之证，本虚为脾肾气虚，标实为气滞血瘀。气虚，清阳不升则下坠；气滞血瘀不通则痛。故用补中益气汤益气升阳，加丹参、土鳖虫以理气活血、通络止痛。全方补气以升坠，理气以消胀，活血以止痛，针对病机，配伍得当，取效甚捷。

约言：本方体现“甘温除热”法，为治疗气虚发热证及脾虚气陷证之代表方。

第二节 精 癃

精癃在古代中医上归属于癃闭、淋证范畴，最早记载于《灵枢·本输》，在1994年国家中医药管理局颁布的《中医病证诊断疗效标准》这一书中正式确立精癃的病名，相当于西医学中的良性前列腺增生症。现代中医结合有关解剖学知识及前列腺生理功能，将前列腺与精囊同归属于精室，由精室导致的癃闭称之为“精癃”。《类证治裁·闭癃遗溺》：“闭者，小便不通；癃者，小便不利……闭为暴病，癃为久病，闭则点滴不通……癃则滴沥不爽。”本病病位在精室（前列腺）和膀胱，与肾、膀胱关系最为密切，涉及脾、肝、肺三焦等脏腑。多因肾与膀胱气化无力，加之情志内伤、劳累过度，瘀血败精阻于精室或饮食不节、外邪侵袭，湿热之邪下注精室所致，多以正气亏虚为本，湿热瘀阻为标。

一、常证

（一）湿热下注证

1. 八正散治验

病例资料：叶某，男，35岁，1991年5月28日初诊。患者自述排尿困难已有1年余，点滴不畅，尿频色黄，曾自己酌情间断用药。近3天小腹疼痛急迫，有时1天不排尿，痛苦不堪，大便干结，手足心热。曾经西医检查确诊为前列腺增生症，患者惧怕手术治疗，遂来我院要求中医治疗。直肠指检：前列腺增生Ⅲ度，无结节，质韧。舌质红，苔薄黄，脉弦滑有力。西医诊断为前列腺增生，中医诊断为癃闭，此为湿热下注之证，当以清利湿热，利尿通淋，清心养阴为治，方以八正散化裁。

方药：大黄10 g、木通6 g、车前子15 g、滑石30 g、瞿麦15 g、萹蓄15 g、栀子10 g、灯心草3 g、竹叶3 g、白茅根15 g、生地12 g、牛膝12 g、云茯苓12 g、泽泻10 g、石韦15 g、甘草3 g。3剂，水煎服，每日1剂，早晚分服。

二诊：服后尿量增多，大便通畅，前后用八正散为基本方化裁连服15剂，诸症皆除痊愈。

来源：陈超存. 八正散化裁治疗前列腺增生症验案举隅[J]. 中国全科医

学,2005,6(8):1025.

按语:八正散来源于《太平惠民和剂局方》,多用于治疗湿热下注,蕴于膀胱所致的病症,有清热泻火,利水通淋的疗效。八正散方中集木通、滑石、车前子、瞿麦、萹蓄诸利水通淋之品,清利湿热。伍以栀子清泄三焦湿热,大黄泄热降火,甘草调和诸药而止茎中作痛,加少量灯心草可导热下行,加淡竹叶、泽泻、白茅根、云苓清热利湿。本证患者属湿热蕴结下焦,久而淤浊阻滞,耗伐肾之气阴而致小便淋沥不畅,甚则癃闭不通。治宜通、清、利、下,故用八正散化裁治之。患者小腹疼痛急迫。故加金钱草、海金砂、石韦以利尿通淋,加琥珀、牛膝散瘀,生地通血脉而养阴。

约言:八正散是治疗湿热淋症、癃闭不通即前列腺增生症的常用有效方。

2. 六一散治验

病例资料:叶某,男,32岁,1999年8月2日初诊。患者诉昨日挑担步行远途,突于途中感小腹不适,小便不畅而短涩,色赤如浓茶,口渴引饮,晚上复感下腹胀痛,尿闭,前来就诊。急性痛苦病容,小腹膨隆,舌质赤,苔薄黄,脉弦滑有力。西医诊断为前列腺增生,中医诊断为精癃,此为湿热蕴结膀胱之证,当以清热解暑,滑窍利尿为治,方以六一散加味。

方药:滑石30 g、甘草5 g、蜂蜜30 mL,水煎调蜂蜜服。

二诊:药下片刻,尿色如茶,并伴血丝,热涩难受。此系湿热内盛,灼伤阴络。方取二草丹加味。车前草、旱莲草、白茅稷各1把,洗净捣烂绞汁,调蜂蜜服。

三诊:服上药后,溺顺,痛平,血止。为防止复发,嘱其再服两剂而愈。

来源:福建省龙溪地区科学研究所. 老中医经验汇编 · 沈友松治验[M]. 福建:福建省龙溪地区科学研究所,1981.

按语:六一散来源于《黄帝素问 · 宣明方论》,有清暑利湿的功效;二草丹来源于《杂病源流犀烛 · 卷十七》,有凉血止血的功效。六一散由滑石、甘草按六比一调和而成,乃利湿之要方。六一散由滑石粉及甘草组成。方中滑石味淡体滑,能清热利小便,使三焦湿热从小便而出,为君药。甘草生用能清热和中,又同滑石合成甘寒生津之用,使小便利而津液不伤,为臣药。两药合用,共奏清暑利湿之效。本证患者在盛夏之际,涉涉远途,以致外暑内湿,相因为病。暑为阳邪,易伤阴位,暑多挟湿,湿性下注,暑湿合邪,并走膀胱,膀胱原为州都之官,气化出焉。今受邪之所扰,气化无权,故见尿液不通而癃闭。尿液蓄结,邪无出路,内蕴灼络,阴络伤则血外溢,故见尿中带血。初诊药取六一散加蜂蜜者,意在清热解暑而利尿也。二诊见尿中带血,乃热沸血溢,则非解肌行水的六一散之所宜。故改清热利湿,佐以凉血止血二草丹,连服数剂而告捷。

约言:此两方相合有清热利湿,凉血止血的功效。

(二)热结膀胱证

导水散治验

病例资料:某男子,年龄不详。症见小便不通,眼睛突出,面红耳热,口渴引饮,烦躁不安。西医诊断为前列腺增生,中医诊断为精癃,此为热结膀胱证之证,当以利小便为治,方以导水散。

方药:王不留行 15 g、泽泻 10 g、白术 10 g。水煎服,一剂而通达如故矣,不必二剂矣。

来源:钱镜湖. 清宫秘方全书·卷八小便不通门[M]. 北京:锦章书局,1911.

按语:导水散来源于《医学集成·卷三》,主治膀胱火旺,小便不通。具有逐水,利膀胱之效。方中王不留行性善下行,功善活血利尿通淋;白术健脾利水;泽泻能利水渗湿,泄热化浊。诸药合用则膀胱开而邪自除。本证患者实为膀胱之火旺,邪闭膀胱,膀胱与肾相表里,膀胱之火即肾中命门之火,膀胱之水全赖名门之火得化,若火旺而成邪火,则膀胱之水难以通利,故见小便不通,且膀胱之邪火无路可出。故予导水散利小便,小便通则火随之而泻,诸症自除。故邪除而疾愈。

约言:此方有逐水、利膀胱的功效。

(三)瘀血阻滞证

1. 桂枝茯苓丸治验

病例资料:张某,男,57 岁,2017 年 11 月 25 日初诊。主诉尿频、夜尿次数多、尿线变细反复发作 2 个月,伴小腹坠胀、尿道口稍感灼热、腰膝酸软,舌暗,苔白厚,脉涩。西医诊断为前列腺增生,中医诊断为精癃,此为瘀血阻滞,肾虚湿热之证,当以活血化瘀、补肾、清利湿热为治,方以桂枝茯苓丸加减。

方药:桂枝 10 g、茯苓 20 g、牡丹皮 10 g、桃仁 10 g、芍药 10 g、萆薢 10 g、山萸肉 10 g、虎杖 10 g、川牛膝 10 g、马鞭草 10 g、泽兰 10 g、甘草 6 g。10 剂,水煎服,每日 1 剂,早晚分服。

二诊:尿急好转,小腹仍有坠胀感,尿道口已无灼热,守上方加党参 10 g、太子参 10 g,继服 10 剂。

三诊:患者欣喜,诉症状大减,已无尿频、尿急、小腹坠胀,舌淡红、白,脉滑,嘱患者继服上方 7 剂巩固。

来源:孙波,江鑫,张思娜,等. 王万春运用经方治疗男科病经验拾萃[J]. 光明中医,2019,34(01):41-42.

按语:桂枝茯苓丸出自《金匮要略·妇人妊娠病脉证并治》,原用于妇人宿有癥块,或血瘀经闭,行经腹痛,产后恶露不尽。有活血化瘀,缓消癥块的功效。方中桂枝、芍药一阴一阳,桂枝化气扶阳散寒,芍药敛肝扶脾,养正祛邪;茯苓、丹皮一气一血,茯苓渗湿气,丹皮清血热,调其寒温,扶正固脱;桃仁破恶血,消癥结。

本证患者为湿热下注致膀胱气化不利,湿浊黏腻阻塞精道,故见尿频、夜尿次数多、尿线变细反复发作,伴小腹坠胀、尿道口稍感灼热,舌脉皆为血瘀之象,将妇人方灵活运用于此案中,颇有取类比象之意,肝藏血,主疏泄,肝脏在全身血运中起着重要的作用。故予桂枝茯苓丸以活血化瘀,但患者有肾虚之本,见腰膝酸软,故加入山萸肉、菟丝子以补肾;结合舌暗、脉涩,加马鞭草、泽兰活血化瘀;兼见尿道口稍感灼热,加萆薢、虎杖等泄湿热。二诊时患者小腹仍有坠胀感,尿道口已无灼热,加入党参、太子参以健脾护中。

约言:此方为"千古活血化瘀第一名方"。

2. 桃仁承气汤治验

病例资料:王某,男,74 岁,2010 年 5 月 10 日初诊。患者突然小便癃闭,当地医院用金属管导尿多次,均因剧痛未成,乃行膀胱穿刺,排去尿液后,拟送台州医院,因交通不便,来我院治疗,诊断为淋病性尿道狭窄伴发尿潴留。按其少腹硬满拒按,小便癃闭,大便十日余未行,身热 38 ℃,弛张不退。西医诊断为前列腺增生,中医诊断为精癃(癃闭),此为瘀血阻滞之证,当以活血化瘀为治,方以桃仁承气汤加味。

方药:桃仁 12 g、大黄 12 g、桂枝 6 g、炙甘草 6 g、芒硝 6 g、滑石 6 g、木通 6 g、车前 15 g。1 剂即大便下如羊矢,小便也涓滴而下,但不通利。再服 1 剂,二便俱畅。

来源:张有俊,张葆萱. 经方临证集要[M]. 北京:人民军医出版社,2012.

按语:桃核承气汤来源于《伤寒论》,多用于瘀热互结下焦蓄血证,有活血化瘀之功效。《类聚方广义》曰:"淋家,少腹急结,痛连腰腿,茎中疾痛,小便涓滴不通者,非利水剂所能治,用此方(桃仁承气汤)二便快利,痛苦立除。”方中桃仁苦甘平，活血破瘀；大黄苦寒，下瘀泻热。二者合用，瘀热并治，共为君药。芒硝咸苦寒，泻热软坚，助大黄下瘀泻热；桂枝辛甘温，通行血脉，既助桃仁活血祛瘀，又防硝黄寒凉凝血之弊，共为臣药。桂枝与硝、黄同用，相反相成，桂枝得硝、黄则温通而不助热；硝、黄得桂枝则寒下而不凉遏。炙甘草护胃安中，并缓诸药之峻烈，为佐使药。诸药合用，共奏破血下瘀之功。本证患者瘀血阻塞于膀胱尿道之间，见小便癃闭，少腹硬满拒按，故采用桃核承气汤。下焦蓄血证本应小便自利，今反见小便涓滴不通，故加滑石、木通、车前以利下焦湿热，通小便；化其瘀以决其渎，一剂见效，二剂二便通畅，病乃解。

约言：本方为逐瘀泄热法的基础方，亦为治疗瘀热互结，下焦蓄血证的代表方。

（四）中气不足证

补中益气汤治验

病例资料：赵某，男，68 岁，1971 年 8 月 27 日初诊。尿闭，小腹胀痛难忍。3 年前始，精神不佳，食后上腹满闷，小腹时感不适，渐至胀坠，尿后淋沥。近 1 周来，尿路闭塞，点滴不通，少腹膨隆，胀痛难忍。当地医院导尿 2 次，每次都导出大量尿液，导尿后，少腹胀痛缓解。此后，尿仍不通，因来诊。泌尿科检查诊断为老年性前列腺肥大，压迫尿路，而致闭塞，建议施膀胱造瘘术。患者不许，乃服中药治疗。望舌体胖大，舌质淡嫩，苔薄白润，诊脉虚大无力。西医诊断为前列腺增生，中医诊断为精癃（癃闭），此为中气下陷之证，当以补中益气为治，方以补中益气汤。

方药：黄芪 30 g、党参 15 g、白术 9 g、陈皮 3 g、升麻 2 g、柴胡 2 g、炙甘草 3 g、当归 9 g。3 剂，水煎服，每日 1 剂，早晚分服。

二诊：精神转佳，气力渐增，尿路通畅，少腹膨隆、坠胀消失，排尿时，尿液涌出，且尿量多，已无所苦，因怕再犯，故来复诊。舌象同前，脉稍虚大。效不更方，嘱原方续服 4 剂，停药观察。

三诊：服上方 7 剂后，三载病疾，当即霍然而愈。每日田间劳动繁重，不感疲惫。追踪观察 5 年，旧病终未再作。

来源：任凤兰. 中医临床家 王国三[M]. 北京：中国中医药出版社，2001.

按语：补中益气汤出自《内外伤辨惑论》，原方多用于治疗脾胃气虚证、气虚下陷证、气虚发热证，有补中益气、升阳举陷的作用。方中黄芪味甘微温，入脾肺经，补中益气，升阳固表，故为君药。配伍人参、炙甘草、白术，补气健脾为臣药。当归养血和营,协人参、黄芪补气养血;陈皮理气和胃,使诸药补而不滞,共为佐药。少量升麻、柴胡升阳举陷,协助君药以升提下陷之中气,共为佐使。炙甘草调和诸药为使药。本证患者年老体衰,脾胃虚弱,健运失常,土病及水,膀胱气化失职,而成小便癃闭,故见小便闭塞不通,舌体胖大,舌质淡嫩,苔薄白润,诊脉虚大无力。为中气下陷,使用"塞因塞用"之法治之,予补中益气汤。

约言:补中益气汤是治疗"补中升阳"的经典方。

(五)脾肾阳虚证

理中汤合真武汤治验

病例资料:刘某,男,56岁,1979年10月05日初诊。排尿困难1年。起病年余,小便淋沥难出,经某医院治疗后效果不显。近年来病情加重,排尿困难,每次需要20~30分钟方可排尽,多方医治不效,而来求诊。现症:排尿困难,头疼腰酸,小腹胀满,食少便溏。检查:面色㿠白,舌质淡,苔薄白,脉沉细无力。西医诊断为前列腺增生症,中医诊断为精癃,此为脾肾阳虚,气化不利之证,当以扶阳温中,温通肾阳为治,方以理中汤合真武汤加减。

方药:附子10 g、干姜10 g、白术10 g、云茯苓15 g、薏苡仁15 g、桂枝10 g、白芍15 g、炙甘草15 g。5剂,水煎服,每日1剂,早晚分服。

二诊:小腹胀满减轻,小便渐通,但排尿仍感无力,脉舌同上。上方加党参15 g、黄芪30 g。10剂,水煎服,每日1剂,早晚分服。

三诊:食欲增加,头晕腰酸减轻,小便通畅,脉沉有力。嘱原方继服5剂。

四诊:面色红润,诸症消失,带5剂药返回,以巩固疗效。

来源:河南省卫生厅.河南省名老中医经验集锦·高体三治验[M].郑州:河南科学技术出版社,1983.

按语:理中汤,即理中丸,出自《伤寒论》。理中丸在《金匮要略》中作汤剂,称"人参汤"。主治:脾胃虚寒证;阳虚失血证;中阳不足;阴寒上乘之胸痹;脾气虚寒,不能摄津之病后多涎唾;中阳虚损,土不荣木之小儿慢惊;食饮不节,损伤脾胃阳气,清浊相干,升降失常之霍乱等。有温中祛寒,补气健脾功效。方中干姜大辛大热,温脾暖胃,助阳祛寒为君药。阳虚则兼气弱,气旺亦可助阳,故臣以甘温之人参,益气健脾,补虚助阳,《内经》云:"脾欲缓,急食甘以缓之"。君臣相配,温中健脾。脾为中土,喜燥恶湿,虚则湿浊易生,反困脾胃,故佐以甘温苦燥之白术,既健脾补虚以助阳,又燥湿运脾以助生化。甘草与诸药等量,一与参、术以助益气健脾,补虚助阳;二可缓急止痛；三为调和诸药，是佐药而兼使药之用。四药相伍，可温中阳，补脾气，助运化，故曰“理中”。真武汤出自《伤寒论》，多用于治疗脾肾阳虚，水湿泛滥之证，亦可治疗太阳病发汗太过，阳虚水泛证，具有温阳利水之功效。方中君以大辛大热之附子，温肾助阳以化气行水，暖脾抑阴以温运水湿。茯苓、白术补气健脾，利水渗湿，合附子可温脾阳而助运化，同为臣药。佐以辛温之生姜，配附子温阳散寒，伍苓、术辛散水气，并可和胃而止呕。配伍酸收之白芍，其意有四：一者利小便以行水气，《本经》言其能“利小便”，《名医别录》亦谓之“去水气，利膀胱”；二者柔肝缓急以止腹痛；三者敛阴舒筋以解筋肉动；四者防止附子燥热伤阴，亦为佐药。全方泻中有补，标本兼顾，共奏温阳利水之功。本证患者为脾肾阳虚，气化不利，脾阳不足则运化无权；肾阳虚衰则气化不行。见面色㿠白，食少便溏，排尿困难，小腹胀满，脉沉细无力。故以真武汤合理中汤以温补脾肾，使气化得行，小便自然畅通。加薏苡仁既可以补脾，又可以利水渗湿。二诊后见患者排尿无力，加党参、黄芪以健脾益气。

约言：真武汤为治疗脾肾阳虚，水湿泛滥的代表方。理中汤是治疗中焦脾胃虚寒证的基础方。

（六）肾阳虚衰证

1. 栝蒌瞿麦丸治验

病例资料：段某，男，68岁，1983年4月5日初诊。尿频量少，滴沥不尽1月余。近三日则点滴皆无，口干且渴，但又不敢饮水，腹膨胀，颜面及下肢皆有浮肿，腰酸乏力，舌苔薄白，脉沉。西医检查：前列腺Ⅱ度肿大，局部水肿，中央槽消失。西医诊断为前列腺增生症，中医诊断为精癃，此为肾阳虚衰，气化无权之证，当以温肾化气，利水润燥为治，方以栝蒌瞿麦丸加减。

方药：栝蒌根15 g、瞿麦12 g、怀山药12 g、云茯苓12 g、附片9 g、怀牛膝9 g、车前子9 g、炮甲片9 g、赤芍9 g、麻黄8 g、细辛1.5 g。7剂，水煎服，每日1剂，早晚分服。

二诊：小便得行，浮肿渐消，但排尿无力，且时间较长。前方继服30余剂，其尿自利。

来源：曹赫基. 仲景方治疗癃闭[J]. 浙江中医学院报，1985，05：31-33.

按语：栝蒌瞿麦丸出自《金匮要略》，主治肾不化气，水气内停，小便不利，其人苦渴。有温肾利水，生津润燥之功效。《金匮要略》：“小便不利者，有水气，其人若渴，栝蒌瞿麦丸主之。”方中附子温肾壮阳，以助膀胱之气化，肾阳充足，膀胱气化有权，小便自然通利；配伍茯苓淡渗利水，山药润燥止渴，使水湿下行，津液上承，则小便利，口渴止，又用栝楼根生津润燥，瞿麦以增强通利水道之功，二味性寒，又可监制附子之燥热，以期助阳而不伤阴。五药相配，具有补肾阳，利小便，生津液，止口渴的效果。本证患者属命门之火式微，肾气不化，则小便不利而水气内停，气不化水，则津不上承而口干渴。方以附片为君，补肾阳以鼓舞肾气，使气化得行，津液上承，水气下行瞿麦、云苓等、牛膝、车前子渗湿行水而利小便，花粉、山药补肺肾而润燥。本方寒润辛温并行不悖，诚如尤在泾所云“夫上浮之焰，非滋不息，下积之阴，非暖不消”。故药后小便利而诸症除。

约言：此方能温肾利水，生津润燥。

2. 萆薢分清饮治验

病例资料：张某，男，71 岁，1978 年 7 月 25 日初诊。3 个月前因摔倒而突然发生排尿困难，虽有尿意，但淋漓不尽，小腹憋胀，不能入眠。经市医院检查，诊断为老年慢性前列腺肥大。曾用药物治疗，并行导尿术，疗效不佳，来我院就诊。现症见：痛苦面容，精神疲惫，不敢饮水。小腹胀满膨隆，压痛，尿道仍保留尿管。舌苔白厚，脉沉细数。肛门指诊：前列腺如核桃大，有压痛。西医诊断为老年慢性前列腺肥大，中医诊断为癃闭，此为肾阳虚衰，膀胱气化无力之证，当以温肾化气，开窍去浊为治，方以萆薢分清饮。

方药：萆薢 12 g、乌药 9 g、石菖蒲 9 g、益智仁 9 g。3 剂，每日 1 剂，水煎服。

二诊：排尿通畅，饮食、睡眠好转，痛苦消失，舌脉同前。拔去导尿管，前方再服 6 剂。

三诊：患者精神舒畅，饮食饮水均佳，尿路通畅，睡眠良好。舌苔薄白，脉沉有力，诸症均愈。守方继服 3 剂，巩固疗效。

来源：河南省卫生厅. 河南省名老中医经验集锦・王庚贤治验[M]. 郑州：河南科学技术出版社，1983.

按语：萆薢分清饮出自《杨氏家藏方》，具有温肾祛湿，分清化浊的功效，主治真元不足，下焦虚寒之膏淋、白浊。方中萆薢味苦性平，可利湿去浊，为君药；益智仁，温补肾阳，涩精缩尿，为臣药；石菖蒲辛香苦温，化浊祛湿，兼去膀胱之寒，又可以助萆薢分清化浊；乌药温肾散寒，行气止痛，能除膀胱冷气，治小便频数，为佐药。本证患者高龄癃闭，年老体弱，肾阳不足，命门火衰，无阳则阴无以生；膀胱气化无权，水湿内停，而见排尿困难。正如《病因脉治・阳虚小便不利论》中所言“肾之真阳虚，则关门不利，此聚水生病，而小便不利之因也。”以萆薢分清饮治之。萆薢清利湿浊，益智仁温补脾肾，乌药温阳化气，方中又用石菖蒲开心气、利九窍，故对肾阳虚衰、膀胱气化不利之证有效。

约言：此为温肾利湿，分清化浊之良方。

3. 肾气丸合栝楼瞿麦丸加减治验

病例资料：张某，男，65岁，2005年10月19日初诊。小便点滴不通，小腹憋胀3天。患者素有腰膝酸困疼痛，近来因生气而出现上述症状。入院后诊断为：急性尿潴留、尿路感染。用抗生素及已烯雌酚等药治疗，效微，仅暂时改善，旋即闭塞如故，故留置导尿。刻下症见：小便点滴不通，腹胀，腰膝酸软，四肢欠温，纳尚可，大便调，舌质淡苔薄白，脉沉细弱。西医诊断为急性尿潴留、尿路感染，中医诊断为癃闭，此为肾阳虚衰，寒凝阻滞之证。当以温肾助阳，化气利水为治，方以肾气丸合栝楼瞿麦丸加减。

方药：熟附子 8 g、桂枝 10 g、山茱萸 10 g、山药 15 g、泽泻 15 g、茯苓 15 g、瞿麦 12 g、苍白术各 10 g、党参 10 g、黄芪 20 g、防己 8 g、甘草 6 g。6剂，水煎服，每日1剂，早晚分服。

二诊：服药3天去导尿管后即有少量尿液排出，尿次频，次日小便畅，现基本通利，为巩固疗效，继服6剂后痊愈出院。嘱其回家后在服同仁堂的成药（肾气丸）1个月。后随访至今未再复发。

来源：许彦来，陈美南. 李富玉教授运用经方治疗癃闭经验[J]. 河南中医，2010，30(09)：859-861.

按语：肾气丸和栝楼瞿麦丸均出自《金匮要略》，前方用于肾气不足证，有补肾助阳，化生肾气的功效。方中熟地能滋肾填精，山茱萸养阴涩精，山药补脾固精。以上三药配合能滋肾阴、养肝血、益脾阴而涩精止遗，泽泻能清泄肾火，并能防止熟地之滋腻作用，牡丹皮能清泻肝火，并能制止山茱萸的温燥性，茯苓淡渗脾湿，能助山药健脾之功效。后方治肾不化气，水气内停，小便不利，其人苦渴。有温肾利水，生津润燥之功效。方中附子温肾壮阳，以助膀胱之气化，肾阳充足，膀胱气化有权，小便自然通利；配伍茯苓淡渗利水，山药润燥止渴，使水湿下行，津液上承，则小便利，口渴止，又用栝楼根生津润燥，瞿麦以增强通利水道之功，二味性寒，又可监制附子之燥热，以期助阳而不伤阴。五药相配，具有补肾阳，利小便，生津液，止口渴的效果。本证患者为肾阳虚衰、寒凝阻滞，故见腰膝酸软，四肢欠温，小便不利，小腹胀痛，故予肾气丸以补肾助阳；予栝楼瞿麦丸以补肾阳、利小便。加苍白术、防己加强利水渗湿之功。

约言:《金匮要略·消渴小便不利淋病脉证并治第十三》:“小便不利者,有水气,其人苦渴,瓜蒌瞿麦丸主之。”《金匮要略.血痹虚劳病脉证并治第六》:“虚劳腰痛,少腹拘急,小便不利者,八味肾气丸主之。”

(七)肾阴不足证

滋肾通关丸治验

病例资料:某男子,小便不利,眼睛突出,腹部因为小便不出而胀如鼓,膝以上坚硬,皮肤欲裂,不能饮食。服用具有甘淡渗利功效的药物,没有效果。李东垣思考后以滋肾丸加滋阴之品。西医诊断为尿潴留,中医诊断为癃闭,此为肾阴不足之证,当以滋阴助阳,化气利水为治,方以滋肾通关丸加减。

方药:肉桂1.5 g、黄柏(酒炒)30 g、知母(酒炒)30 g。用法:三药共研细末,水泛为丸,如梧桐子大,每服100丸,空腹白汤送下。再服而愈。

来源:江瓘(民莹),名医类案[M].北京:人民卫生出版社,2005.

按语:滋肾通关丸见于《兰室秘藏》,具有滋肾清热,化气通关的功效。主治湿热蕴结膀胱,耗伤肾阴之证。症见小便癃闭,点滴而下,甚则不通等。方中用苦寒质润之知母以滋润肾阴,且又降火;黄柏苦寒,泻下焦湿热而坚阴,二药共用,滋阴降火,清热燥湿之力尤强,为君药。配少许肉桂以温养命门真阳,蒸水化气,使小便通利,为佐药。三药合用,使下焦湿热得清,肾阴得补,气化正常,癃闭自除。本证患者因阴虚,无阴则阳无以化,而见小便癃闭,为病之根本。阴虚津液不足,不能濡养肌肤,则皮肤欲裂;胃阴亏虚,受纳腐熟功能减退,则不思饮食。

约言:本方主治阴虚火旺,同时肾阳不足、膀胱气化无权发生癃闭之方。

(八)阴虚火旺证

知柏地黄汤治验

病例资料:李某,男,52岁,2013年10月23日初诊。近半年小便短赤,排尿偶有白色黏稠分泌物流出,时觉会阴部及小腹部胀痛,腰部不适,伴失眠多梦,情志抑郁,夜间盗汗、口干欲饮,视物不清,大便干。舌质红,苔少,脉细。平素熬夜加班较多,生活不规律。前列腺液常规未见异常。指诊:前列腺如鸽蛋大小,质地正常,中央沟变浅,有轻微压痛。西医诊断为前列腺增生,中医诊断为精癃,此为阴虚火旺证之证,当以滋阴降火为治,方以知柏地黄汤加减。

方药:知母 20 g、黄柏盐 10 g、熟地黄 15 g、山药 15 g、山茱萸 15 g、牡丹皮 15 g、丹参 15 g、牛膝 10 g、泽泻 15 g、白芍 15 g、麦冬 10 g、女贞子 20 g、旱莲草 20 g、首乌藤 15 g、百合 15 g。14 剂,水煎服,每日 1 剂,早晚分服。另外,调整工作时间,注意休息。

二诊:症状明显改善,续服 2 个月,诸症皆除。

来源:陈建设,李培轮,孙自学,等. 前列腺增生辨治五法[J]. 实用中医内科杂志,2015,29(11):67-69.

按语:知柏地黄汤出自《医宗金鉴》,主治阴虚火旺病证,具有养阴清热,疏通尿道的功效。方中知母、黄柏滋阴降火,生地黄清热凉血、养阴生津,共为君药。山萸肉补养肝肾、山药补肾固精为臣药。以泽泻利湿泄浊;牡丹皮清泄相火,并制山萸肉之温涩;茯苓健脾渗湿,配山药补脾而助健运,共为佐使药。全方补泻兼施,泻浊有利于生精,降火有利于养阴,诸药滋补肾之阴精而降相火。本证患者长期精神压力大,久劳,且精浊日久,致耗伤肝肾。肝肾阴精亏虚,相火内生,而见阴部及小腹部胀痛,腰部不适,伴失眠多梦,情志抑郁,夜间盗汗、口干欲饮,视物不清,大便干。舌质红,苔少,脉细。用知柏地黄汤补肝肾,降虚火。加白芍平肝阳;泽泻利水渗湿泄热;牛膝引火下行;丹参、麦冬清心除烦;旱莲草滋补肝肾,凉血止血;首乌藤、百合畅情志。

约言:此方主治阴虚火盛,下焦湿热等症。

二、变证

(一)肾虚湿热证

滋肾通关丸合济生肾气丸治验

病例资料:宗福湖,男,年龄不详。家住在常熟西乡大市桥。因为小便不通找大夫医治,服用五苓、导赤、通草、滑石之类药物,无效。已经 13 天不能小便,少腹高硬作痛,汗出气促,少腹按着像石头一样硬。西医诊断为前列腺增生、尿潴留,中医诊断为精癃,此为肾虚湿热之证,当以通关法为治,方以滋肾通关丸合济生肾气丸加减。

方药:滋肾通关丸加地黄,重用肉桂,一剂而通,小便仍不通畅,少腹两旁仍硬,脐下中间三指阔已软,这是阳气未得运化也。使用大剂济生肾气汤,用葱姜水熏洗少腹,3 天后小便通畅如前。

来源:费伯雄,余听鸿. 孟河费氏治验余听鸿治验[M]. 上海:上海科学

技术出版社,2010.

按语:滋肾通关丸见于《兰室秘藏》,能清下焦湿热、助膀胱气化。主治湿热蕴结膀胱,耗伤肾阴。症见小便癃闭,点滴而下,甚则不通等。方中用苦寒质润之知母以滋润肾阴,且又降火;黄柏苦寒,泻下焦湿热而坚阴,二药共用,滋阴降火,清热燥湿之力尤强,为君药。配少许肉桂以温养命门真阳,蒸水化气,使小便通利,为佐药。三药合用,使下焦湿热得清,肾阴得补,气化正常,癃闭自除。济生肾气丸出自《济生方》,原名"加味肾气丸",有温补肾阳、利水消肿的功效,主要用于肾阳不足,水湿内停证。方中肉桂辛甘大热。制附子辛大热有毒,均善补火助阳;牛膝酸甘性平,苦泄下行,善补肝肾、强腰膝、利尿。三药配伍,善温阳化气利水,恰中阳虚水湿内停之病的,故共为君药,熟地黄甘润微温,善滋阴填精益髓;制山茱萸酸甘微温,善温补肝肾;山药甘补涩敛性平,善养阴益气、补脾肺肾。三药合用,肝脾肾阴并补,又伍桂附,以阴中求阳,收阴生阳长之效,故共为臣药。茯苓甘补淡渗性平,善健脾渗湿、利水;泽泻甘淡渗利性寒,善泄热渗湿利尿;牡丹皮辛散苦泄微寒,善清泻肝火;车前子甘寒清利,善清热利尿化痰。四药相合,既与君臣药相反相成,使补而不温燥不腻滞;又助君药利水而消肿,故为佐药。全方配伍,温化与通利并施,共奏温肾化气、利水消肿之功,故善治肾阳不足、气化不利、水饮内停所致的肾虚水肿、腰膝疼重、小便不利、痰饮咳喘。本证患者属尿闭重证,前医以五苓、导赤之类治之,无效。余氏诊为肾气虚衰、湿热下注,予通关丸加地黄重用肉桂,清下焦湿热,助膀胱气化,一剂中的。续以济生肾气丸温补肾阳、利水消肿而愈。《内经》云:"膀胱为州都之官,气化则能出矣。若专于利水,而不挟以温药,则愈利愈塞矣。"

约言:两方相合能除肾阳不足,湿热蕴结膀胱。

(二)湿热瘀阻证

桂枝茯苓丸治验

病例资料:吴某,男,58岁,2020年8月15日初诊。患者诉2年前开始出现夜尿次数增多、尿急、尿线细长等症,近2个月劳累后症状更加明显,每日夜尿5~6次,小便黄赤,伴小腹部坠胀不适和尿道口灼热感,腰膝酸软,舌质暗,苔黄腻,脉涩。直肠指诊显示:前列腺体积明显增大,表面中央沟消失,柔软无结节。B超显示:前列腺体积5.0 cm×4.6 cm×3.8 cm。前列腺特异抗原在正常范围。西医诊断为前列腺增生,中医诊断为精癃,此为膀胱湿热,浊瘀阻塞之证,当以清利湿热,行瘀散结为治,方以桂枝茯苓丸加减。

方药:泽兰 12 g、虎杖 12 g、牡丹皮 12 g、桂枝 10 g、桃仁 8 g、粉萆薢 10 g、茯苓 15 g、菟丝子 15 g、鹿衔草 15 g、黄精 10 g、赤芍 10 g、牛膝 10 g、甘草 6 g。10 剂,每日 1 剂,分早晚 2 次温服。

二诊:患者尿频、尿急诸症有所缓解,尿道口灼热感和小腹部坠胀感均明显减轻,偶感腰膝酸软。守上方加黄芪 15 g、党参 10 g。再进 10 剂。

三诊:患者诸症好转,已无尿频、尿急、小腹坠胀、腰膝酸软等。

来源:邱雪辉,严张仁,王万春. 王万春教授从湿、瘀论治男科病经验[J]. 湖南中医药大学学报,2022,42(04):676-679.

按语:桂枝茯苓丸出自《金匮要略·妇人妊娠病脉证并治》,多用于瘀阻胞宫之证,有活血化瘀,缓消癥块的功效。方中桂枝温通经脉而行瘀滞;桃仁化瘀消癥;牡丹皮散血行瘀,清退瘀久所化之热;芍药养血和血;茯苓消痰利水,渗湿健脾。诸药合力缓缓活血化瘀,消癥积之证。本证患者缘于多种因素致湿热之邪下移膀胱,影响膀胱之气化而尿道不畅发病;病久则肾气虚衰,不能运行气血,气血不畅,阴血凝聚于前列腺而加剧腺体间增生。故症见夜尿次数增多、尿急、尿线细长等症,小便黄赤,伴小腹部坠胀不适和尿道口灼热感,腰膝酸软,舌质暗,苔黄腻,脉涩。加泽兰、虎杖、鹿衔草清泄湿热;加牡丹皮助桃仁、赤芍破血行瘀;加粉萆薢、菟丝子以强肾、导浊,消补兼施,治湿而不伤阴,补阴而不腻湿;茯苓配伍菟丝子,取茯菟汤渗湿兼固精之意;再加入黄精,平补其脾肾之虚,固其根本;牛膝补肾利尿同时,引诸药下行直达病所。

约言:本方为缓消癥块法的代表方。

(三)气虚瘀滞证

黄芪甘草汤合芍药甘草汤治验

病例资料:阎某,男,50 岁,1977 年 5 月 2 日初诊。患小便不利已四年,每次排尿需用很大力气才能挤出,尿线很细,尿后仍有尿意。西医诊为“尿道狭窄”,曾扩尿道四次,而病如故。六脉乏力,舌苔无大异常,询其小便不黄,但尿道有痛感。西医诊断为尿道狭窄,中医诊断为精癃,此为气虚瘀滞之证,当以益气,活血化瘀为治,方以黄芪甘草汤合芍药甘草汤加味。

方药:生黄芪 6 g、生白芍 30 g、怀牛膝 15 g、干地龙 9 g、琥珀粉 8 g、海金砂 12 g、生甘草 12 g。12 剂,水煎服,每日 1 剂,早晚分服。

二诊:小便顺畅。此邪已去,而正气尚虚。恐其复发,嘱多服下方:生黄芪 60 g、生甘草 12 g。后随访,有时劳后发作,但服上方即止。

来源:河南省卫生厅.河南省名老中医经验集锦·张磊治验[M].河南:河南科技出版社,1988.

按语:黄芪甘草汤来源于《脾胃论》,适用于气虚下陷证,有补中益气,升阳举陷的功效。方中黄芪大补元气,甘草通淋止痛。芍药甘草汤见于《伤寒论》,主治津液受损,阴血不足,筋脉失濡所致的病症。方中芍药酸寒,养血敛阴,柔肝止痛;甘草甘温,健脾益气,缓急止痛。本证患者为气虚无力推送,兼挟瘀滞。气化无力,因虚致瘀,瘀久化热,故尿时淋痛,为虚中挟实之症。见尿道狭窄,排尿时费力。治疗需扶正祛邪,予黄芪甘草汤合芍药甘草汤补气益阳缓急,加牛膝、地龙、琥珀、海金砂以活血通络清利湿热。服10剂余后,小便通畅,继服黄芪甘草汤作善后调治。

约言:黄芪甘草汤实为标本兼治的良方。芍药甘草汤有调和肝脾,缓急止痛的作用。

(四)败精瘀阻证

肾气丸治验

病例资料:祝芝岗,男,秀才,年龄不详。经常酒后恣行淫欲,房劳过度,出现尿血。从农历五月到年底都没有治愈,小便色红或紫,尿液中有如筋膜状,或像苏木汁色,夹有小黑子,三五天出现一次,劳心劳力,久立久坐容易出现,治疗很多次没有效果。患者面色白,面清,肌肉消甚,脉左寸沉弱,关尺弦细,右寸略滑。中医诊断为精癃,此为败精瘀阻证之证,当以温补下元,清热利湿,消瘀通窍为治,方以肾气丸加减。

方药:先予丹参、茅根浓煎服,小便以瓦器盛之,少倾即成金色黄沙,乃用肾气丸加琥珀、海金砂、黄柏、以牛膝叶捣汁,熬膏为丸调理,外以川芎10 g、当归20 g、牛膝草根煎服,临发时用滑石、甘草梢、桃仁、海金丸、麝香为末,以韭菜汁调服。3个月后痊愈。

来源:徐衡之,姚若琴.宋元明清名医类案·孙东宿治验[M].天津:天津古籍出版社,1988.

按语:肾气丸见于《金匮要略》,主要用于肾阳不足证,具有补助肾阳的功效。方中附子大辛大热,温阳补火;桂枝辛甘而温,温通阳气,二药相合,补肾阳,助气化,共为君药。肾为水火之脏,内舍真阴真阳,阳气无阴则不化,“善补阳者,必于阴中求阳,则阳得阴助,而生化无穷”,故重用干地黄滋阴补肾生精,配伍山茱萸、山药补肝养脾益精,阴生则阳长,同为臣药。方中补阳药少而滋阴药多,可见其立方之旨,并非峻补元阳,乃在于微微生火,鼓舞肾气，即取“少火生气”之义。泽泻、茯苓利水渗湿，配桂枝又善温化痰饮；丹皮活血散瘀，伍桂枝则可调血分之滞，此三味寓泻于补，俾邪去而补药得力，并制诸滋阴药碍湿之虞，俱为佐药。诸药合用，助阳之弱以化水，滋阴之虚以生气，使肾阳振奋，气化复常。本证患者酒后纵欲竭精，但凝精败血阻于经络，故肺经必有浊痰，肝经有瘀血，用肾气丸温补下元，以牛膝汁熬膏为丸，助温补下元；加黄柏、琥珀、海金砂等清热利湿、疏通瘀窍。后加入川芎、当归、牛膝与滑石、金砂、桃仁、麝香、韭汁、藕汁等亦是行瘀通窍。临发时用滑石、甘草梢、桃仁、海金丸、麝香为末，以韭菜汁调服；去其凝精败血，则新血始得归，而病根可除矣。

约言：《金匮要略·血痹虚劳病脉证并治》中有“虚劳腰痛，少腹拘急，小便不利者，八味肾气丸主之。”

（五）脾虚肝郁证

六君子汤治验

病例资料：许福生，春季感到腹痛泄泻，小便短涩，门人以五苓散利水止泄，尿更加闭塞不通，腹痛加重，痛泻不耐，呼吸危急，急请余诊。中医诊断为精癃，此为脾虚肝郁之证，当以补脾益气，疏肝解郁为治，方以六君子汤加减。

方药：六君子汤加防风、升麻、桑叶。数剂，遂其条达而愈。

来源：谢星焕. 得心集医案[M]. 北京：中国中医药出版社，2016.

按语：六君子汤见于《医学正传》，原方多用于治疗脾胃气虚兼痰湿证，有益气健脾，燥湿化痰的功效。本方以四君子汤加陈皮、半夏而成，以益气健脾之品配伍燥湿化痰之药，补泻兼施，标本兼治。方中以四君子汤益气健脾，脾气健运则气行湿化，以杜生痰之源；重用白术，较四君子汤燥湿化痰之力益胜；半夏辛温而燥，为化湿痰之要药，并善降逆和胃止呕；陈皮既可调理气机以除胸脘痞闷，又能止呕以降胃气还能燥湿化痰以消湿聚之痰，所谓“气顺而痰消”。《内经》有云：生郁于下，病名木敛。盖木者，肝也。敛者，束也。肝喜疏放，春月木气当升，今木气抑郁敛束，再被渗利沉降之药，致令生气愈不得疏，是有秋冬而无春夏，安望其能疏放乎？本证患者为肝郁脾虚之证，本当健脾疏肝，使肝气得以条达。门人误用五苓散，误治则肝失疏泄，病情愈重。脾喜燥而恶湿，故用六君子汤健脾祛湿，加用升麻升阳止泻；春月肝旺，喜条达，用防风辛散肝郁，桑叶平肝，全方肝脾同治。

约言：六君子汤药性中和，不偏不倚，为治疗脾胃气虚兼痰湿证的良方。

(六)肾阴阳两虚证

八味地黄丸治验

病例资料:张某,男,86岁,1960年4月25日初诊。患者腰背酸痛,足冷,小便短而频,不畅利,大便难,口干口苦,饮水不解,舌淡少津无苔,脉象右洪无力,左沉细无力。西医诊断为前列腺肥大,中医诊断为精癃,此为阴阳两虚之证,当以温肾阳滋肾阴为治,方以八味地黄丸加减。

方药:熟地9 g、云茯苓6 g、怀山药6 g、泽泻4.5 g、熟川附子4.5 g、肉桂(去粗皮盐水微炒)1.5 g、怀牛膝6 g、杜仲(盐水炒)9 g、补骨脂9 g。3剂,水煎服,每日1剂,早晚分服,加蜂蜜30 g兑服。

二诊:服前方,腰背酸痛、口干口苦俱减,足冷转温,大便畅,小便如前,舌无变化,脉略缓和,原方再服3剂。

三诊:因卧床日久未活动腰仍微痛,小便仍频,其余无不适感觉,高年腰部痛虽减,但仍无力,宜继续健强肾气,以丸剂缓服。

方药:熟地90 g、山萸肉30 g、茯苓60 g、怀山药60 g、泽泻30 g、熟附子30 g、肉桂9 g、怀牛膝30 g、补骨脂60 g、杜仲60 g、菟丝子(炒)60 g、巴戟天30 g,共研为细末,和匀,炼蜜为丸(每丸重9 g),每晚服1丸,并每早服桑椹膏一汤匙,开水冲服连服两料而恢复健康,至今5年多未复发。

来源:中国中医研究院,《蒲辅周治验·老年腰痛兼二便秘涩》[M].北京:人民卫生出版社,2005.

按语:八味地黄丸别名加味地黄丸,出自《辨证录·卷二》,具有益火之源,以消阴翳的功效。六味地黄丸中山药、熟地黄、山茱萸滋补肾、肝、脾之阴,以滋肾阴为主,名为"三补";泽泻利湿浊,丹皮泄相火,茯苓渗脾湿,是为"三泻"。肉桂和熟附子共奏温肾壮阳之功效。本证患者为高龄之人,真阴本亏,元阳亦微,津涸气馁,不能传送,故见尿频便结,阳虚阴结。用桂附八味丸去丹皮凉血之品,加牛膝、杜仲、补骨脂、菟丝子、巴戟天补肝肾,强筋骨之药,既育阴以滋干涸,复温化以培阳气,俾肾中水火渐充,而形体得健,营卫以和,故腰疼足冷、尿秘便难均能平治。

约言:《吴医汇讲》中有言"精即为阴,气即为阳,此两肾各有阴阳,故八味地黄丸各补其阴阳也。"

(七)瘀热互结证

桃核承气汤治验

病例资料:王某,男,55岁,2004年4月26日初诊。患者主诉小便点滴不通,小腹急结胀痛4天。尿频已2年余,自3个月前开始小便不畅,淋漓不尽,日趋严重,4天前出现点滴不通,小腹急结胀痛。到医院做B超示:前列腺肥大,中央沟消失。确诊为前列腺增生引起尿潴留。刻下:大便1周未解,腰痛,恶心欲吐,眠差,纳差。查体:神志清,精神可,面色晦暗,下肢微肿。舌质暗红苔黄腻,边有瘀斑,脉弦数。西医诊断为前列腺增生,中医诊断为精癃,此为瘀热互结之证,当以清热逐瘀,通腑利尿为治,方以桃核承气汤加减。

方药:桃仁10 g、桂枝12 g、大黄(后下)10 g、赤芍15 g、蒲公英15 g、车前草15 g、冬瓜仁20 g、川牛膝10 g、生甘草6 g。3剂,每日1剂,水煎分服。

二诊:于服药1天后大便通,2天后小便行但不畅,仍小腹胀痛,守上方加当归、枳壳、青皮、陈皮各10 g。继服6剂。

三诊:服药后小便通畅,小腹胀痛消失,水肿消失。守上方去车前草、蒲公英、冬瓜仁,改大黄为熟大黄6 g,加茯苓、白术各10 g,连服1个月完全康复。随访至今未反复。

来源:许彦来,陈美南. 李富玉教授运用经方治疗癃闭经验[J]. 河南中医,2010,30(09):859-861.

按语:桃核承气汤出自《伤寒论》,第106条"太阳病不解,热结膀胱,其人如狂,血自下,下者愈。其外不解者,尚未可攻,当先解外。外解已,但少腹急结者,乃可攻之,宜桃核承气汤"。用于治疗下焦蓄血证。功效为活血化瘀,通下瘀热。本方由调胃承气汤加桂枝、桃仁而成。桃仁活血化瘀,桂枝温阳活血以助桃仁。合调胃承气汤苦寒泻下,泻热逐瘀,导瘀热下行,为治疗蓄血证的轻剂。本证患者为热结阳明,瘀阻水道,膀胱气化不利,见小便不畅,淋漓不尽,甚则点滴不通,小腹急结胀痛。加蒲公英、车前草、冬瓜仁等清热解毒、利尿通淋。二诊时小便行但不畅,仍小腹胀痛,故加当归、枳壳、青皮、陈皮等行气止痛。三诊时改大黄为熟大黄,加茯苓、白术以助膀胱气化,通腹祛邪。

约言:此方为治疗蓄血证的轻剂。

第二章 性功能障碍

第一节 阳 痿

阳痿最早记载于《黄帝内经》,《灵枢·经筋》曰“热则筋弛纵不收,阴痿不用”。到明代张景岳首先将“阴痿”这一病名改为“阳痿”,相当于西医学中的勃起功能障碍。《景岳全书·阳痿》中有“男子阳痿不起,多由命门火衰,精气虚冷;或以七情劳倦,损伤生阳之气……亦有因湿热炽盛,以致宗筋弛纵而为痿弱者”。“凡惊恐不释者,亦致阳痿,阳旺之时,忽有惊恐,则阳道主痿”的记载。另外《素问·痿论》云“思想无穷,所愿不得,意淫于外;入房太甚,宗筋弛纵,发为筋痿。”由上可见阳痿涉及肝、肾、心、脾、肺等脏腑,本病多因肝气郁结,湿热之邪下注或肾精亏虚致瘀血之邪阻于经筋所致,本病多以肾虚为主,夹杂肝郁、湿热、瘀血、败精而成虚实错杂之证。其中情志因素在阳痿的发病中也有一定的影响。

一、常证

(一)肝郁不舒证

1. 启阳娱心丹治验

病例资料:王某,男,29 岁,2010 年 6 月 28 日初诊。房事时阴茎勃起困难 1 年。患者既往体健,近 1 年来岗位上竞争激烈,工作任务繁重,常常感到内心烦闷,性欲亦明显减淡,不能勃起同房,或呈半勃起疲软状态,难以完成性事。曾检查内分泌、血糖、血压等指标均未见异常。诊见:情绪烦躁,失眠多梦,心悸不宁,口干,舌红、苔薄黄,脉弦数。西医诊断为勃起功能障碍,中医诊为阳痿,此为心志不宣,气郁化火,热扰心神之证,当以畅达心志、宁心安神为治,方以启阳娱心丹加减。

方药:酸枣仁 20 g、茯神 20 g、郁金 20 g、远志 10 g、柴胡 10 g、橘红 10 g、知母 10 g、白芍 15 g、川芎 15 g、神曲 5 g、石菖蒲 5 g、甘草 5 g。10 剂,水煎服,每日 1 剂,早晚分服。并嘱患者调摄情志。

二诊:诉夜间睡眠改善,晨起时有阴茎自发勃起现象,口干减轻。仍以上方去知母、神曲,加淫羊藿、巴戟天各 20 g,以温肾助阳。10 剂,如法煎服。

三诊:自诉心情舒畅许多,睡眠质量良好,性欲也增强,勃起硬度可,唯房事后感疲惫,精力恢复较慢。继以上方去石菖蒲,加人参、白术各 15 g 以补益气血。调理续治 2 周后,疗效满意,予停药,随访半年,勃起功能及身体各方面均良好。

来源:袁少英,覃湛. 古今名医临证实录 · 男科病[M]. 北京:中国医药科技出版社,2013.

按语:启阳娱心丹来源于《辨证录 · 卷九》,主治抑郁忧闷,心包闭塞,阳痿不振,举而不刚,具有益肾壮胆宁神之功效。方中人参、菟丝子、当归、白芍益肾补肝壮胆;远志、茯神、石菖蒲、生枣仁宁心安神治惊恐;砂仁、白术、山药、甘草健脾和胃益后天;柴胡、橘红理气,以行惊恐所致气郁。诸药配伍,共奏益肾壮胆宁神治阳痿之功。本证患者生活节奏快,工作紧张,精神压力过大,社会竞争激烈,往往损害肝脏的疏泄功能,导致肝气郁结,致筋痿不举。加郁金以疏肝解郁,畅情志;加知母清心中郁热,又能滋阴润燥;加川芎活血行气,助郁金疏肝;加白芍酸敛肝阴,又能养血柔肝。

约言:此方有益肾宁神的功效。

2. 沈氏达郁汤治验

病例资料:武某,男,44 岁,2001 年 5 月 20 日初诊。因下岗心情郁闷,与妻不和半年余。近月来阴茎勃起困难,性欲低下,伴胸闷不畅,两胁胀满,时有嗳气,食欲减退,二便调畅。舌苔薄白,舌质略红,脉象细弦。西医诊断为勃起功能障碍,中医诊断为阳痿,此为肝郁之证,当以疏肝解郁,滋阴补肾,调畅气机为治,方以沈氏达郁汤加减。

方药:醋柴胡 10 g、制香附 10 g、广郁金 12 g、白芍 15 g、合欢皮 15 g、青陈皮各 10 g、白蒺藜 30 g、山萸肉 15 g,五味子 3 g、生甘草 6 g。7 剂,水煎服,每日 1 剂。

来源:徐福松. 男科临证指要[M]. 北京:人民卫生出版社,2008.

按语:沈氏达郁汤出自《杂病源流犀烛 · 卷十八》。主治木郁呕酸,及阴痿不起者。具有疏肝解郁,通络振痿之功效。方用柴胡、香附疏肝解郁,为君药。升麻可益精补气，治阳痿，又助君药开散阳气，以利于疏肝解郁，为臣药。橘叶、白蒺藜疏肝行气，为佐。川芎行气活血，以疏通宗筋瘀滞，桑白皮清泄肝郁而生之火，为佐使药。全方疏肝行气通络。《杂病源流犀烛》云："又有失志之人，抑郁伤肝，肝木不能疏泄，亦致阴痿不起。"肝为刚脏，主疏泄，性喜条达，可能包括阴茎勃起和射精功能在内。本证患者多郁证，似与肝气不舒，疏泄功能失常有关，肝郁不舒，肾阴亏虚，宗筋不畅，见阴茎勃起困难，性欲低下，伴胸闷不畅，两胁胀满，时有嗳气，食欲减退，二便调畅。舌苔薄白，舌质略红，脉象细弦。加郁金助白蒺藜疏肝，以缓解因肝郁不舒出现的阳痿，胸闷，两胁胀满；加山茱萸、五味子以益肾固精。

约言：沈氏达郁饮为常用治痿名方。

3. 柴胡龙骨牡蛎汤治验

病例资料：黄某，男，40岁，2015年11月6日初诊。患者半年前发生车祸，头部受伤，此后出现阳事不举，性欲下降，反复思量，多方延医，皆采用温阳之品及雄性激素治疗，不效，转我处就诊。刻诊：面色萎黄，情绪低落，胸闷不舒，头晕，多梦易惊，口苦，小便不利，纳呆。脉沉弦而无力；舌质淡，苔白腻。查体：外生殖器正常。血清性激素：T、P、FSH、LH、E_2、PRL均在正常范围内。彩色多普勒检查：双侧阴茎动脉供血正常。西医诊断为勃起功能障碍。中医诊断为阳痿，此为肝郁不舒，心虚胆怯之证，当以疏肝解郁，宁心安神为治，方以柴胡龙骨牡蛎汤加减。

方药：柴胡6 g、黄芩15 g、姜半夏10 g、党参10 g、干姜10 g、大枣30枚、桂枝10 g、茯苓15 g、生大黄6 g、生龙骨15 g、煅牡蛎15 g、黄芪30 g、仙鹤草30 g、威灵仙15 g。21剂，水煎服，每日1剂，早晚分服。嘱其多行乐事，愉悦生活。

二诊：患者自诉药后性欲增强，阴茎偶有勃起反应，心情较前舒畅，头晕、口苦亦有减轻，胃纳转佳。上方加厚朴8 g，14剂。

三诊：自诉性欲增强明显，心情舒畅，同房成功较满意，胃纳增加，余症减，察其舌淡苔白，脉弦。上方加刺蒺藜15 g，14剂再入，以固其效。

来源：方跃坤，徐文丽，黄敬南，等. 崔云治疗阳痿验案4则[J]. 中医文献杂志，2017，35(02)：43–45.

按语：柴胡加龙骨牡蛎汤出自《伤寒论》，107条"伤寒八九日，下之，胸满烦惊，小便不利，谵语，一身尽重，不可转侧者，柴胡加龙骨牡蛎汤主之"。主治肝郁心虚诸病证，具有疏肝解郁，宁心安神之功效。方中柴胡、桂枝、黄芩和里解外，以治寒热往来、身重；龙骨、牡蛎、铅丹重镇安神，以治烦躁惊狂;半夏、生姜和胃降逆;大黄泻里热,和胃气;茯苓安心神,利小便;人参、大枣益气养营,扶正祛邪。共成和解清热,镇惊安神之功。本证患者逢车祸之变,大惊卒恐,伤于心肾,气机逆乱,气血不达宗筋,不能作强,遂见阳事不举。心有郁结,烦闷不舒,情绪低落,症见脉弦,口苦,多梦易惊。加仙鹤草、威灵仙、白蒺藜等补虚强壮之品,以助振阳起痿之效。

约言:此方是古代的精神神经心理病用方,传统的安神定惊解郁方。

(二)瘀血阻络证

1. 癫狂梦醒汤治验

病例资料:于某,男,25岁,1986年7月12日就诊。患者素有手淫恶习,前年婚后不久即现阳痿、早泄,曾服用温肾壮阳、滋阴补血等中药治疗,效果不显,乃求治于任老。诊时患者精神萎靡,自述阴茎时欲勃起,临房即痿,继而早泄,心烦善怒,悲观失望,终日少言寡欢。查舌质隐青、边有瘀斑、少苔,脉沉涩。西医诊断为勃起功能障碍,中医诊断为阳痿,此为瘀血阻络之证,当以理气化瘀为治,方以癫狂梦醒汤加减。

方药:桃仁25 g、香附15 g、青皮15 g、柴胡15 g、清半夏5 g、木通5 g、陈皮15 g、赤芍15 g、桑皮15 g、紫苏子10 g、郁金10 g、大腹皮10 g。每日1剂,水煎服,并嘱其节欲保精。以该方进退治疗月余,患者喜形于色,阳痿之症告愈。令其节欲1个月,以巩固疗效。

来源:任继学. 梦醒汤治疗阳痿经验谈[J]. 江苏中医药,1988(7):1.

按语:癫狂梦醒汤出自《医林改错》,主治癫狂,哭笑不休,詈骂歌唱,不避亲疏,许多恶态。具有平肝散郁,祛邪除痰之功效。治疗阳痿应重视郁瘀之存在。阳痿之治疗,多数医家主张补肾壮阳,然而由于瘀郁而致者,愈补愈郁,易犯实实之戒。本证患者素有手淫,早伤宗筋脉络之用,以致气血疏泄不畅,郁而为害,久而久之,则气血凝滞脑气,与脏腑气不接气,气化失调,肝郁日久,瘀阻宗筋,气郁血瘀而成阳痿。故法取理气化瘀以利脑气神明之用,使气化和调,瘀郁解除,则阳事兴举复常。药以癫狂梦醒汤去甘草理气化瘀治其本,加郁金开结透络以复宗筋之用,大腹皮通达气化之能。诸药合用,共奏理气化瘀、调节神明之功。由于药证相符,故而疗效满意。

约言:《医林改错》:"癫狂梦醒汤癫狂一症,哭笑不休,詈骂歌唱,不避亲疏,许多恶态,乃气血凝滞,脑气与脏腑气不接,如同做梦一样。"

2. 桂枝茯苓丸合抵挡丸治验

病例资料:刘某,男,26岁,2002年9月6日初诊。阳痿2年。初婚尚能交媾,继则阳痿。曾服多种补肾、益精、壮阳之品,非但屡治罔效,又皆因尿频尿痛而停药,均以静滴抗生素而告结。见患者形体健壮,貌似无病,唯见舌下静脉曲张,又询知常于性冲动时,小腹拘急或有隐痛,阴茎亦有隐痛感,脉细涩。西医诊断为勃起功能障碍,中医诊断为阳痿,此为瘀血阻滞阴络之证,当以化瘀血通阴络为治。

方药:桂枝茯苓丸合抵当丸胶囊,每次 15 粒,1 日 3 次,饭前 1 小时淡盐汤送服。

二诊:2 周后,小腹及阴茎隐痛消失,阴茎可以勃起,唯持续时间短暂,继服 10 日。

三诊:房事成功。后以每次 10 粒,日服 2 次善后。时隔半年后得知患者房事正常,妻子怀孕。

来源:詹正明. 桂枝茯苓抵当胶囊治疗男科病举隅[J]. 山西中医,2004(05):38.

按语:桂枝茯苓丸出自《金匮要略·妇人妊娠病脉证并治》,多用于瘀阻胞宫之证,有活血化瘀,缓消癥块的功效。方中桂枝温通经脉而行瘀滞;桃仁化瘀消癥;牡丹皮散血行瘀,清退瘀久所化之热;芍药养血和血;茯苓消痰利水,渗湿健脾。诸药合力缓缓活血化瘀,消癥积之证。抵当丸出自《伤寒论》,主治血蓄下焦,瘀热互结诸病证,具有破血逐瘀之功效。方中用功擅破血逐瘀,药力峻猛之虻虫、水蛭为主药。虻虫微苦微寒,亦入肝经而专破瘀血,其逐瘀之力较水蛭为甚;水蛭咸苦性平,有毒,入肝经"主逐恶血瘀癥",具有破瘀血而不伤新血,专入血分而不伤气分的特点。辅以活血祛瘀的桃仁,下瘀泻热的大黄,攻逐瘀血的作用就更为显著。瘀热互结较深,必用擅长荡涤肠胃的大黄,既可使内蓄瘀血从下窍而泄,又可通过"釜底抽薪",使热邪从下窍出去。体现了"其下者,引而竭之"用药原则。阳痿从虚论治者多,从肝火及湿热者亦不少见。本证患者辨为瘀血所致,血行不畅,内阻宗筋,阴茎得不到营血之濡养和阳气之充盈,则难以坚挺。故以桂枝茯苓抵当胶囊化瘀起痿而告愈。

约言:本方所治血蓄下焦,瘀热互结诸病证。

(三)湿热下注证

1. 龙胆泻肝汤治验

病例资料:温某,男,28 岁,1980 年 6 月 10 日初诊。结婚四载,尚未生育。自诉性欲消失,梦遗频作,阳物不举,房事无能,夜寐欠佳,食欲尚好,口苦干渴,大便干结,小便短赤。视其面潮红,舌质红苔黄而干,脉细弦尺沉。西医诊断为勃起功能障碍,中医诊断为阳痿,此为湿热下注,肝郁化火之证,当以疏肝解郁,清热泻火为治,方以龙胆泻肝汤加减。

方药:柴胡6 g、龙胆草6 g、黄芩6 g、栀子6 g、泽泻6 g、生地黄15 g、车前子15 g、木通5 g、甘草3 g。6剂,水煎服,每日1剂,早晚分服。

二诊:夜寐渐安,二便通调,脉舌同前。药已中鹄,仍以上方去木通,加牡丹皮、薏苡仁、茯苓。10剂,水煎服,每日1剂,早晚分服。

三诊:服药10剂,肝气条达,湿热渐化,但阳物举而不坚,腰膝酸软无力,脉转沉细。

方药:党参15 g、黄芪15 g、生地黄15 g、白芍15 g、肉苁蓉15 g、首乌15 g、枸杞子15 g、当归6 g、川芎6 g、牡丹皮6 g、淫羊藿6 g、巴戟天6 g。15剂,水煎服,每日1剂,早晚分服。

四诊:房事渐趋正常,惟感阳物举而不能久坚,时有早泄之弊。再于健脾补肾方中略增壮阳之药,诸如锁阳、山茱萸、韭子、金樱子等随症加入。又调理1个月,夫妇房事和合,逾年生育一儿,欣喜自不待言。

来源:盛云龙,柯联才. 盛国荣治验选[M]. 福州:福建医科大学中医系印,1978.

按语:龙胆泻肝汤出自《医方集解》,多用于肝胆实火上炎,肝经湿热下注所致病证,有清泄肝胆实火、清利肝胆湿热的功效。方中龙胆草大苦大寒,既可清泻肝胆实火,又能清利肝经湿热,故为君药;黄芩、栀子苦寒燥湿泄热,共为臣药;泽泻、木通、车前子引湿热下行而出,生地、当归养血滋阴,使邪去不伤阴,共为佐药,柴胡引药入肝,疏肝理气,甘草调和诸药,共为使药;诸药合用,泻中有补,补中有滋,袪邪不伤正。本证患者病逾于年,均以虚为治,未见效验,绵延而致阳事不举,病为阳痿。因肝郁化火,湿热下注,扰动精室,则梦遗频作,湿热上蒸,见面色潮红,口干而苦,大便干结,小便短赤。口苦而干,下注小肠,移热于膀胱,则小便短赤,大便干结,参之舌质红苔黄而干,脉弦,为肝郁湿热之象。先清热利湿,使肾阳之气运行通畅,二诊三诊时当以健脾补肾,培育根本,四诊时注重温补肾阳,补养气血,病乃愈。

约言:此方为治疗肝胆实火上炎,肝经湿热下注的常用方。

2. 柴胡胜湿汤治验

病例资料:张某,男,32岁,2011年4月10日初诊。患者半年前出现房事时阴茎不能勃起,或举而不坚;时有阴部潮湿,酒后更重;小便偏黄,大便尚调。舌暗红、苔薄白微腻,脉濡。西医诊断为勃起功能障碍,中医诊断为阳痿，此为湿热下注之证，当以清利下焦湿热为治，方以柴胡胜湿汤加减。

方药：柴胡 10 g、升麻 10 g、羌活 10 g、泽泻 15 g、黄柏 10 g、龙胆草 6 g、汉防己 10 g、茯苓 15 g、半夏 10 g、石菖蒲 10 g、蜈蚣（研粉冲）2 条、当归 10 g、白芍 12 g、炙甘草 5 g。7 剂，每日 1 剂，水煎，早晚分服。

二诊：除阴茎仍举而不坚外，余症均有所缓解。原方继服，并嘱患者畅情志、戒烟酒。患者守方加减治疗 2 个月后，阳强势举，诸症皆平。

来源：许冠恒. 柴胡胜湿汤治疗男科疾病验案 2 则[J]. 上海中医药杂志，2012，46(11)：64.

按语：柴胡胜湿汤出自《兰室秘藏》，主治两睾丸冷，两大腿内侧出汗，阳痿，阴囊湿痒气秽，具有清热利湿，化瘀通络之功效。方中柴胡疏肝解郁，黄柏清热燥湿，茯苓、泽泻、汉防己除湿利水，羌活解热祛湿，生甘草清热解毒，龙胆草配炒山栀加强泻肝火作用。阳痿固以肾虚火衰者多见，然足厥阴肝经循股阴、入毛中、环阴器、抵小腹，故肝病致痿者亦屡见不鲜。本证患者之阳痿为湿热下注于宗筋所致，见时有阴部潮湿，酒后更重。小便偏黄，大便尚调。舌暗红、苔薄白微腻，脉濡。柴胡胜湿汤以清利湿热，加蜈蚣以壮阳起痿、疏达肝脉、畅行宗筋，予当归、白芍药活血和血，且制蜈蚣辛燥过度。诸药合用，使湿热得清、肝脉调畅、经气调和、宗筋得充，则阳事能举。

约言：此方又名还魂汤，主治两外肾冷，两髀骨枢阴汗，前阴痿弱，阴囊湿痒。

（四）湿热内蕴证

小柴胡汤加减治验

病例资料：赵某，男，45 岁，2012 年 8 月 6 日初诊。患者 5 年前开始出现阳事不举，不能行房。曾多方求医，服用各种补肾壮阳之品如鹿茸、附子、肉苁蓉、锁阳类，不见其效。近因口干舌燥，心烦失眠而就诊。刻下：阳事不举，行房无能，口干不欲饮水，心烦神疲，少气懒言，两目干涩，视物模糊，毛发焦枯易落，皮肤粗糙，腰膝冷痛，大便干结，小便频数，舌苔微腻，脉弦滑。B 超示轻度前列腺炎。西医诊断为勃起功能障碍，中医诊断为阳痿，此为湿热内蕴，枢机不利之证，当以和解少阳为治，方以小柴胡汤加减。

方药：柴胡 10 g、黄芩 10 g、半夏 10 g、人参 15 g、生地黄 20 g、木通 8 g、竹叶 15 g、甘草 6 g、大黄（后下）8 g、大枣 5 枚。5 剂，每日 1 剂，水煎分 3 次服。

二诊：药后 2 天大便得通，口渴略减，心烦得减，睡眠安稳，头微汗出。继以原方去大黄，适当加减药量，调治2个月余而诸证悉解。

来源：李庭喜，赵刚. 小柴胡汤治疗阳痿验案3则[J]. 河南中医，2013，33(08)：1217-1218.

按语：小柴胡汤出自《伤寒论》，主治伤寒少阳证，妇人中风，热入血室，疟疾、黄疸等病而见少阳证者，具有和解少阳的功效。方中柴胡苦平，入肝胆经，透泄少阳之邪，并能疏泄气机之郁滞，使少阳之邪得以疏散，为君药。黄芩苦寒，清泄少阳之热，为臣药。柴胡、黄芩相配伍，一散一清，恰入少阳，以解少阳之邪。胆气犯胃，胃失和降，佐以半夏、生姜和胃降逆止呕。邪从太阳传入少阳，缘于正气本虚，故又佐以人参、大枣益气补脾，一者取其扶正以祛邪，一者取其益气以御邪内传，俾正气旺盛，则邪无内向之机；参、枣与夏、姜相伍，以利中州气机之升降。炙甘草助参、枣扶正，且能调和诸药，用为佐使药。诸药合用，以和解少阳为主，兼和胃气，使邪气得解，枢机得利，则诸证自除。本证患者乃身肥体胖，外盛中虚，痰湿易成之躯。审其脉证，乃上热下寒之象。病发之初治疗失当，误用过剂温热壮阳之品，化成湿热痰积阻碍气机，致使少阳枢机不利，上则津不上承，口目鼻诸窍失养，火热燥气之象遂生；下则气机不畅，阳气不行，下焦失温，故见阳痿。兼见大便干结，故加大黄以泻火通便。

约言：此方为治疗伤寒少阳证的基础方，又是和解少阳法的代表方。

(五)命门火衰证/肾阳不足证

还少丹合金匮肾气丸治验

病例资料：张某，男，42岁，2002年3月1日初诊。阳事不举5年余，先后服用育亨宾、万艾可，药后能举，停药复然，后经负压吸引治疗一段时间，仍无改善，观之面色无华，神疲乏力，腰膝酸软，畏寒肢冷，舌淡苔薄白，脉细无力。西医诊断为勃起功能障碍，中医诊断为阳痿，此为肾阳不足，命门火衰之证，当以温补肾阳为治，方以还少丹加减。

方药：熟地黄15 g、枸杞子15 g、山药30 g、山萸肉10 g、石菖蒲10 g、炒杜仲12 g、肉苁蓉15 g、巴戟天15 g、远志15 g、小茴香6 g、五味子15 g、牛膝15 g、茯苓15 g、楮实子15 g、肉桂6 g、附子3 g。28剂，水煎服，每日1剂，早晚分服。

二诊：28剂后，阳事已兴，夫妻感情改善，改予金匮肾气丸口服半年病愈。

来源：金保方，李相如，周翔. 徐福松教授辨治阳痿经验[J]. 南京中医药

大学学报,2008,24(9),292-295.

按语:还少丹源出于《洪氏集验方》,多用于虚损劳伤,脾肾虚寒,心血不足,腰膝酸软,失眠健忘;眩晕倦怠,小便混浊,遗精阳痿,未老先衰,疲乏无力等病证,具有温补脾肾、养心安神的功效。方中枸杞子、杜仲、牛膝能补益肝肾、强筋壮骨;山萸肉、巴戟天、肉苁蓉可补肾以助阳事;熟地黄补精益髓、养血滋阴;五味子滋肾涩精;山药脾肾两助。本证患者因脾胃虚寒,见面色无华,神疲乏力,腰膝酸软,畏寒肢冷,舌淡苔薄白,脉细无力。金匮肾气丸出自《金匮要略》,多用于肾阳不足之病证,具有补肾助阳的功效。方中附子大辛大热,温阳补火;桂枝辛甘而温,温通阳气,二药相合,补肾阳,助气化,共为君药。肾为水火之脏,内舍真阴真阳,阳气无阴则不化,"善补阳者,必于阴中求阳,则阳得阴助,而生化无穷",故重用干地黄滋阴补肾生精,配伍山茱萸、山药补肝养脾益精,阴生则阳长,同为臣药。方中补阳药少而滋阴药多,可见其立方之旨,并非峻补元阳,乃在于微微生火,鼓舞肾气,即取"少火生气"之义。泽泻、茯苓利水渗湿,配桂枝又善温化痰饮;丹皮活血散瘀,伍桂枝则可调血分之滞,此三味寓泻于补,俾邪去而补药得力,并制诸滋阴药碍湿之虞,俱为佐药。诸药合用,助阳之弱以化水,滋阴之虚以生气,使肾阳振奋,气化复常。本证患者为典型的命门火衰、肾阳不足之阳痿。按肾阳乃人身之根本,若不足,势必未老而身先衰。肾阳衰微则生土无权,脾胃因之虚寒;由于肾阳温煦无力,气血就会生化不足而神无所养。方中除补肾阳外,又用楮实、茯苓、小茴香健脾益气,理气和中;远志、菖蒲有宁神开窍的功效。因本例肾阳虚明显,故复入纯阳无阴之肉桂、附子,大增暖肾兴阳之力。肾阳温、脾胃暖、心神安而诸症自愈。

约言:《金匮要略》曰:"虚劳腰痛,少腹拘急,小便不利者,八味肾气丸主之。"

(六)阴虚火旺证

1. 知柏地黄汤治验

病例资料:王某,男,24岁,1988年4月1日初诊。患者素体健壮,其情窦初开之后,常犯手淫,婚后旬余,阴茎一直不能勃起,伴有遗精,曾服用龟龄集、男宝、鹿茸精、鹿鞭酒等壮阳之品,迄诊时四月,罔效。诊见面色潮红,口燥咽干,五心烦热,夜眠不宁,头昏沉重,小便赤黄,精神疲惫,舌质红光,脉细数。西医诊断为勃起功能障碍,中医诊断为阳痿,此为阴虚火旺之证,当以滋阴降火为治,方以知柏地黄汤加味。

方药:知母 10 g、黄柏 9 g、枣皮 6 g、泽泻 10 g、丹皮 9 g、云苓 9 g、生地 24 g、枸杞子 24 g、莲须 10 g。8 剂,水煎,每日 1 剂,早晚分服。

二诊:阳事未兴,原方加女贞子 15 g、旱莲草 15 g,去丹皮,继服 8 剂,欲可起。

三诊:守方继服 8 剂,起而坚,同房顺利。

来源:刘作良. 阳痿治验[J]. 新疆中医药,1990(03):56-57.

按语:知柏地黄汤出自《医方考》,原方用来治疗肝肾阴虚,虚火上炎所致病证,具有滋阴降火的功效。方中重用熟地大补真阴,为君药。辅以山茱萸补肾养肝;山药滋肾补脾;黄柏苦寒,泻相火以坚真阴;知母苦寒上清热润肺,下滋润肾阴,与君药相合,大补肾阴,增加培本之力。佐以泽泻泻肾降浊;丹皮清散肝火;茯苓健脾渗湿,与君臣合用,补泻并用,培本清源。本证患者属于肾阴虚火旺,见面色潮红,口燥咽干,五心烦热,夜眠不宁,小便赤黄,舌质红光,脉细数,头昏沉重,精神疲惫,予知柏地黄汤加减。熟地黄换生地黄以防其厚腻碍阴,加入枸杞子、女贞子以补肾阴,旱莲草补肝肾阴的同时,又能清虚热、凉血止血。患者又伴遗精,故加莲须以固肾涩精。

约言:此方为治疗阴虚火盛,下焦湿热等证的常用方。

2. 当归六黄汤加减治验

病例资料:王某,男,46 岁,2015 年 11 月 21 日初诊。阳痿半年。糖尿病史 10 余年,常年服用西药二甲双胍,但血糖控制不佳,空腹血糖为 12 mmol/L 左右。6 个月前出现行房时阴茎举而不坚,坚而不久,现求我处诊治。刻诊:其人神少无力,性欲可,夜间出汗甚,口渴,心烦,小便黄,大便较干。脉沉细,舌红苔黄,舌面有少许裂纹。西医诊断为糖尿病,勃起功能障碍。中医诊断为阳痿,此为阴虚火旺,瘀血阻络之证,当以滋阴泻火,活血通络为治。方以当归六黄汤加减。

方药:生地黄 15 g、熟地黄 15 g、当归 10 g、黄芩 15 g、黄柏 5 g、黄连 6 g、黄芪 30 g、天花粉 30 g、功劳叶 15 g、鬼箭羽 15 g。21 剂,水煎服,每日 1 剂,早晚分服。嘱其注意饮食,降糖药继服。

二诊:患者服药后多次复查空腹血糖在 7. 8 mmol/L 左右,夜间汗出、口渴症状已明显缓解,但仍感乏力,小便出现频数而不畅,舌淡红,脉细弱。彩色多普勒检查:双侧阴茎动脉供血不足。方以六味地黄汤加味。

方药:生地黄 15 g、山茱萸 10 g、山药 30 g、牡丹皮 10 g、泽泻 10 g、茯苓 15 g、黄芪 15 g、当归 10 g、黄芩 15 g、女贞子 15 g、续断 15 g、刘寄奴 15 g、鬼箭羽 15 g。28 剂,水煎服,每日 1 剂,早晚分服。

三诊:服上药后已能完成性生活,嘱其继服以巩固疗效,同时控制饮食,继服降糖药。

来源:方跃坤,徐文丽,黄敬南,等.崔云治疗阳痿验案4则[J].中医文献杂志,2017,35(02):43-45.

按语:当归六黄汤出自《兰室秘藏》,主治阴虚火旺所致的盗汗的病证,具有清虚热,滋阴泻火,固表止汗的功效。方中当归、生地黄、熟地黄入肝肾而滋阴养血,阴血充则水能制火,共为君药。臣以黄连清心泻火,并合黄芩、黄柏苦寒泻火以坚阴。君臣相伍,滋阴泻火兼施,标本兼顾。汗出过多,卫虚不固,故倍用黄芪为佐,益气实卫以固表,且合当归、熟地益气养血,亦为臣药。诸药配伍,共奏滋阴泻火、固表止汗之功。本证患者消渴病日久,气血渐衰,衰则气血不行,易于瘀滞,见神少无力,性欲可,夜间出汗甚,口渴,心烦,小便黄,大便较干。脉沉细,舌红苔黄,舌面有少许裂纹。故应滋阴清热与活血化瘀并举,加鬼箭羽以活血降糖兼止渴;加功劳叶以滋阴、清虚热。二诊改用六味地黄汤加当归、黄芪培补后天以助生气活血之功。刘寄奴化瘀而利水,合续断、黄芪共奏利气活血通络之功,对于因瘀而致小便不畅颇具疗效;女贞子养阴清热,降血糖并具润肠通便之效。

约言:《兰室秘藏》称其为"盗汗之圣药"。

(七)惊恐伤肾证

1. 桂枝龙骨牡蛎汤治验

病例资料:俞某,男,50岁,1982年7月20日初诊。患者于1957年行输精管结扎手术,术后因精神抑郁,思想紧张,遂致阳痿不举,嗣后胡须亦完全脱落,为此于1971年行输精管接通手术,虽胡须长出,但阳痿未见好转,至今已有20余年,经数家医院中西药及针灸多方治疗罔效。由我院泌尿科转来。症见:阳痿不举,头晕目眩,神情忧郁。愁容满面,头发花白,体倦乏力,记忆力减退,舌苔薄白,舌边有齿痕,脉细沉。西医诊断为男性勃起功能障碍,中医诊断为阳痿,此为恐惧伤肾,阳气不疏之证,当以镇静安神、调和阴阳为治,方以桂枝龙牡汤加减。

方药:桂枝5 g、白芍10 g、生姜5 g、甘草3 g、大枣20 g、生龙骨30 g、生牡蛎30 g。10剂,水煎,每日1剂,早晚分服。

二诊:服上方10剂后,阳痿症状即好转,并能进行同房,但举阳时间尚短,2～3分钟,患者精神颇爽朗,情绪振奋,舌苔薄白,脉细。上方桂枝改为10 g,复诊数次,至今未复发。

来源:戚广崇.桂枝龙牡汤对男子性功能障碍的运用[J].中医药学报,1985,(2):21-22.

按语:桂枝龙牡汤出于《金匮要略·血痹虚劳病脉证并治》,主治男子失精,女子梦交,自汗盗汗,遗尿等病证,具有调和阴阳,潜镇摄纳之功效。方中桂枝辛甘而温,既温振心阳,为温心通阳之要药,又温通血脉以畅血行,为君药。臣以甘草,一则补心气,合桂枝辛甘化阳,温补并行,是温补心阳的基本结构;二则健脾气,资中焦,使气血生化有源。龙骨、牡蛎重镇潜敛,安神定悸,令神志安静而烦躁庶几可解,为佐药。桂枝汤原在调和营卫,易其分量,则变而为益阳和阴之用,加之龙、牡镇心安神。本证患者输精管结扎术后精神抑郁,思想紧张,先后20余年用药无效,长期抑郁,愁容满面,因郁致痿,阳痿不举。阳气不疏,此属心阳之虚,推动血行无力,不能营养全身及上濡脑窍,故见体倦乏力,记忆力减退,头发花白,脉细沉。故以桂枝龙牡汤,镇静安神,调和阴阳。后加桂枝用量,心阳得以温通,血脉得以畅行,精神爽朗,情绪振奋,疗效显著。

约言:桂枝加龙骨牡蛎汤主治男子失精,自汗盗汗,遗尿等病证。

2. 左归饮加减治验

病例资料:张某,男,35岁,1982年7月8日初诊。两月前因其10岁独生子失足落崖,虽未致命,但家人告知突然,当晚即觉阳物不起。刻诊:舌苔如常,脉虚弱。西医诊断为男性勃起功能障碍,中医诊断为阳痿,此为惊恐伤肾之证,当以镇惊补肾为治,方以左归饮加减。

方药:熟地黄9 g、山药6 g、枸杞子6 g、炙甘草3 g、茯苓4.5 g、山茱萸3 g、朱砂(另研冲服)5 g、丹皮10 g,6剂,水煎,每日1剂,早晚分服。

二诊:气短心烦,脉弦细。上方加人参、麦冬、五味子各10 g,连服10剂,诸症消失。后早晚各服朱砂安神丸、六味地黄丸各1丸连服两月,随访1年未再复发。

来源:贺升效,贺清珍.左归饮加减辨证治疗阳痿验案撷选[J].国医论坛,1994,(02):31.

按语:左归饮出自《景岳全书》,原方具有壮水、养阴、补肾的功效,主治真阴不足,腰膝酸痛,遗精盗汗,咽燥口渴等病证。方中重用熟地黄为主,甘温滋肾以填真阴;辅以山茱萸,枸杞子养肝肾,合主药以加强滋肾阴而养肝血之效;佐以茯苓、炙甘草益气健脾,山药益阴健脾滋肾,合而有滋肾养肝益脾之功。本证患者因家人突告之独子失足落崖,惊恐伤肾,突发阳痿。惊恐伤肾则肾元不固,阳物不起。故以左归饮养阴补肾,因患者突发惊恐,加朱砂以镇惊安神,丹皮既可安五脏,又能制约诸药过于温补,诸药合用使肾气安充则阳物自举。二诊见患者气短心烦,属气阴两虚之证,故加生脉散以益气养阴。

约言:左归饮以纯甘壮水之品补益肝肾,适用于真阴不足之证。

(八)气血两虚证

归脾汤加减治验

病例资料:徐某,男,35岁,2012年6月6日初诊。患阳痿5年,头晕目眩,记忆力差,失眠多梦,神疲乏力,形体消瘦,面色萎黄,食少纳呆,腹胀便溏,舌淡苔白,脉弦细。西医诊断为男性勃起功能障碍,中医诊断为阳痿,此为气血两虚之证,当以益气补血为治,方以归脾汤加减。

方药:黄芪20 g、白术20 g、茯神15 g、当归10 g、龙眼肉15 g、远志10 g、枣仁10 g、仙灵脾10 g、补骨脂10 g、阳起石15 g、人参10 g、木香10 g。14剂,水煎服,每日1剂,早晚分服。再配以中成药乌灵胶囊,西药他达拉非片。心理方面,嘱患者工作之余多体育运动,紧张繁忙的工作之后适当有氧运动,如骑自行车,游泳等。

二诊:服药14剂后阳事能行3分钟,继服7剂而痊愈。

来源:周春宇,杨阿民,李斌,等.李曰庆教授治疗阳痿经验及验案举隅[J].中国性科学,2014,23(11):71-74.

按语:归脾汤见于《济生方》,主治心脾气血两虚证,具有益气补血,健脾养心的功效。方中人参补五脏,安精神,定魂魄。可补气生血,养心安神。龙眼肉补益心脾,养血安神,共为君药。黄芪、白术助人参益气补脾,当归助龙眼肉养血补心,同为臣药。茯神、远志、酸枣仁宁心安神。木香理气醒脾,与补气养血药配伍,使之补不碍胃,补而不滞,具为佐药。再加以仙灵脾、补骨脂、阳起石,味咸性温,补肾壮阳,充实元阳,元阳足则脾阳得温,运化水谷有力,气血生化不断。本证患者阳痿日久,久则伤及气血,属心脾两虚,故见心血虚则头晕目眩,记忆力减退,失眠多梦;脾虚则神疲乏力,形体消瘦,腹胀便溏。故与归脾汤补养心脾,益气补血。恐患者阳痿日久,诸药不能速效,予阳起石、仙灵脾、补骨脂,既能振阳起痿,又可补肾。生活应该劳逸结合,长时间脑力劳动会伤脾,动则气行血通。并告知患者,服药期间过性生活妻子表现的配合,有耐心等辅助作用很重要。

约言:此方能滋养气血、补益心脾、宁心安神。

（九）脉络瘀阻证

桃红四物汤加减治验

病例资料：张某某，男，55 岁，1989 年 4 月 17 日初诊。身痛 1 年伴阳痿 3 个月余。患者诉身痛 1 年，夏老见患者疼痛持续，并非在关节处，而是为肌肉酸痛，痛处广泛。西医诊断为男性勃起功能障碍，中医诊断为阳痿，此为久痛入络之证，当以活血通络为治，方以身痛逐瘀汤加减。

方药：生黄芪 50 g、当归 10 g、赤芍 10 g、制丹参 10 g、桃仁 10 g、制没药 10 g、炒灵脂 10 g、锁阳 10 g、肉苁蓉 10 g、川芎 6 g、红花 6 g。7 剂，水煎，每日 1 剂，早晚分服。

二诊：患者诉"身痛明显缓解，同时阳痿病明显好转"。原来患者已阳痿 3 个月余，在外院诊为糖尿病所致阳痿，虽服药未见好转。此次服药 3 天后，阴茎即能勃起，硬度稍有不足，遂予针灸肾俞、次髎、秩边、太溪与关元、归来、太冲，两组穴位交替针灸，每周 5 次。2 周后性生活完全恢复正常。

来源：练剑锋，夏治平. 夏治平针药并用治疗阳痿病验案[J]. 山西中医，2019，35(07)：35-36.

按语：身痛逐瘀汤出自《医林改错》卷下，主治痹症有瘀血等病证，具有活血祛瘀，通经止痛，祛风除湿的功效。方中秦艽、羌活祛风除湿，桃仁、红花、当归、川芎活血祛瘀，没药、灵脂、香附行血气，止疼痛，牛膝、地龙疏通经络以利关节，甘草调和诸药。本证患者身痛日久，久痛入络，经络阻滞，气血不畅，固发阳痿，阳痿日久则经络瘀滞，气血失畅，宗筋失养，故以身痛逐瘀汤去秦艽，重用生黄芪，大补元气，加锁阳、肉苁蓉，温补肾阳，周身转暖，可以性交，服用 20 剂后病愈，一如常人。正如清代王清任《医林改错》中即有"元气既虚，必不能达于血脉，脉中无气必停留而瘀"之说。若不重用活血化瘀通络之法，则难起此沉疴痼疾。故用活血通络法治疗后则可以改善阴部动脉血液循环，促使阴茎勃起，更好地达到振阳起痿的作用。

约言：《医林改错 · 痹症有瘀血说》曰："凡肩痛、臂痛、腰疼、腿疼，或周身疼痛，总名曰痹症……古方颇多，如古方治之不效，用身痛逐瘀汤。"

（十）中气不足证

补中益气汤治验

病例资料：张某，男，33 岁，2015 年 11 月 7 日初诊。阳痿 5 月。患者肥胖 10 年，平素暴饮暴食，活动量较少，曾靠壮阳药勉强维持房事近 2 个月，后药物使用不见起效，现求我处诊治。性激素六项检查：均在正常范围内。彩色多普勒检查：双侧阴茎动脉供血正常。肛门指诊检查：前列腺Ⅰ度肿大大，无压痛。前列腺液常规（EPS）：WBC ++/HP，SPL ++++/HP。刻诊：其人面黄无光，大腹便便，胸闷不舒，尿频，尿急，小便黄，伴见性欲减退，少腹胀，气短乏力。脉沉细无力，舌黄胖边有齿痕。西医诊断为男性勃起功能障碍，中医诊断为阳痿，此为中气不足，湿热中阻之证，当以补中益气，清热利湿为治，方以补中益气汤加减。

方药：黄芪 30 g、升麻 6 g、党参 30 g、白术 15 g、柴胡 6 g、陈皮 10 g、当归 10 g、生甘草 6 g、黄芩 15 g、连翘 10 g、生地榆 30 g。21 剂，水煎，每日 1 剂，早晚分服。嘱其加强锻炼，饮食有节，起居有常。

二诊：患者自诉药后少腹胀，尿频、尿急、小便黄等症大减，渐有晨勃，虽不能正常插入行房事，硬度已有所增加，唯觉近来偶尔有咳嗽，舌淡白，脉细弱，上方中党参减量至 15 g，加绞股蓝 15 g、仙鹤草 30 g、大枣 30 枚，14 剂。

三诊：患者自诉药后少腹胀，尿频、尿急、小便黄等症基本消失，无咳嗽，勃起硬度显著增加，同房 3 次，效果均满意，舌苔薄白，脉缓略弱，上方中去黄芩、连翘，加红景天 30 g，14 剂。后告之效果满意。

来源：方跃坤，徐文丽，黄敬南，等. 崔云治疗阳痿验案 4 则［J］. 中医文献杂志，2017，35（02）：43-45.

按语：补中益气汤出自《内外伤辨惑论》，主治脾虚气陷证，具有补中益气，升阳举陷之功效。方中黄芪味甘微温，入脾肺经，补中益气，升阳固表，故为君药。配伍人参、炙甘草、白术，补气健脾为臣药。当归养血和营，协人参、黄芪补气养血；陈皮理气和胃，使诸药补而不滞，共为佐药。少量升麻、柴胡升阳举陷，协助君药以升提下陷之中气，共为佐使。炙甘草调和诸药为使药。《内经》云："久卧伤气，久坐伤肉。"本证患者肥胖日久且运动较少，而致痰湿内蕴，脾失健运，气血阴阳渐衰。此属气虚则无力摄血，血不行脉道则玉茎不能充盈，而发为阳痿，故当益气摄血，充润宗筋，治以补中益气为大法。脾土喜温而恶湿，脾土不及，故以黄芪补中益气，升阳固表，为主药，辅以党参、白术甘温补气健脾。然补中益气汤本属温品，患者又兼具尿频、尿急等湿热之象，故用连翘清热解毒而通利下焦，并辅以生地榆，取性涩缓急而具清利通淋之功。二诊用仙鹤草与大枣相配，辅以芪参更具补气调血之功，令阴茎得血以盈，得气以壮；绞股蓝化痰止咳兼具益气健脾之效。三诊患者诸症大减，然脉仍缓弱，故随症加减，守效方以固其效，待阳明津液充实，气血充沛，生化有源，宗筋得以濡养而阳痿自愈。

约言:《内外伤辨惑论》卷中:“气高而喘,身热而烦,其脉洪大而头痛,或渴不止,其皮肤不任风寒而生寒热。”

(十一)脾虚湿困证

参苓白术散加减治验

病例资料:汪某,男,30 岁,1996 年 2 月 10 日初诊。自婚后次年开始,出现早泄,自服壮阳药无效,反而阳痿,性欲淡漠,先后以补肾、调肝法治疗效果不显。面色少华,形体瘦弱,纳谷不香,厌油腻食物,神疲乏力,四肢困重,大便时溏,阴囊及两股潮湿,舌质淡胖、苔薄白,脉濡细。西医诊断为男性勃起功能障碍,中医诊断为阳痿,此为脾虚湿困之证,当以健脾化湿,理气通络为治,方以参苓白术散加减。

方药:党参 20 g、茯苓 15 g、白术 10 g、砂仁 6 g、薏苡仁 15 g、白蔻仁 10 g、桔梗 8 g、扁豆 10 g、当归 10 g、淫羊藿 10 g、蜈蚣 3 条,炙甘草 5 g。7 剂,水煎,每日 1 剂,早晚分服。连进 40 剂余后性功能恢复。

来源:罗成森. 阳痿从阳明论治验案[J]. 江西中医药,1998(05):10.

按语:参苓白术散出自《太平惠民和剂局方》,主治脾胃虚弱,饮食不进,多困少力,中满痞噎,心忪气喘,呕吐泄泻等病证,具有补脾胃,益肺气的功效。方中人参补气,健脾养胃;白术、茯苓燥湿健脾;山药、薏苡仁、扁豆健脾化湿;砂仁芳香化湿,和胃降逆;桔梗宣肺养肺;甘草调和诸药。本证患者素体脾气虚弱,运化无权,水谷不化,以致湿阻气机,精微不能输送营养全身,清浊升降失常,后天不养先天,宗筋失养而成阳痿。治疗以健脾化湿为大法。方中党参、白术、茯苓、炙草益气健脾,白蔻、砂仁、薏苡仁芳香化湿,扁豆和胃醒脾,桔梗理气升清,淫羊藿温通阳道,当归、蜈蚣理血通络,诸药合用,使脾气充足,湿浊尽去而气机畅达,脾胃升降功能恢复,后天充沛以滋先天,气血流畅而宗筋得到濡养,阳痿自愈。

约言:此方中和不热,久服养气育神,醒脾悦色,顺正辟邪。

二、变证

(一)气虚血瘀证

补阳还五汤治验

病例资料:王某,男,39 岁,1983 年 3 月 18 日初诊。患者 3 年前施工时从1层楼高处坠下,致腰椎压缩性骨折,经卧木板床,口服伤药等3个月腰痛缓解,但阳事不举,或举而微弱,难以行房,腰痛阴雨天加重,小腹轻微坠胀,面色少华,神疲乏力,容易感冒,两下肢发麻,大便干结,2日一行,小便淡黄,排尿欠畅,口干,脉细弱,舌质紫,边有瘀点,苔薄白。始从活血散瘀汤治疗2个月,未见动静,因思患者病已3载,非独血瘀,更见气虚气滞。西医诊断为男性勃起功能障碍,中医诊断为阳痿,此为气虚血瘀之证,当以益气补血通络为治,方以补阳还五汤加味。

方药:制黄精30 g、当归10 g、川芎6 g、赤白芍各12 g、桃仁10 g、红花10 g、川牛膝10 g、千蜈蚣2条、广地龙10 g、小茴香6 g、台乌药6 g、全瓜蒌12 g。水煎,每日1剂,早晚分服。

二诊:1个月而有起色,3个月而诸恙瘥。

来源:徐福松. 男科临证指要[M]. 北京:人民卫生出版社,2008.

按语:补阳还五汤出自《医林改错》,主治中风之气虚血瘀证,具有补气、活血、通络之功效。本方重用生黄芪,补益元气,意在气旺则血行,瘀去络通,为君药。当归尾活血通络而不伤血,用为臣药。赤芍、川芎、桃仁、红花协同当归尾以活血祛瘀;地龙通经活络,力专善走,周行全身,以行药力,亦为佐药。各种类型的阳痿均可见血瘀之证,而以血管性阳痿为最。中医对于创伤因素引起阳痿的论述不多,清·韩善征在《阳痿论》一书中描述:"人有坠堕,恶血留内,腹中满胀,不得前后,先饮利药。盖跌仆则血妄行,每有瘀滞精窍,真阳之气难达阴茎,势遂不举。"治痿之法,多从活血化瘀着眼。本证患者因外伤卧床,气血虚弱,又见阳起不坚,难以行房,又见小腹坠胀,面色少华,神疲乏力,故诊断为"气血两虚"之证。根据"久病多虚""久病多瘀""气为血帅,气行则血行"等理论,移用主治卒中后遗症之"补阳还五汤"加乌药、茴香、蜈蚣施治,方中重用黄芪大补元气以起痿为君;因气虚致瘀,而用当归、川芎、赤芍、桃仁、红花活血化瘀为臣;地龙、蜈蚣通经活络,与黄芪配合力专而性走,以运行全身为佐。又阳痿久不愈,其气必滞,气机怫郁,血流更涩,复加乌药、茴香入少腹,下走精道,行气温肾,气行则血行,直达病所而为使。补气活血,一治半身不遂,一治阳痿不举,病症迥异,而理法一致,此"消补兼施,异病同治"之例证,因两病同中有异,故加理气引经之品,扩充以治,故能力起沉痿。

约言:此方是益气活血之法的代表方。

(二)肝郁血瘀证

1.四逆散治验

病例资料:薛某,男,38岁,1965年10月1日初诊。患阳痿不举已2年,服滋补之品甚多,不见效应。常胸闷太息,少腹拘挛痛,小便急迫,下肢酸软,精神不佳,稍劳则两眼发酸,视物昏花,苔白微黄,脉弦细。西医诊断为男性勃起功能障碍,中医诊断为阳痿,此为气郁血瘀、宗筋失养之证,当以舒气行血为治,方以四逆散加味。

方药:柴胡12 g、白芍12 g、枳实12 g、生牡蛎15 g、生龙骨10 g、桂枝10 g、炙甘草6 g、生姜6 g、大枣4枚、川芎6 g。9剂,水煎,每日1剂,早晚分服。

二诊:9剂后诸症均减,阳事已举,但尚不坚。上方加川附子6 g、苍术10 g,又服6剂而痊愈。

来源:冯世纶.经方传真:胡希恕经方理论与实践[M].北京:中国中医药出版社,1994.

按语:四逆散见于《伤寒论》,原方主治阳郁厥逆、肝脾气郁证,具有调和肝脾,透邪解郁,疏肝理脾的功效。方中取柴胡入肝胆经,升发阳气,疏肝解郁,透邪外出,为君药。白芍敛阴养血柔肝为臣,与柴胡合用,以补养肝血,条达肝气,可使柴胡升散而无耗伤阴血之弊。佐以枳实理气解郁,泄热破结,与白芍相配,又能理气和血,使气血调和。使以甘草,调和诸药,益脾和中。本证患者属气郁血瘀,所以见胸闷善太息,少腹拘急挛痛;宗筋失养见阳痿不举,下肢酸软等症状。故予四逆散舒气行血,加生龙骨、生牡蛎平肝潜阳,重镇安神,以缓解视物昏花;川芎为“血中气药”,既能活血止痛,又能行气通滞;加桂枝辛散通阳,能助心阳,通血脉。本例所述明明是少阳病证,而冠之以少阴病者,可有以下二义:其一,原本为少阴病,今传入半表半里而转属少阳也;其二,由于热壅气郁,血行受阻,因致脉微细、四逆,形似少阴病的症状,因以少阴病冠之,教人加意鉴别也。

约言:此方为疏肝理脾的基础方。

2.血府逐瘀汤加味治验

病例资料:梁某,男,39岁,2011年6月1日初诊。患者阴茎勃起硬度不够3月余伴失眠。5年前患前列腺炎,经治疗后炎症得以控制。3年前出现早泄,每次房事不到1分钟,伴有失眠。近3个多月来出现阴茎勃起硬度不够,不能成功插入阴道。晨勃正常,诱发勃起(-)。已经西医检查,前列腺液常规及性激素水平均正常。服用万艾可及补肾中成药,疗效不佳。故来求治。刻下:举而不坚,无法房事,夜眠困难,神情焦虑,小便黄,大便不成形,1~2次/日,纳可,舌偏暗、苔薄白,脉弦;前列腺液常规检查、血清性激素检查均正常。西医诊断为男性勃起功能障碍,中医诊断为阳痿,此为肝郁血瘀、宗筋失充之证,当以疏肝解郁,活血化瘀,通络兴阳,兼以安神为治,方以血府逐瘀汤加味。

方药:柴胡12 g、枳壳10 g、桔梗10 g、川牛膝10 g、桃仁10 g、红花10 g、当归15 g、川芎20 g、赤白芍15 g、干地黄10 g、紫石英30 g、珍珠母30 g、炙甘草6 g。21剂,水煎,每日1剂,早晚分服。

二诊:服上方10剂后,阴茎勃起功能改善,可以成功插入,每周1次,每次1分钟,有晨勃。睡眠由原来的2~3小时延长至5~6小时,舌偏暗,苔薄白,脉弦。予上方加仙鹤草30 g、刺猬皮10 g、鸡内金10 g。21剂。

三诊:晨勃有,可以成功插入。每周性生活1次,每次2~3分钟。入睡不困难,每晚可睡5~6小时。刻诊:性欲要求低下,舌偏暗。予上方去珍珠母、炙甘草、仙鹤草、刺猬皮、鸡内金各10 g,仙灵脾10 g、仙茅10 g、锁阳20 g、肉苁蓉20 g、香白芷15 g。21剂。可以成功性生活,每周1次,每次10分钟左右。性欲亦可。守方继服21剂,巩固疗效。

来源:谢作钢.王琦治疗男性性功能障碍验案3则[J].江苏中医药,2014,46(01):49-51.

按语:血府逐瘀汤出自王清任《医林改错》,原方主治胸中血瘀证,具有活血化瘀,行气止痛之功效。方中桃仁、红花、当归、川芎、赤芍活血化瘀;牛膝祛瘀、通血脉,并引血下行;柴胡疏肝解郁、升达清阳;枳壳、桔梗开胸引气;生地黄凉血清热,配当归养血润燥,使瘀去而不伤阴;甘草缓急,通百脉以调和诸药。肝主筋,前阴乃宗筋所聚,故《辨证录》曰:"肝气旺而宗筋伸""血不充则茎不举",前阴的伸缩与肝主疏泄、肝藏血的功能相关。若情志舒畅、肝气条达,肝才能通过藏血和疏泄的功能调节宗筋的血量。若疏泄失调,气机紊乱不畅,则血脉结而不行,宗筋失充,形成阳痿。本证患者由于长期受"前列腺炎"的折磨,先出现早泄、焦虑、失眠,肝之疏泄功能失常,已见端倪;肝气过用,物极必反,故诊为肝郁血瘀之阳痿。肝气郁结,气滞血瘀,宗筋失养,故"血不充则茎不举";肝郁血瘀,心血失养,心不主神,故神情焦虑,夜眠不能;木郁克土,脾运受累,则大便难以成形;舌偏暗、脉弦乃肝郁血瘀之证。故在血府逐瘀汤中另加紫石英、珍珠母镇静安神;诸药共奏疏肝解郁安神、活血通络兴阳之功。肝气得疏,肝血得调,故宗筋得血充而能举。

二诊加入仙鹤草、刺猬皮、鸡内金等，乃借诸药“摄精”之力，而达宗筋“藏血”之目的，以助延长宗筋勃起之用也。三诊由于出现性欲低下，故加仙灵脾、仙茅、锁阳、肉苁蓉之属，补肾兴阳。

约言：唐宗海在《血证论》中评论此方为“治瘀血最长，乃治瘀血活套方”。

（三）心肾两虚证

起阴汤治验

病例资料：王某，男，38 岁，2010 年 8 月 2 日初诊。性生活时忽然阴痿不举，多次寻求名医诊治，试了多种方法，始终不能勃起，遂致余处就诊，诸多医师误认为是命门火衰，都没想到竟然是心气不足所致。西医诊断为男性勃起功能障碍，中医诊断为阳痿，此为心肾两虚之证，当以补养心肾为治，方以起阴汤加减。

方药：人参 15 g、白术 30 g、巴戟天 30 g、黄芪 15 g、北五味子 3 g、熟地 30 g、肉桂 3 g、远志 3 g、柏子仁 3 g、山萸肉 9 g。4 剂，水煎服，每日 1 剂，早晚分服。

二诊：连服 4 剂而阳举矣，再服 4 剂而阳旺矣，再服 4 剂，必能久战不败。

来源：陈世铎. 辨证录[M]. 太原：山西科学技术出版社. 2011.

按语：起阴汤见于《辨证录》卷九，主治心气不足之阴痿的病证，具有大补心肾之气之功效。方中五味子、山茱萸生精滋肾、补益肝肾、固虚脱；人参、巴戟天、肉桂补元气、补元阳、暖脾胃；柏子仁、远志养心安神、解郁、祛痰润肠；白术、黄芪补脾益胃、补中气、益卫固表。陈士铎云：“此方大补心肾之气，不十分去温命门之火，而火气自旺。世人不识补心以生火，则心气既衰，火旺则焚心矣。不识补肾以生火，则肾水既亏，而火旺则损肾矣。心焚而肾损，虽火旺何益乎？及足以烧干阴血，势必阳旺阴消，而不可救耳。”对于心肾两虚的患者，采用心肾双补、微温命门之法，可取得较好的疗效。本证患者忽然阳痿不起，是性生活过于频繁，心神两虚之证，治阴痿之病，必须上补心而下补肾，心肾两旺，之后补命门之相火，才能起痿。凡是能够在房事中久战不衰，乃是相火之力支撑。阴痿不举，本来是命门火衰，怎么能说是心气不足呢？不知君火一动，相火翕然随之而动，君火旺而相火也不会衰，所以能久战不泄。不然君火先衰，不能自主，相火即怂恿于其旁，而心中无刚强之意，自然阴痿不起。故以起阴汤寓兴阳不独补命门，振痿仍需调脏腑之意。

约言:《陈士铎医学全书》:"故治阴痿,必上补心,下补肾,心肾两旺后,补命门火。用起阴汤。"

(四)脾肾两虚证

1. 归脾汤治验

病例资料:吴某,男,58岁,1992年10月20日初诊。患者面色萎黄,精神不振,多思焦虑,四肢无力,怔忡健忘,心悸盗汗,食少不眠,阳事不举,舌淡苔腻,脉细弱无力。西医诊断为男性勃起功能障碍,中医诊断为阳痿,此为脾肾两虚之证,当以益气养血,补养心脾为治,方以归脾汤加减。

方药:高丽参(用药汤炖)6 g、白术10 g、黄芪15 g、当归6 g、茯苓15 g、远志5 g、炒枣仁15 g、淫羊藿10 g、仙茅10 g、桂圆肉15 g、大枣5枚、生姜3片。14剂,水煎服,每日1剂,早晚分服。

二诊:14剂后,诸症均见改善,继服十全大补丸,早、晚各服10 g,开水送下,服1个月,而收全功。

来源:盛国荣. 盛国荣医学论文集:第二集[C]. 厦门:厦门大学出版社,1993:224-226.

按语:归脾汤出自宋代《济生方》,原方主治心脾气血两虚证,具有健脾、益气、养血之功效。方中黄芪甘温,补脾益气;龙眼肉甘平,既补脾气,又养心血,共为君药。人参、白术皆为补脾益气之要药,与黄芪相伍,补脾益气之功益著;当归补血养心,酸枣仁宁心安神,二药与龙眼肉相伍,补心血、安神志之力更强,均为臣药。佐以茯神养心安神,远志宁神益智;更佐理气醒脾之木香,与诸补气养血药相伍,可使其补而不滞。炙甘草补益心脾之气,并调和诸药,用为佐使。引用生姜、大枣,调和脾胃,以资化源。本证患者多思焦虑,损伤心脾,则病及阳明冲脉,而胃为水气血之海,以致气血两虚,而成阳痿。又见怔忡健忘,阳事不举;心悸盗汗,多思焦虑属心脾肾虚致阳事不振,与归脾汤加仙灵脾、仙茅,温肾阳、补肾精。故在临床上若辨证得当,对症施药,则能取得较好的疗效。

约言:本方为补益心脾的常用方。

2. 还少丹治验

病例资料:李某,男,60岁,2015年11月21日初诊。阳痿3年余。患者自述初婚时性生活正常,并育有1女。3年前出现早泄、举而不坚,现已无勃起,求于我处诊治。血清性激素检查均在正常范围内。彩色多普勒检:双侧阴茎动脉供血不足。刻诊:其人面黄羸弱,腰痛,神疲无力,伴见性欲减退,饮食无味，呃逆胸闷，时而头晕健忘，小便多等。脉沉细无力；舌淡白边有小瘀点。西医诊断为男性勃起功能障碍，中医诊断为阳痿，此为脾肾阳虚，瘀血阻络之证，当以温补脾肾，活血通络为治，方以还少丹加减。

方药：熟地黄 15 g、枸杞子 15 g、山药 30 g、山萸肉 10 g、石菖蒲 10 g、炒杜仲 12 g、肉苁蓉 15 g、巴戟天 15 g、远志 15 g、川芎 10 g、党参 15 g、小茴香 6 g、五味子 15 g、功劳叶 15 g、当归 10 g、大枣 30 枚。21 剂，水煎，每日 1 剂，早晚分服。嘱其适量行走，增强体质。

二诊：患者自诉起效不显，偶有晨勃，自感精神萎靡，心情烦闷，大便偏稀。上方去肉苁蓉，加红景天 30 g、刘寄奴 15 g、刺蒺藜 30 g、生麦芽 60 g、生谷芽 60 g。14 剂，水煎，每日 1 剂，早晚分服。

三诊：患者仍诉见效不显，然阴茎已能稍微勃起，舌脉同前，辨证无误，治法得当，守方 14 剂继服。1 个月后得知起大效，已能正常房事。

来源：方跃坤，徐文丽，等. 崔云治疗阳痿验案 4 则[J]. 中医文献杂志，2017，35(02)：43-45.

按语：还少丹见于《杨氏家藏方》，主治虚损劳伤，脾肾虚寒，心血不足，腰膝酸软，失眠健忘；眩晕倦怠，小便混浊，遗精阳痿，未老先衰，疲乏无力等病证，有温补脾肾，养心安神的功效。苁蓉、巴戟入肾经血分；茴香入肾经气分，两者可同补命门相火之不足，火旺则土强而脾能健运矣。熟地、枸杞补水之药，水足则有以济火，而不亢不害矣。杜仲、牛膝补腰膝以助肾。茯苓、山药渗湿以助脾。山茱萸、五味子生肺液而固精。远志、菖蒲通心气以交肾。大枣补气益血，润肺强脾。楮实子助阳补虚，充肌壮骨。本证患者岁至六十，气血渐衰，宗筋不润而致阳痿。老年虚损而致阳痿应从气血入手，从络而治，因老年多气血两虚，脾肾不足，故以还少丹为大法，取其"返老还少"之意，脾肾同治。故补肾健脾以调其本，理气活血通络以治其标，使气血有源，经脉得养。是日又值小雪，寒邪正盛，恐素体不行，当以热药温之。方中熟地黄、山萸肉、枸杞子、山药滋阴益肾，肉苁蓉、巴戟天炒杜仲温阳补肾，阴中求阳，共为主药，以治阳虚诸症。然知补而不知通，恐资邪留寇，非其治也，故用党参、川芎、当归、小茴香，温通以行血气，理气化痰以治呃逆胸闷诸症。《内经》云："七八肝气衰，筋不能动，天癸竭，精少，肾脏衰，形体皆极"，虑其"肝肾同源"，虽阳虚在肾，然恐瘀在肝，故用红景天益气活血补肝肾，刘寄奴活血化瘀而作利水之用，亦用大量生二芽健脾消食生气血，补后天以养先天，兼具舒肝、化痰之功，加之刺蒺藜平肝潜阳亦具壮阳之妙。三诊本诉见效不显，若寻常医家便更弦易辙或大变其味，然自古变方易而守方难，患者年老久衰，病起时长，滞气难行，瘀血不活，当量变以求质变，病之所在，令药之所及也，固守其方而获效验。

约言：此水火平调，脾肾交补之剂也。

3. 参苓白术散合桃红四物汤治验

病例资料：徐某，男，37 岁，2021 年 7 月 6 日初诊。诉近半年来每临房事，阴茎常举而不坚，自行到药店购买枸橼酸西地那非片，服用后症状有所好转，但停药即复发。刻下症见：同房勃起困难，不能顺利完成房事，纳食减少，脘腹饱闷，身体倦怠，面色微黄，大便黏腻，小便正常，夜寐安。舌质暗有瘀斑，脉沉弦。有 2 型糖尿病，血糖控制尚可。西医诊断为男性勃起功能障碍，中医诊断为阳痿，此为脾虚湿困，肾虚瘀阻之证，当以健脾祛湿，补肾活血为治，方以参苓白术散合桃红四物汤加减。

方药：茯苓 15 g、黄芪 20 g、粉萆薢 10 g、党参 12 g、菟丝子 15 g、白术 12 g、杜仲 10 g、山茱萸 12 g、续断 10 g、赤芍 12 g、红花 6 g、当归 10 g、桃仁 6 g、甘草 6 g。10 剂，水煎，每日 1 剂，早晚分服。

二诊：诉同房已能正常勃起，硬度可，但时间稍欠，守上方加金樱子、芡实各 10 g。继服 10 剂，同时嘱患者加强腰部肌肉锻炼，用稀释的辣椒水外浸龟头后清洗干净，以降低其敏感度。

三诊：诉诸症得到明显改善，已能顺利完成房事，守上方，继服 10 剂，巩固疗效。后停药随访 2 个月，未见复发，患者对疗效表示满意。

来源：邱雪辉，严张仁，王万春. 王万春教授从湿、瘀论治男科病经验[J]. 湖南中医药大学学报，2022，42(04)：676-679.

按语：参苓白术散出自《太平惠民和剂局方》，主治脾胃虚弱，饮食不进，多困少力，中满痞噎，心忪气喘，呕吐泄泻及伤寒咳噫等病证，具有补脾胃，益肺气的功效。方中人参补气，健脾养胃；白术、茯苓燥湿健脾；山药、薏苡仁、扁豆健脾化湿；砂仁芳香化湿，和胃降逆；桔梗宣肺养肺；甘草调和诸药。桃红四物汤出自《医垒元戎》，能活血化瘀，调经止痛。桃仁、红花为主，力主活血化瘀；以甘温之熟地、当归滋阴补肝、养血调经；芍药养血和营，以增补血之力；川芎活血行气、调畅气血，以助活血之功。本证患者情志不畅、饮食不调，继而损伤脾肾，以致脾虚湿困，肾虚瘀阻，宗筋失养则痿软不用。当健脾祛湿，取“治痿独取阳明”之意，健脾以增强其运化功能，运化功能加强则水湿得以自消；补肾活血，则因宗筋赖血养而强健，阳道通畅血方养，若气血瘀阻，既阻塞阳道使其不通，又阻碍血液运行与化生。加之本案患者有 2 型糖尿病，现代研究发现，Ⅱ型糖尿病勃起功能障碍的发生，多与高血糖损伤神经及血管内皮相关，与中医学气血瘀阻，阳道不通理论相符。故本案以参苓白术散加减为主，健脾祛湿，又以桃仁、红花、赤芍活血化瘀，菟丝子、山茱萸补益肝肾。

约言：参苓白术散一方中和不热，久服养气育神，醒脾悦色，顺正辟邪。桃红四物汤是活血化瘀的最基础与常用方剂之一。

（五）肝郁肾虚证

1. 宣志汤治验

病例资料：王某某，男，39 岁。少年时因事体未遂，抑郁忧闷，遂至阳痿不振，举而不坚，当时的医生认为是命门火衰，用药后效果不显，遂致余处就诊，知是心火闭塞。西医诊断为男性勃起功能障碍，中医诊断为阳痿，此为肝郁肾虚，心火闭塞之证，当以疏肝补肾，舒心志，升心火为治，方以宣志汤。

方药：茯苓 15 g、菖蒲 3 g、甘草 3 g、白术 9 g、生枣仁 15 g、远志 3 g、柴胡 3 g、当归 9 g、人参 3 g、山药 15 g、巴戟天 9 g。4 剂，水煎，每日 1 剂，早晚分服。二剂而心志舒矣，再服二剂而阳事举，不必多剂。

来源：陈世铎. 辨证录[M]. 太原：山西科学技术出版社. 2011.

按语：宣志汤出自《辨证录》卷九，多用于治疗志意郁闷，以致阳事不举，或举而不坚的病证，具有宁神补肾，升清振痿的功效。方中柴胡、菖蒲、远志解忧郁，通心阳，舒意志；人参、当归、茯苓、枣仁补气血，养心神；白术、山药、巴戟天益脾胃，补肾精；甘草调和诸药。陈士铎云："盖此病原因火闭而闷其气，非因火寒而绝其烬也，故一升火而阳痿立起矣"。对于心火闭塞引起的阳痿，不可助命门之火，宜宣通其心中之抑郁，本证患者属因年少时诸事不顺，抑郁忧闷，致使肝郁不振，阳痿不举，举而不坚，治当宣志起痿。故以宣志汤，既疏肝之抑郁，又宣通心之抑郁，母子同救。人参、山药健脾，巴戟天心肾双补，火升则阳阳痿立起矣。

约言：此方忧郁能解，心阳能通，阳痿自可痊愈。

2. 四逆散加减治验

病例资料：蔡某，男，31 岁，2014 年 3 月 22 日初诊。阴茎勃起困难 1 年余，反复外院就诊，阴茎多普勒及性激素五项等检查均正常，长期服用中西药未愈。来诊时：阴茎勃起困难，或勃起片刻即萎软，晨勃较少，伴腰酸，胃纳差。查舌红，苔薄腻，脉弦有力，双尺稍弱。西医诊断为男性勃起功能障碍，中医诊断为阳痿，此为肝气郁滞，兼有肾虚之证，当以疏肝补肾为治，方以四逆散加减。

方药:柴胡 12 g、枳壳 10 g、白芍 10 g、甘草 6 g、蜈蚣 3 g、白蒺藜 30 g、龙骨 15 g、牡蛎 15 g。7 剂,水煎,每日 1 剂,早晚分服;另服还少胶囊 5 粒,3 次/日,补肾兴阳。

二诊:患者服药后晨勃明显增多、未同房、舌脉同前,守方续服 7 剂,并嘱同房。同房数次勃起均坚挺持久,续服 7 剂巩固治疗。

来源:谭广兴,蒋霖,陈群. 经方四逆散在男科临床上的运用[J]. 中国性科学,2015,24(08):52-54.

按语:四逆散源于《伤寒论》,多用于阳郁厥逆及肝脾不和的病证,具有透邪解郁,疏肝理脾的功效。方中柴胡入肝胆经,升发阳气,疏肝解郁,透邪外出,为君药。白芍敛阴养血柔肝为臣,与柴胡合用,以补养肝血,条达肝气,可使柴胡升散而无耗伤阴血之弊。佐以枳实理气解郁,泄热破结,与白芍相配,又能理气和血,使气血调和;使以甘草,调和诸药,益脾和中。本证患者阴茎勃起困难,反复就诊,疗效不佳。情志不畅,肝气郁结,久则伤肾,故见脉弦有力,而尺脉稍弱。该患者肝之病变,仅为肝气不畅,未有瘀滞及虚损,运用四逆散舒畅气机最为切合。同时,肝体阴而用阳,肝体宜濡润调达,肝气益平和通畅,疏肝忌耗气伤阴。因此,运用四逆散加蜈蚣散郁通阳,用白蒺藜、龙骨、牡蛎平肝敛神,以散为主,散敛结合,使肝气平和舒畅。患者稍有肾之阴阳两虚,故以成药还少胶囊轻补阴阳。诸药配合,恰合病机,阴茎勃起自然正常。

约言:成无己在《注解伤寒论 · 卷六》曰:"四逆者,四肢不温也。伤寒邪在三阳,则手足必热;传到太阴,手足自温;至少阴则邪热渐深,故四肢逆而不温也;及至厥阴,则手足厥冷,是又甚于逆。四逆散以散传阴之热也。"

第二节 早 泄

早泄最早记载于《诸病源候论 · 虚劳溢精见闻精出候》,相当于西医学的早泄,或射精过早症。中医上又称之为"鸡精",叶天士《秘本种子金丹》中"男子玉茎包皮柔嫩,少一挨,痒不可当,故每次交合,阳精已泄,阴精未流,名曰鸡精"。《格致余论 · 阳有余阴不足》中有"主闭藏者肾也,司疏泄者肝也。二者皆有相火,而其系上属于心"的记载。可以看出精液的藏摄和疏泄与肾、心、肝、脾等脏腑有密切关系,本病的发生多责于肾,而其他的脏腑功能受损,最终也会累及于肾,进而出现早泄的症状。本病以肾虚为本,多因肾气及肾阴阳出现异常,以及精神情志因素出现变化,而发生精液的藏摄和疏泄异常。

一、常证

(一)肝气郁结证

1. 柴胡疏肝散治验

病例资料:刘某,男,43 岁,2006 年 5 月 19 日初诊。性交射精快 3 个月余。患者再婚 1 年,近 3 个月余出现射精过快,阴茎插入阴道后约 1 分钟即射精,性生活每周 1 ~ 2 次,伴勃起硬度下降,性交前紧张汗出,夜寐梦多易醒,情志抑郁。舌红,苔薄白,脉弦。无高血压、糖尿病史。吸烟每天 20 支,工作压力大。查体:生殖器未见异常。西医诊断为早泄,中医诊断为早泄,此为肝气郁结之证,当以疏肝解郁为治,方以柴胡疏肝散加减。

方药:柴胡 10 g、枳壳 10 g、白芍 12 g、川芎 15 g、郁金 12 g、白蒺藜 12 g、生龙骨 30 g、生牡蛎 30 g、川牛膝 10 g、夜交藤 30 g、炙甘草 6 g。14 剂,水煎,每日 1 剂,早晚分服。

二诊:患者情绪及睡眠好转,仍觉勃起硬度较差,射精快,上方加淫羊藿 15 g,继服 14 剂。

三诊:患者勃起好转,性生活每周 2 次,射精潜伏期延长至 2 ~ 5 分钟。

来源:李兰群. 清肝疏肝柔肝法治疗早泄临证心得[J]. 北京中医药大学学报(中医临床版),2008,15(1):42-43.

按语:柴胡疏肝散来源于《证治准绳》,原用于肝气郁滞证,具有疏肝解郁,行气止痛的功效。方中以柴胡功善疏肝解郁,用以为君。香附理气疏肝而止痛,川芎活血行气以止痛,二药相合,助柴胡以解肝经之郁滞,并增行气活血止痛之效,共为臣药。陈皮、枳壳理气行滞,芍药、甘草养血柔肝,缓急止痛,均为佐药。甘草调和诸药,为使药。本证患者中年再婚,且工作压力较大,导致肝气郁结,失于疏泄,精关开合失司,故交则精泄;肝主宗筋,肝气郁结可致阴茎勃起萎软;肝失条达,故见情志抑郁、梦多眠差;苔白脉弦为肝气郁结之象。故以柴胡疏肝散加减以疏肝解郁,安神定志。其中柴胡、枳壳、郁金疏肝解郁;白芍养阴柔肝;川芎入肝经,行气活血;白蒺藜疏肝通阳;龙骨、牡蛎平肝降气、安神固精;川牛膝活血脉、引药下行;夜交藤养血安神;淫羊藿补肾兴阳;炙甘草缓肝之急,并调和诸药。诸药合用,使肝之疏泄功能正常，则气机调畅，精关开合有度，故病症得愈。

约言：此方为治疗肝气郁结证的代表方。

2. 四逆散加减治验

病例资料：王某，男，27 岁，1993 年 10 月 6 日初诊。16 岁始即有手淫，每周 1～2 次，每次手淫后心情懊悔，但又不能自已。1993 年“五一”结婚，新婚之夜缘于劳累，兴奋，匆忙同房，乍交即泄。结婚 5 个月，性生活无一次成功，阴茎勃起尚可，但不耐刺激，性交时间不足 1 分钟，甚至一触即泄。射精无力，亦无快感，自觉心愧，心情焦虑，恐惧性事，性欲日渐淡漠。症见：形体壮实，失眠多梦，时欲太息，舌淡、苔薄白，脉弦，查体外生殖器无异常。西医诊断为早泄，中医诊断为早泄，此为肝气郁结，疏泄失职，精关失控之证，当以疏肝解郁、安神定志、兴阳固泄为治，方以四逆散加味。

方药：柴胡 10 g、白芍 10 g、枳壳 10 g、石菖蒲 10 g、远志 10 g、白蒺藜 15 g、酸枣仁 15 g、炙甘草 6 g。7 剂，水煎，每日 1 剂，早晚分服。

二诊：服药 1 周后，性欲增加，心情舒畅，失眠好转，同房约 2 分钟，仍原方加鸡内金 10 g、再进 7 剂。诸症悉除，同房时间达 3 分钟以上，病告治愈。

来源：陈武山. 现代名中医男科绝技[M]. 北京：科学技术文献出版社，2002.

按语：四逆散源于《伤寒论》，多用于阳郁厥逆及肝脾不和证，具有透邪解郁，疏肝理脾的功效。方中取柴胡入肝胆经，升发阳气，疏肝解郁，透邪外出，为君药。白芍敛阴养血柔肝为臣，与柴胡合用，以补养肝血，条达肝气，可使柴胡升散而无耗伤阴血之弊。佐以枳实理气解郁，泄热破结，与白芍相配，又能理气和血，使气血调和。使以甘草，调和诸药，益脾和中。本证患者因频繁手淫后懊悔不已，导致肝气郁结，痰浊阻滞，加之劳累兴奋烦神，以致早泄、射精无力、性欲淡漠、诸症丛生。故以经方四逆散疏肝理气解郁，加石菖蒲、远志化痰开窍，白蒺藜、酸枣仁安神定志，诸药合用，使心情舒畅，安神定志，精关得固。本案特点在于从肝论治，因肝属木，主疏泄，调节情志，肝司疏泄正常，则精关开阖有度。

约言：四逆散为调和肝脾的基础方。

(二)湿热下注证

1. 龙胆泻肝汤治验

病例资料：茅某，男，27 岁，1998 年 9 月 12 日初诊。患者性格内向、喜饮酒，结婚 3 年，开始夫妻生活尚可，后时间越来越短，为此多方医治，服补肾固精之品不少，病无起色，反至乍交即泄的程度，并且感觉不到射精快意，反有茎中湿痛之感。诊其舌质红，苔黄腻，脉弦滑数。西医诊断为早泄，中医诊断为早泄，此为湿热下注，内扰精关之证，当以泻肝火，清湿热，固精关为治，方以龙胆泻肝汤加减。

方药：龙胆草6 g、山栀子10 g、黄芩10 g、土茯苓30 g、泽泻10 g、木通5 g、甘草梢6 g、生地黄15 g、柴胡10 g、车前子（包煎）10 g、枳椇子15 g、琥珀（吞服）4 g。10剂，水煎，每日1剂，早晚分服。

二诊：黄腻苔退，脉象渐缓，前方减山栀子为6 g、减龙胆草为4 g，加龙骨15 g，再取7剂，继续服用，并嘱其节酒，授心情及房事调适法。

三诊：患者病已初愈，随配知柏地黄丸合金水宝适时同服以善其后。之后随访，患者性生活满意。

来源：张新望. 龙胆泻肝汤治疗男科病验案四则[J]，黑龙江中医药，2001，(6)：36.

按语：龙胆泻肝汤来源于《医方集解》，原用于肝胆实火上炎证和肝胆湿热下注证，具有清泄肝胆实火，清利肝经湿热的功效。方中龙胆草大苦大寒，既能清利肝胆实火，又能清利肝经湿热，故为君药。黄芩、栀子苦寒泻火，燥湿清热，共为臣药。泽泻、木通、车前子渗湿泄热，导热下行；实火所伤，损伤阴血，当归、生地养血滋阴，邪去而不伤阴血；共为佐药。柴胡舒畅肝经之气，引诸药归肝经；甘草调和诸药，共为佐使药。本证患者发病缘于性格内向，喜饮酒，主要表现早泄，感觉不到射精快意，茎中有湿痛之感，查其舌质红，苔黄腻，脉弦滑数，实属湿热下注、内扰精关。朱丹溪曰："主闭藏者肾也，司疏泄者肝也，二脏皆有相炎而系于心"。本证患者乃肝郁化火伤阴，内生湿热，下迫精窍，肾关失司所致，唯泻肝经郁火，清下焦湿热，才能邪去正安，故以龙胆泻肝汤泻中兼疏，降中有升，升中有制。添枳椇子为解酒湿，除烦安五脏，琥珀宁神渗湿，土茯苓入肝经，利湿解挛急，少佐龙骨使通中有固，肾关开阖复常。方药对证，并嘱其节酒，授心情及房事调适法，进行综合治疗，取得了满意的疗效。

约言：龙胆泻肝汤为治疗肝胆湿热下注、肝胆实火上炎的基础方。

2. 萆薢分清饮和三妙丸治验

病例资料：夏某，男，32岁，2010年5月27日初诊。性交射精过快5年，性生活时间约1分钟。性欲较强，阴茎勃起欠佳，伴腰酸、阴囊潮湿，睡眠多梦，大便偏溏。在外院叠进补肾壮阳之中药效果不显，舌红、苔腻，脉弦滑。西医诊断为早泄，中医诊断为早泄，此为湿热下注之证，当以清热化湿为治，方以萆薢分清饮合三妙丸加减。

方药:粉萆薢10 g、车前子10 g、石莲子10 g、茯苓10 g、石菖蒲3 g、黄柏6 g、丹皮10 g、苍术10 g、泽泻10 g、小通草6 g、生山栀10 g、生薏苡仁20 g。14剂,水煎,每日1剂,早晚分服。

二诊:服药期间曾尝试2次性交,性生活时间约2~3分钟,阴囊潮湿、大便溏等症状明显好转,仍感睡眠欠佳。原方继进。

三诊:连续治疗45天后来诊,性生活时间约2~4分钟,睡眠多梦、阴囊潮湿、大便溏等症状明显好转。

来源:孙志兴,王庆,黄健,等.徐福松治疗早泄验案4则[J].江苏中医药,2017,49(07):44-45.

按语:萆薢分清饮出自《医学心悟》,用于治疗淋证之膏淋,原方有清热利湿,分清别浊的功效。方中萆薢、黄柏、石菖蒲化湿;车前子利湿通淋;茯苓、白术健脾祛湿;莲子心、丹参清心热,养心血,诸药共奏清热利湿排浊之效。三妙丸出自《医学正传》,有燥湿清热的功效,用于湿热下注,足膝红肿热痛,下肢沉重,小便黄少。本证患者素体湿热,肝火偏旺,性欲亢进,交则早泄。实证者当治标以清利为主,故以萆薢分清饮合三妙丸加减。补肾涩精之法适用于肾虚精关不固所致的遗精早泄。药不对症,故疗效不限。徐老强调:"治疗早泄,宜分清虚实,忌一见早泄,便滥施壮阳、固涩之品,临床时宜仔细端详。"但当今单纯虚证早泄少见,实证早泄或虚实夹杂者多见。忌不分虚实,补涩杂投,以避免"虚虚实实",使病情复杂难愈。

(三)肾气不固证

1.金匮肾气丸治验

病例资料:杨某,男,35岁,1975年9月14日初诊。近一月来感头昏,疲乏无力,腰酸,嗜睡,性欲减退,每欲房事,阴茎勃起不坚,并很快泄精,二便正常,苔薄白,脉弦细。西医诊断为早泄,中医诊断为早泄,此为肾气虚惫,固摄无权之证,当以温肾纳气,固肾涩精为治,方以金匮肾气丸加减。

方药:鹿衔草30 g、熟地20 g、山药30 g、巴戟15 g、枸杞12 g、茯苓10 g、仙灵脾20 g、肉桂5 g、附片(先煎)15 g、五味子12 g、鹿角胶(化服)10 g。5剂,水煎,每日1剂,早晚分服。

二诊:头昏、乏力、腰酸等症减轻。守方继服5剂,精神状态明显好转。

三诊:此后在前方基础上加减用药,嘱节制房事,兼食乌龟炖鸡,调治3月余,性功能恢复正常,随访8年未发。

来源:李家振,庞国荣. 中医男科证治·李家振案[M]. 北京:科学技术出版社. 1984.

按语:金匮肾气丸出自《金匮要略》,多用于肾阳不足之病证,具有补肾助阳的功效。方中附子大辛大热,温阳补火;桂枝辛甘而温,温通阳气,二药相合,补肾阳,助气化,共为君药。肾为水火之脏,内舍真阴真阳,阳气无阴则不化,"善补阳者,必于阴中求阳,则阳得阴助,而生化无穷",故重用干地黄滋阴补肾生精,配伍山茱萸、山药补肝养脾益精,阴生则阳长,同为臣药。方中补阳药少而滋阴药多,可见其立方之旨,并非峻补元阳,乃在于微微生火,鼓舞肾气,即取"少火生气"之义。泽泻、茯苓利水渗湿,配桂枝又善温化痰饮;丹皮活血散瘀,伍桂枝则可调血分之滞,此三味寓泻于补,俾邪去而补药得力,并制诸滋阴药碍湿之虞,俱为佐药。诸药合用,助阳之弱以化水,滋阴之虚以生气,使肾阳振奋,气化复常。本证患者疲倦乏力、腰酸、性欲减退,勃起不坚、早泄乃肾气不固、封藏失职所致。故以金匮肾气丸去泽泻、丹皮等滑利之品,重用鹿衔草以补肾壮阳,强筋骨;加入枸杞子、淫羊藿、附子、鹿角胶、巴戟天等温补肾气之药,专事温补肾气;加入五味子可益肾固精,《本草纲目》有云:"五味子能补不足,强阴,益男子精"。此外,在药治的同时,兼用乌龟炖鸡等食物疗法,也是十分可取的。

约言:金匮肾气丸为补肾助阳,化生肾气的代表方。

2. 甘草泻心汤和赤小豆当归散加苍术薏苡仁汤治验

病例资料:张某,男,37岁,2011年3月9日初诊。患者自诉早泄伴阴囊冷痛、舌糜2年余。2年来一直早泄,性交时间1~2分钟。服用抗抑郁药,效果不满意。也经中医治疗服用桂枝加龙骨牡蛎汤也无效。刻下:早泄,睾丸、阴囊冷痛,阴茎根部压痛,尿后尿道不适,舌糜,面痤,大便溏而不爽,苔白腻,脉细。西医诊断为早泄,中医诊断为早泄。此为上热下寒、肾气不固之证,辨六经属厥阴太阴合病,当以清上温下,补气益肾为治,方以甘草泻心汤合赤小豆当归散加苍术薏苡仁汤。

方药:炙甘草12 g、黄芩6 g、黄连5 g、炮姜5 g、干姜5 g、党参10 g、生薏苡仁30 g、赤小豆15 g、当归10 g、苍术10 g、大枣4枚。7剂,水煎,每日1剂,早晚分服。

二诊:2011年3月17日,服药后,射精稍能控制,性交时间可达3~4分钟,睾丸、阴囊冷痛消失,余症减轻。予原方加生龙骨、生牡蛎(同煎)各15 g,继服7剂。

三诊:2011年3月25日,服用上方后,同房2次,时间可达5~6分钟,余症消失。守方继服7剂善后。

来源：谢作钢.冯世纶教授运用经方治疗早泄验案举隅[J].中华中医药杂志,2015,30(01):110-112.

按语：甘草泻心汤出自《伤寒论》及《金匮要略》,原治伤寒中风误下之"心下痞硬而满,干呕心烦不得安"及"狐惑之为病",具有益气和胃,消痞止呕之功效。方中重甘草用量而成。甘草为君药,以补中缓急,使胃虚得补,急利得缓,半夏散结消痞、降逆止呕,干姜温中散邪,黄芩、黄连苦寒,泻热消痞,故为臣药;人参、大枣甘温益气,补脾气,为佐药。赤小豆当归散见于《金匮要略》,治疗狐惑病和"下血,先血后便"之"近血",具有利湿活血排脓毒的功效。方中赤小豆渗湿清热,解毒排脓,当归活血,去瘀生新,浆水清凉解毒。本证患者既有舌糜、面痤的"上热"表现,也有睾丸及阴囊冷痛的"下寒"表现,以及大便溏的"里寒",(下焦虚寒)不固之早泄,先辨六经属厥阴太阴合病,故以甘草泻心汤合赤小豆当归散加苍术薏苡仁汤治疗,方与证合,取效甚捷。本方是在半夏泻心汤的基础上加大甘草用量,主要用于缓急迫,即缓"心烦不得安"之症。在本案中用于缓"早泄"之急迫,有异曲同工之妙。赤小豆当归散常用于舌糜、面痤等辅助治疗,以加强疗效。苍术、薏苡仁祛湿排脓而利尿道。二诊加生龙骨、生牡蛎利于固精而延长性生活时间。方药对症,疗效显著。

约言：王子接在《绛雪园古方选注》一书中记载:甘草泻心,非泻结热,因胃虚不能调剂上下,致水寒上逆,火热不得下降,结为痞。故君以甘草、大枣和胃之阴,干姜、半夏启胃之阳,坐镇下焦客气,使不上逆,仍用芩、连,将已逆为痞之气轻轻泻却,而痞乃成泰矣。

(四)阴虚火旺证

1.知柏地黄汤治验

病例资料:赵某,男,26岁,2010年8月13日初诊。患者自述婚后同房,阳事易举,行房时间极短,插入即泄,伴见潮热盗汗,耳鸣,腰膝酸软,舌红少苔,脉细数。询问病史,知其结婚前手淫史数年,较频繁,时有遗精2~3次/周。西医诊断为早泄,中医诊断为早泄,此为阴虚火旺之证,当以滋阴降火为治,方以知柏地黄汤加减。

方药:生地15 g、山药15 g、山茱萸15 g、知母10 g、黄柏10 g、丹皮15 g、泽泻10 g、金樱子15 g、沙苑子15 g、牡蛎(煅)30 g,龙骨(煅)30 g、黄精15 g、女贞子20 g、珍珠母30 g、焦三仙各15 g。5剂,水煎,每日1剂,早晚分服。并嘱其放松精神,告知部分性技巧。

二诊:5剂之后,高兴而来,后又续服20剂以巩固疗效。随访半年,效果满意。

来源:盛紫阳,宋立群. 中医药治疗早泄的临床案例[J]. 黑龙江医学,2014,38(07):819-820.

按语:知柏地黄汤见于《小儿药证直诀》,主要用于肾阴精不足证,具有填精滋阴补肾的功效。方中重用熟地大补真阴,为君药。辅以山茱萸补肾养肝;山药滋肾补脾;黄柏苦寒,泻相火以坚真阴;知母苦寒上清热润肺,下滋润肾阴,与君药相合,大补肾阴,增加培本之力。佐以泽泻泻肾降浊;丹皮清散肝火;茯苓健脾渗湿,与君臣合用,补泻并用,培本清源。本证患者手淫过度,耗伤阴精,手淫日久,肾水亏虚,阴虚火旺,热扰精室,精关易开,而致早泄;相火妄动,则阳事易举;肾阴亏虚,则见腰膝酸软;虚热内扰,故潮热盗汗。故以知柏地黄汤滋阴降火,加龙骨、牡蛎、金樱子、沙苑子、女贞子、黄精等既能补肾中真阴,又能固涩精液。方药对症,疗效显著。

约言:知柏地黄汤主治阴虚火热,下焦湿热等证。

2. 知柏地黄汤合二至丸治验

病例资料:林某,男,48岁,2000年5月15日初诊。患者同房早泄3年,自购补肾壮阳保健药服用,早泄反而加重,未及入门即泄,又增口干咽燥,耳鸣如蝉,腰膝酸软,小便黄赤,淋沥不畅,大便干燥,烦躁失眠等症。来诊时查其舌质红少津少苔,脉细数。西医诊断为早泄,中医诊断为早泄,此为阴虚阴精不足、阳热相对亢盛之证,当以滋阴降火为治,方以知柏地黄汤合二至丸加减治疗。

方药:熟地黄24 g、山茱萸12 g、干山药12 g、泽泻9 g、茯苓(去皮)9 g,丹皮9 g、知母24 g、黄柏24 g、牡蛎(煅)30 g,龙骨(煅)30 g。配二至丸,一次9 g。10剂,水煎,每日1剂,早晚分服。

二诊:诸症好转,原方续服。1个月后患者症情渐愈,性生活恢复正常。

来源:陈武山. 现代名中医男科绝技[M]. 北京:科学技术文献出版社,2002.

按语:知柏地黄汤见于《小儿药证直诀》,主要用于肾阴精不足之证,具有填精滋阴补肾的功效。方中重用熟地大补真阴,为君药。辅以山茱萸补肾养肝;山药滋肾补脾;黄柏苦寒,泻相火以坚真阴;知母苦寒上清热润肺,下滋润肾阴,与君药相合,大补肾阴,增加培本之力。佐以泽泻泻肾降浊;丹皮清散肝火;茯苓健脾渗湿,与君臣合用,补泻并用,培本清源。二至丸源于

《医便·卷一》，原用于肝肾阴虚证，具有补肾养肝的功效。方中女贞子，甘苦而凉，善能滋补肝肾之阴；旱莲草甘酸而寒，补养肝肾之阴，又凉血止血。本证患者同房早泄3年，患者不知辨证用药，误认为是肾阳虚衰弱所致，自购补肾壮阳药服用，结果早泄反而加重，同时又增口干咽燥、耳鸣如蝉、腰膝酸软、小便黄赤等肝肾阴虚，虚火内扰之象，本证的关键在于阴虚，阴精不足，阳热相对亢盛，治疗上注意恰当地运用滋阴，必要时加入清火潜阳之品，则可取得佳效。故以知柏地黄汤合二至丸加减治疗，药后症情渐愈，性生活恢复正常。

约言：知柏地黄汤主治阴虚火热，下焦湿热等证；二至丸有补肾养肝的功效。

3.三才封髓丹治验

病例资料：仇某，男，37岁，2010年5月11日初诊。性交时射精过快9年，常未入即泄。平素精神紧张，阳物易兴，睡眠欠佳，口干多饮，小溲黄赤。舌质红、苔少，脉细弦数。西医诊断为早泄，中医诊断为早泄，此为君相火旺之证，当以滋阴降火为治，方以三才封髓丹加减。

方药：熟地黄12 g、天门冬10 g、太子参10 g、炒黄柏6 g、砂仁（后下）3 g、生甘草6 g、五味子10 g、沙苑子10 g、泽泻10 g、煅龙骨（先煎）20 g、煅牡蛎（先煎）20 g、茯神10 g。14剂，水煎，每日1剂，早晚分服。

二诊：服药14剂后性交时能插入阴道，即入即泄。心烦、口干、睡眠欠佳等症状明显好转。舌质红、苔薄少，脉细弦数。上方加金樱子10 g。继服14剂。

三诊：来诊诉性交时约50%机会阴道内射精，射精潜伏期（IELT）能维持至2分钟左右，心烦、口干、睡眠欠佳等症状改善。予天王补心丸口服巩固疗效。

来源：孙志兴，王庆，黄健，等. 徐福松治疗早泄验案4则[J]. 江苏中医药，2017，49（07）：44-45.

按语：三才封髓丹出自《卫生宝鉴》，原用于治阴虚火炎，梦遗失精，头晕目眩，腰膝无力，嗌干咽燥，舌红苔少，脉细数等病证，具有滋阴降火，养血固精的功效。方中人参补脾益气；天门冬滋阴补肺生水；熟地黄补肾滋阴；黄柏坚阴泻火；砂仁行滞醒脾；甘草既助人参宁心益气，又缓黄柏苦燥之弊。本证患者平素精神紧张，阳物易兴，睡眠欠佳，口干多饮，小溲黄赤系肾阴不足，心火亢盛，水火不济，阴虚则相火妄动，终成早泄。故以三才封髓丹滋阴降火，加茯神、五味子、龙骨、牡蛎等安神潜镇，交通心肾，水火既济，神归于舍,早泄自除。二诊时,早泄未见明显好转,加金樱子以涩精。三诊时性生活时间明显延长,与天王补心丹滋阴清热,养血安神,巩固疗效。

约言:郑钦安曰:"封髓丹一方,乃纳气归肾之法,亦上、中、下并补之方也。"

二、变证

(一)心脾两虚证

归脾汤治验

病例资料:陈某,男,58岁,1994年8月初诊。自述初婚时,性生活正常,并育一子一女,平素工作繁忙,婚后10年,便出现早泄,继之阳痿难举或举而不坚,房事勉行,直至痿而不用,并常伴头晕,神疲,心悸等症。病后曾多次就医于当地各大医院,均被诊断为继发性阳痿,动脉硬化,冠心病等,诊治十余年未效。其舌苔白滑,舌质黯淡,脉象细涩。西医诊断为早泄,中医诊断为早泄,此为心脾两亏夹瘀之证,当以益气补血,健脾养心为治,方以归脾汤加味。

方药:人参6 g、白术10 g、炙黄芪12 g、当归10 g、茯神10 g、炙远志6 g、炒酸枣仁10 g、龙眼肉10 g、木香6 g、炙甘草3 g、蛇床子15 g、雄蚕蛾2只。14剂,水煎,每日1剂,早晚分服。

二诊:药后感房事始兴,夜间阴茎偶有勃起,头晕神疲,心悸等症减轻,效不更方,守方调治两个月。

三诊:阳痿早泄已除,其余诸症若失,3个月后随访无复发。

来源:徐福松.男科临证指要[M].北京:人民卫生出版社,2008.

按语:归脾汤来源于《济生方》,原用于治疗心脾气血两虚证及脾不统血证,具有益气补血,健脾养心的功效。方中黄芪甘温,补脾益气;龙眼肉甘平,既补脾气,又养心血,共为君药。人参、白术皆为补脾益气之要药,与黄芪相伍,补脾益气之功益著;当归补血养心,酸枣仁宁心安神,二药与龙眼肉相伍,补心血、安神志之力更强,均为臣药。佐以茯神养心安神,远志宁神益智;更佐理气醒脾之木香,与诸补气养血药相伍,可使其补而不滞。炙甘草补益心脾之气,并调和诸药,用为佐使。引用生姜、大枣,调和脾胃,以资化源。本证患者平素操持过度,以致心脾两虚,气不摄精,加之肾虚精关不固,精微下泄,故阳痿早泄并至,属先后天同病。治从后天入手,参以固摄,用归脾汤以后天养先天,游越收敛,魂魄入室,浮阳得潜,脾气固摄,阳物能兴,精无早泄。"诸脏腑百骸受气于脾胃,而后能强",故言功归于脾。加蛇床子、雄蚕蛾温肾壮阳起痿,《千金方》中有蛇床子能治阳痿不起的记载,《本草纲目》有云:"雄原蚕蛾益精气,强阴道,交接不倦,亦止精。壮阳事,止泄精。蚕蛾性淫,出茧即媾,至于枯槁而已,故强阴益精用之"的记载。二诊后即感房事始兴,夜间阴茎亦有勃起,效不更方,两个月后阳痿早泄已除,诸症消失。

约言:归脾汤为补益心脾的常用方。

(二)肝肾阴亏证

建瓴汤治验

病例资料:赵某,男,30岁,2004年3月12日初诊。患者结婚3年,婚后性生活次数频繁,且工作劳累,于1年前逐渐出现性交时间缩短,近日来更是一触即泄,伴心悸耳鸣,腰膝酸软,夜寐不安,多梦易惊,潮热盗汗,性事后疲倦乏力,查舌质红,苔薄白,脉沉细数。西医诊断为早泄,中医诊断为早泄,此为肝肾阴亏,精关不固之证,当以滋阴清热,补肾涩精,兼以宁神为治,方以建瓴汤加减。

方药:山药30 g、牛膝30 g、生龙骨(先煎)30 g、生牡蛎(先煎)30 g、生地15 g、白芍15 g、柏子仁10 g、香附10 g。7剂,水煎,每日1剂,早晚分服。

二诊:7剂后,唯性交时间仍不满意,其他症状均已减轻,嘱其放松心情,注意休息,守方继服7剂。

三诊:性交时间明显延长,诸症状均除。随访1年,病未复发。

来源:冯睿.建瓴汤临证新用举偶[J].浙江中医药杂志,2008,4(31):47.

按语:建瓴汤来源于《医学衷中参西录》,多用于治疗肝阳上亢证,具有镇肝熄风,滋阴安神的功效。方中怀牛膝引血下行,并能补益肝肾,为主药。代赭石与生牡蛎、生龙骨相配,镇肝熄风,降逆潜阳,是为辅药。生地黄、白芍、山药滋养阴液,以制阳亢;柏子仁滋养阴血,安心宁神,均为使药。诸药配伍,共奏镇肝熄风,安神滋阴之效。本证患者因房劳过度,工作劳累,日久致肝肾阴亏,相火妄动,而肾失封藏,精关约束失权而早泄,中医辨证当属肝肾阴亏,精关不固,治拟滋阴清热,补肾涩精,兼以宁神为法,故以建瓴汤去代赭石以补肝肾、涩精安神,加香附疏肝理气,药证相符,同时进行心理疏导,收到了较好疗效。

约言:张锡纯认为此方服后能使脑中之血如建瓴之水下行,脑充血之证自愈。

（三）心肾不交证

三才封髓丹加味治验

病例资料：刘某，男，35岁，2011年6月22日初诊。患者早泄4年余。4年前在无明显诱因下出现早泄，性生活不足1分钟即射精，勃起硬度尚可。曾做前列腺液检查，结果正常。用过抗抑郁药，效果不明显，而且有头晕、恶心等不适，故要求中药治疗。刻下：早泄，手脚心发热，易出汗，双腿酸困，面部发热，纳可，寐可，尿等待，大便正常，舌淡、苔薄黄，脉弦细。前列腺液常规（EPS）：SPL +++/HP，WBC +/HP。西医诊断为早泄，中医诊断为早泄，此为心肾不交之证，当以宁心补肾为治，方以三才封髓丹加味。

方药：肉桂6 g、黄连10 g、百合20 g、生地15 g、黄柏10 g、砂仁（后下）6 g、茯苓15 g、远志10 g、磁石（先煎）20 g、钩藤15 g、生龙骨（先煎）30 g、生牡蛎（先煎）30 g。21剂，水煎，每日1剂，早晚分服。

二诊：服药后，诸症减轻，性生活时间已有2～3分钟，舌淡、苔薄黄，脉弦细。效不更方，予21剂，巩固疗效。

三诊：服用上方后，早泄已愈，行房时间可达7～8分钟，诸症消失。改服知柏地黄丸2瓶善后。

来源：谢作钢. 王琦治疗男性性功能障碍验案3则[J]. 江苏中医药，2014，46(01)：49-51.

按语：三才封髓丹出自《卫生宝鉴》，原用于治阴虚火炎，梦遗失精，头晕目眩，腰膝无力，嗌干咽燥，舌红苔少，脉细数等病证，具有滋阴降火，养血固精的功效。方中人参补脾益气；天门冬滋阴补肺生水；熟地黄补肾滋阴；黄柏坚阴泻火；砂仁行滞醒脾；甘草既助人参宁心益气，又缓黄柏苦燥之弊。本证患者乃心肾不交，心火上炎，神不摄精，肾虚失固之早泄，手脚心发热、易出汗、双腿酸困、面部发热等均为阴虚火上炎所致；舌淡、苔薄黄、脉弦细乃阴虚火炎之征。宜心肾同治，滋阴泻火，交通心肾。拟三才封髓丹加味治之。方中黄连泻心火，生地滋补肾阴，黄柏苦寒坚阴，肉桂引火归元，与上药共奏交通心肾之功，百合茯苓远志、钩藤、磁石、生龙骨、生牡蛎安神定志，砂仁纳五脏六腑之精归于肾。诸药共奏安志固肾之功。方证相符，故取效甚捷。《内经》云，肾者"封藏之本"，故早泄多责肾失封藏。然肾水的温煦有赖心火的下潜；心阴的滋养，有赖肾水的上蒸。故心肾不交是早泄的最常见病因。正如《辨证录》所云："心喜宁静，不喜过劳，过劳则心动，心动则火起而上炎，火上炎则水火相隔，心之气不能下交于肾，肾之关大开矣，盖肾之气必得心气相通，而始能藏精而不泄。今心不能摄肾而精焉得而不走乎。”王琦教授认为，由于社会的竞争越来越激烈，大家面临的精神压力越来越大，目前由精神心理因素引起的早泄越来越多，故治疗早泄以安志固肾为第一法也。

约言：郑钦安曰：“封髓丹一方，乃纳气归肾之法，亦上、中、下并补之方也。”

（四）阴阳两虚证

1. 韭子丸合五子衍宗丸治验

病例资料：杨君，男，34岁，1979年5月初诊。证见阳痿早泄，腰酸疼痛，神疲乏力。舌淡胖懒而有齿痕，脉虚无力而尺尤甚。查其精液，精子成活率仅10%～20%。西医诊断为男性不育症，早泄；中医诊断为男性不育症，早泄。此为肾阳衰微，阴精亏耗之证，当以温肾壮阳，益阴填精为治，方以韭子丸合五子衍宗丸加减化裁。

方药：柴狗肾1具、韭菜子15 g、蛇床子10 g、五味子10 g、菟丝子30 g、补骨脂12 g、桑螵蛸30 g、覆盆子15 g、生山药15 g、车前子9 g、盐知柏9 g、全当归12 g。并嘱其慎起居，节房事，以养精蓄锐。守方服60剂。

二诊：阳痿早泄已除，而精神好转，脉亦渐趋有力，精子成活率升为70%，原方更加熟地、白芍、山萸肉等加强养阴益精之力，继服20剂。

三诊：后去知柏而加人羌活、益母草、丹皮、川芎，又进30剂。前后共进110剂。诸症悉除，精子成活率增至80%～90%。次年爱人毓麟，至期顺产一男。

来源：中医研究院广安门医院编. 医话医论荟要·谢海洲案[M]. 北京：人民卫生出版社，1982.

按语：韭子丸见于《备急千金要方》，多用于治疗膀胱肾冷，小便白浊滑数无度。方中韭子补肝肾，壮肾阳，固肾精，药量独重，为主药；干姜、细辛、天雄、桂心、附子、杜仲、肉苁蓉温里散寒、补肾壮阳；当归、川弯、天冬、石斛、大枣滋阴补血；干地黄、山茱萸、山药、牛髓补肾益精，菟丝子、蛇床子补肾涩精；人参、白术、茯苓、黄芪、甘草补气健脾，紫石英、远志、菖蒲宁心安神；僵蚕祛风化痰；干漆化瘀生新。五子衍宗丸来源于《摄生众妙方》，主治肾虚精亏所致的阳痿不育、遗精早泄、腰痛、尿后余沥，具有补肾益精之功效。方中枸杞子、菟丝子补肾精，壮阳道，助精神；覆盆子养真阴，固精关，起阳痿；五味子补肾水,益肺气,止遗泄;车前子利小便,与上述四子相配,补中寓泻,补而不腻。本证患者婚后十年无子,平时腰酸,神疲乏力,舌淡胖有齿痕,脉虚而无力,属肾阳衰微,阴精亏耗之证,故以韭子丸合五子衍宗丸加减,以温肾壮阳,益阴填精,阴阳双补。但本案尤妙在于大队补药之中,加入活血通络之品,补而不滞,静中有动,使阴阳相生,诸症获愈。

约言:《千金方衍义》:"韭子丸中助阳益气,固精养荣,祛风涤垢利窍之品无不毕具。凡阳衰不能统御阴精者,于中采择数味便足成方,不必固守成法也。"五子衍宗丸有"古今种子第一方"的美称。

2. 二加龙骨汤治验

病例资料:患者张某,男,30岁,2011年2月28日初诊。婚后一直早泄3年余。每次房事不到1分钟,甚者临门即射。已服抗抑郁药及补肾中药无效。刻诊:早泄,房事后易汗出,平时常见色流精,头晕耳鸣,腰酸腿软,龟头冰冷,舌苔白,脉弦细。西医诊断为早泄,中医诊断为早泄,此为肾阴阳两虚、固摄无权之证,当以调和阴阳,补肾益精为治,方以二加龙骨汤加减。

方药:桂枝10 g、白芍10 g、白薇12 g、炙甘草6 g、生龙骨(同煎)15 g、生牡蛎(同煎)15 g、制附子(同煎)6 g、生姜15 g、大枣4枚。7剂,水煎,每日1剂,早晚分服。

二诊:2011年3月8日,上方服3剂,头晕耳鸣大减,见色流精亦减轻,服完7剂,早泄好转,房事能坚持2~3分钟,但不甚满意。上方加金樱子10 g、韭菜子10 g、继服14剂。早泄已愈。

来源:谢作钢.冯世纶教授运用经方治疗早泄验案举隅[J].中华中医药杂志,2015,30(01):110-112.

按语:二加龙骨汤见于《金匮要略·血痹虚劳病》,第8条:"夫失精家,少腹弦急,阴头寒,目眩发落,脉极虚芤迟,为清谷、亡血、失精。脉得诸芤动微紧,男子失精,女子梦交,桂枝龙骨牡蛎汤主之"。有云:"虚弱浮热汗出者,除桂加白薇、附子名曰二加龙骨汤。"主治虚劳发热自汗,遗精梦交,吐血咳血等病证,具有清散上焦,温补下焦之功效。方中桂枝汤和营卫以调气血阴阳,加龙骨、牡蛎镇动悸而敛浮越;附子温下,白薇清上。诸药合奏,阴阳和调,心肾相交。本证患者属少阴证虚寒,温涩乏权,故早泄,见色流精、腰酸腿软、龟头冰冷;汗出、头晕耳鸣均属少阴阴虚,为虚热上冲,而属阳明里证。脉弦细乃阴虚有寒之征。故辨六经属少阴阳明合病,系肾阴阳两虚、固摄无权,治则以补肾益精为主。故以二加龙骨汤调和阴阳,补肾益精。有是证用是方,方证对应,因取效满意。因此,二加龙骨汤较之桂枝龙骨牡蛎汤,应用于遗精日久，津伤更盛，阳气更虚，并出现虚火妄动而呈现早泄者更有效。故患者服上方3剂，即头晕耳鸣大减，见色流精亦减轻。服完7剂，早泄即有明显好转。

约言：《血证论》中记载此方用甘、枣，从中宫以运上下；姜、薇清散，使上焦之火不郁；附、芍、龙、牡温敛，使下焦之火归根。合观其方，以温为正治，以清为反佐，真寒假热，虚阳上浮，为对证。

第三节　阳　强

阳强是指阴茎异常勃起，茎体强硬，久而不衰，触之则痛，或伴有精流不止的一种疾病。阳强之名，历代不一。秦汉时期的《灵枢·经筋》中称为"纵挺不收。"隋朝的《诸病源候论》称为"强中。"明朝的《本草经疏》称为"阳强不倒。"明清时期的《石室秘录》也称其为"阳强不倒。"清代学者丹波元坚的《杂病广要》正式称之为"阳强。"相当于现代医学上的"阴茎异常勃起"。《灵枢·经筋》："足厥阴之筋……结于阴器……伤于热则纵挺不收。"《张氏医通·强中》："强中有肝火强盛，有金石性发，其证茎盛不衰，精出不止，多发消渴痈疽。"本病病位在肝、肾，阴器乃肝脉所络，为宗筋所聚而成；肾主精，而司生殖，阴茎为肾之所系。阳强有虚实之分，虚证多责之于肾，实证多责之于肝。阳强多由于情志不舒，肝郁化火，火灼宗筋，致使筋体拘急；或者湿热闭阻宗筋脉道，脉络郁阻，而致茎体强硬不衰；或者因房事过度，精液久泄，耗损真阴，阴虚阳亢，而致茎体脉络瘀阻而坚硬不倒。

一、常证

（一）阴虚火旺证

1. 知柏地黄丸治验

病例资料：刘某，男，34岁，1991年11月15日初诊。自述父患重病得报回家，连续护理病父三昼夜未休眠。尔后，阴茎勃起。某医生先后用龙胆泻肝汤、知柏地黄丸治疗无效。由其友介绍来余处就诊；阴茎连续三日勃起不消，龟头前在裤上已擦破，渗出黄水，且时时自遗精液，睡意反消失。头昏，眼胀痛而充血，耳鸣腰酸，口反消失，心烦乱不安，小便黄少，解时痛苦万分。

其脉微细而数,舌质淡红而少苔。西医诊断为阴茎异常勃起,中医诊断为阳强,此为心肾阴亏,相火妄动之证,当以滋养心肾,降火软坚为治,方以加味知柏地黄汤。

方药:知母12 g、黄柏10 g、生地20 g、枣皮15 g、丹皮10 g、淮山药12 g、泽泻6 g、茯苓12 g、牡蛎80 g、麦冬15 g、酸枣仁10 g、淡竹叶6 g。7剂,水煎,每日1剂,早晚分服。

二诊:患者心切,两日连进2剂,服后致有睡意,甜寐一宵,病告痊愈。

来源:藏嘉波. 阳举重症[J]. 四川中医,1983,5:35.

按语:知柏地黄汤出自《医宗金鉴》卷五十三。具有养阴清热,疏通尿道之功效。主治阴虚火盛,下焦湿热等证。方中山药、熟地黄、山茱萸滋补肾、肝、脾之阴,以滋肾阴为主,名为"三补";泽泻利湿浊,丹皮泄相火,茯苓渗脾湿,是为"三泻"。知母、黄柏降相火,泻肾火。诸药共用,共奏滋阴降火之功效。本证患者由于父病心急,心血耗损而火亢于上,心火一动则相火随之,故举发阳强之证。前医投龙胆泻肝汤,系南辕北辙之举;予知柏地黄汤亦扬汤止沸之用,故俱不效。心主火,肾主水,两者互相协调,互相制约,保持着水火既济的平衡状态。故以知柏丸中加入酸枣仁、生地黄、牡蛎、麦冬等滋心阴、潜浮阳之品,标本同治,始收捷效。

约言:知柏地黄丸是滋阴降火的名方。

2. 三才封髓丹治验

病例资料:吴某,男,36岁。终年困于酒色,阳道强而不痿,股颈痿而不坚,呻吟床褥,百治不效,就治于余。余谓此症,始则阳胜阴伤,金被火炼,今则骄阳独升,真阴欲尽,所进苦寒固误,而温补尤非所宜,记古降心火益肾水法,惟三才封髓丹,于此最合。西医诊断为阴茎异常勃起,中医诊断为阳强,此为水亏火旺之证,当以降心火滋肾水为治,方以三才封髓丹加减。

方药:人参15 g、熟地黄15 g、天门冬15 g、黄柏90 g、砂仁45 g、甘草21 g。6剂,水煎,每日1剂,早晚分服。

二诊:患者胃气尚强,每日纳药2碗,服至60剂,两症始痊。

来源:谢星焕. 得心集医案[M]. 北京:中国中医药出版社,2016.

按语:三才封髓丹出自《卫生宝鉴》,原用于治阴虚火炎,梦遗失精,头晕目眩,腰膝无力,嗌干咽燥,舌红苔少,脉细数等病证,具有滋阴降火,养血固精的功效。方中人参补脾益气;天门冬滋阴补肺生水;熟地黄补肾滋阴;黄柏坚阴泻火;砂仁行滞醒脾;甘草既助人参宁心益气,又缓黄柏苦燥之弊。本证患者困于酒色,阳强不倒,胫痿不坚。辨证为水亏火旺,拟降心火滋肾水调治，降火则可除热救阴，滋水又能补肾熄火，方选三才封髓丹。方中天冬、人参、地黄益气养阴，气阴双补；黄柏苦寒泻火坚阴，砂仁和胃又防黄柏之苦寒与地黄之滋腻太过，甘草泻火和中。方药对症，服60剂两症皆除。

约言：郑钦安曰："封髓丹一方，乃纳气归肾之法，亦上、中、下并补之方也"。

3. 杞菊地黄丸治验

病例资料：吴某某，男，28岁。患强中2个月，昼日稍衰，夜五更尤甚，头昏目眩，神疲乏力，是为虚热上干，相火下乘。西医诊断为阴茎异常勃起，中医诊断为阳强，此为肾阴亏损，相火旺盛之证，当以降火、滋阴、软坚为治，方以杞菊地黄丸加减。

方药：熟地黄20 g、山药18 g、山萸肉10 g、云茯苓10 g、牡丹皮10 g、泽泻10 g、枸杞子12 g、甘菊15 g、昆布60 g、海藻60 g。21剂，水煎，每日1剂，早晚分服。

二诊：服20余剂，病愈大半。终以杞菊地黄丸每日早晚各9 g，用盐水送下，历月余得愈。

来源：谢星焕. 得心集医案[M]. 北京：中国中医药出版社. 2016.

按语：杞菊地黄丸出自董西园《医级·卷八》，主治肝肾阴虚证，具有滋肾养肝明目的功效。方中君药熟地黄补血滋肾阴、填精，枸杞子滋补肝肾精血；辅以山药益脾肾之阴而固精，山茱萸酸温益肝肾精血；佐以茯苓淡渗脾湿，牡丹皮清泄肝火，泽泻泄肾中湿浊，菊花清肝明目。本证患者强中2个月余，昼日稍衰，夜五更尤甚，属肾阴亏损，故见头晕目眩，神疲乏力；虚热上干，相火下乘而致阳强，故以杞菊地黄汤滋养肝肾之阴以降相火，加海藻、昆布以软坚，故获痊愈。

约言：此方可用于肝肾阴亏，眩晕耳鸣，羞明畏光，迎风流泪，视物昏花等。

4. 大补阴丸治验

病例资料：徐某，男，30岁，1965年4月1日初诊。患者自诉结婚4年，未育。在性交时，阴茎明显和持久地勃起，也不射精；性交后，阴茎还持久不倒。但逢疲劳过度时，反而出现遗精。经中西医各种检查和治疗，效果不良。脉沉细，苔白腻。西医诊断为阴茎异常勃起，中医诊断为阳强，此为相火过旺，肾气不足之证，当以益肾泻火为治，方以大补阴丸加减。

方药：生地12 g、败龟板12 g、川黄柏9 g、肥知母9 g、山栀9 g、木通4.5 g、怀牛膝9 g、龙胆草4.5 g。7剂，水煎，每日1剂，早晚分服。

二诊:上药服后,稍能射精,有好转之兆。方取前意,更进一筹。前方去山栀、木通、龙胆草,加生鳖甲 12 g、地鳖虫 6 g、炙山甲 6 g。7 剂,水煎,每日 1 剂,早晚分服。

三诊:服 7 剂后,性生活完全正常。2 年后,因其他疾病来我院诊治,诉说已生育 1 男孩,已有 2 岁。

来源:张羹梅. 临证偶拾[M]. 上海:上海科学技术出版社,1979.

按语:大补阴丸出自《丹溪心法》,用于阴虚火旺证,能滋阴降火。方中熟地滋补真阴,填精益髓;龟板滋阴潜阳,补肾健骨。二药相须,补阴固本,滋水亦可制火,共为君药。黄柏苦寒降泄,专泻肾与膀胱之火;知母苦寒质润,既能清泄肺胃肾三经之火,又能滋三经之阴。二者合用能清降阴虚之火,用以为臣。肾寄真阴,又藏元阳,为"水火之宅"。肾中水火,本以既济而相衡,若肾水亏,则肾阳必亢。《证治汇补》谓:"阴茎挺纵不收……为强中之证。"本证患者疲劳后易出现遗精,属肾阴不足,相火旺盛所致阳强不倒。故以大补阴丸能滋补肾阴,其中黄柏、知母更能泻相火,对阳强的治疗有一定作用,加龙胆草、山栀子、木通协助知母、黄柏泻相火,牛膝引火下行。二诊后改用山甲、鳖甲、地鳖虫等,因有通经活络之功效,以此为佐,无闭塞之虑。

约言:此方能骤补真阴,承制相火,较之六味功效尤捷。

5. 连梅汤加减治验

病例资料:吴某某,男,28 岁,1992 年 4 月 6 日初诊。患者阴茎易举,精液自流 2 月余。数日前性交后阴茎坚挺不收,皮色微紫,尿道胀痛,排尿不畅,精神紧张,头晕目眩,腰腿酸软。舌红少苔,脉弦细。西医诊断为阴茎异常勃起,中医诊断为阳强,此为阴虚阳亢之证,当以滋阴潜阳为治,方以连梅汤加味。

方药:黄连 6 g、五味子 6 g、乌梅 10 g、麦冬 10 g、玄参 10 g、知母 10 g、生地黄 15 g、昆布 30 g、海藻 30 g、生牡蛎(先煎)30 g、肉桂 2 g。7 剂,水煎,每日 1 剂,早晚分服。

二诊:服尽阴茎始软,诸症亦减。上方加白芍 15 g、木通 6 g、服 7 剂。

三诊:7 剂后,病愈大半。遂以杞菊地黄丸每日早、晚各 9 g,淡盐水送服,调理月余而愈。至今性功能正常。

来源:杨欣. 连梅汤男科临床运用举隅[J]. 浙江中医杂志,1995,(2):84.

按语:连梅汤出自《温病条辨》卷三,原方主治暑邪深入少阴,火灼阴伤,消渴引饮;暑邪深入厥阴,筋脉失养,手足麻痹等病证,具有清心泻火,滋肾养液之功效。方中黄连清心热;阿胶、生地、麦冬等甘寒滋阴生津;更以乌梅与黄连相合,有酸苦泄热之效,与生地、麦冬相合,有酸甘化阴之功。本证患者主要以阴虚阳亢为因,头晕目眩,腰腿酸软等阴虚表现;阴茎坚挺不收等阳亢表现。故以连梅汤加味滋阴潜阳,达到治疗目的。方中黄连、知母清泄君相之火;乌梅合白芍味酸,补肝之体;生地、麦冬、五味子益阴生津以资上源,使肺气清肃下降以生肾水;昆布、海藻、牡蛎入肾软坚,镇肝潜阳;肉桂合黄连交通心肾,引火归源;木通则通利关窍。方药对症,取效迅捷。

约言:此方亦可用于治疗心火上炽,肾水下亏的心肾不交证。

(二)肝火亢盛证

柴胡清肝汤治验

病例资料:张某,男,30岁,1992年4月4日诊。素来体健,嗜好烟酒,一月来因家事情怀抑郁,阴茎无故勃起,坚硬疼痛,久久不痿,面目红赤,烦渴疲倦,口唇干燥,夜不安卧,大便干结,5日一行,头目不清,舌淡红,苔薄黄,脉弦数。西医诊断为阴茎异常勃起,中医诊断为阳强,此为肝火亢盛之证,当以清肝泻热为治,方以柴胡清肝汤加味。

方药:柴胡10 g、黄芩10 g、栀子10 g、连翘10 g、甘草10 g、生大黄10 g、芒硝10 g、白芍10 g、牡丹皮10 g。7剂,水煎,每日1剂,早晚分服。

二诊:大便畅行,每日1次,安卧,思食。去芒硝加生地黄、泽泻10 g。服8剂后,症状消失。

来源:徐福松. 男科临证指要[M]. 北京:人民卫生出版社,2008.

按语:柴胡清肝汤出自《外科正宗》,主治血虚火动,肝气郁结,致患鬓疽,初起尚未成脓者,毋论阴阳表里,俱可服之,具有养血清火,疏肝散结的功效。方中柴胡、青皮疏肝解郁,黄芩、丹皮、山栀子清肝泻火,当归、芍药养血柔肝,钩藤清热平肝,芍药、甘草缓急止痛。诸药合用,有清肝泻火,疏肝解郁,缓急止痛之效。肝为刚脏,体阴用阳,喜疏泄条达,无抑郁不畅。本证患者情志不遂,肝郁化火,足厥阴肝经伤于热则放纵不收,肝之实热沿肝脉波及宗筋,故阳强不收。故以柴胡清肝汤清肝、泄热,顿挫火势,使肝之阴阳协调、气血冲和,阳强消失。

约言:血虚火动,肝气郁结,致患鬓疽,初起尚未成脓者,毋论阴阳表里,俱可服之。

(三)肝郁化火证

龙胆泻肝汤治验

病例资料:徐某,男,27岁,1984年11月14日初诊。患者1年来常有阴茎异常现象,近1月来病情加重,每在夜间阴茎肿胀疼痛,夜寝不安,烦躁易怒,口苦溲浊,排尿困难。舌苔黄,脉弦数。西医诊断为阴茎异常勃起,中医诊断为阳强,此为肝经实热之证,当以清泻肝火为治,方以龙胆泻肝汤加减。

方药:龙胆草16 g、黄芩12 g、山栀子9 g、柴胡8 g、生地15 g、当归15 g、木通9 g、车前子15 g、泽泻10 g、生甘草8 g。4剂,水煎,每日1剂,早晚分服。

二诊:服药2剂,阴茎勃起时间明显缩矩,持续1小时左右,上方续服2剂病愈。

来源:王勇毅.阴茎异常勃起10例治验[J].云南中医杂志,1988,2:28.

按语:龙胆泻肝汤出自《医方集解》,主治肝胆实火上炎,肝经湿热下注证,具有清脏腑热,清泻肝胆实火,清利肝经湿热之功效。方中龙胆草大苦大寒,既能清利肝胆实火,又能清利肝经湿热,故为君药。黄芩、栀子苦寒泻火,燥湿清热,共为臣药。泽泻、木通、车前子渗湿泄热,导热下行;实火所伤,损伤阴血,当归、生地养血滋阴,邪去而不伤阴血;共为佐药。柴胡舒畅肝经之气,引诸药归肝经;甘草调和诸药,共为佐使药。本证患者夜间阴茎肿胀疼痛,夜寝不安,平时烦躁易怒,口苦,属肝胆之火旺,《内经》云:"壮火食气",壮火蒸腾阴液。遂致宗筋失养,而成阴茎挺纵之症,故以龙胆泻肝汤苦寒泻火,加山栀子入肝经,清热、泻火、凉血;诸药合用,肝体柔润,木能曲直,病遂愈矣。

约言:此方为治疗肝胆实火上炎,肝经湿热下注之常用方。

(四)湿热下注证

龙胆泻肝汤治验

病例资料:王某,男,32岁,1982年3月5日就诊。患者因梦遗后阴茎勃起不软,红肿热痛难忍,烦躁不安,大便干,小便黄。舌质红,苔黄厚腻,脉滑数有力。西医诊断为阴茎异常勃起,中医诊断为阳强,此为肝经实热之证,当以清泻肝火为治,方以龙胆泻肝汤加减。

方药:龙胆草15 g、黄芩12 g、栀子10 g、泽泻10 g、木通10 g、车前子(布包)10 g、当归10 g、柴胡12 g、生地10 g、大黄(后下)6 g、生甘草5 g。9剂,水煎,每日1剂,早晚分服。服9剂,诸症消失。

来源:李晓三. 龙肠泻肝汤治疗男科病举隅[J]. 河北中医,1987,6:8.

按语:龙胆泻肝汤出自《医方集解》,主治肝胆实火上炎,肝经湿热下注证,具有清脏腑热,清泻肝胆实火,清利肝经湿热之功效。方中龙胆草大苦大寒,既能清利肝胆实火,又能清利肝经湿热,故为君药。黄芩、栀子苦寒泻火,燥湿清热,共为臣药。泽泻、木通、车前子渗湿泄热,导热下行;实火所伤,损伤阴血,当归、生地养血滋阴,邪去而不伤阴血;共为佐药。柴胡舒畅肝经之气,引诸药归肝经;甘草调和诸药,共为佐使药。本证患者会阴部疼痛难忍,烦躁不安,大便干,小便黄,属肝胆湿热下注所致。肝主筋,前阴为宗筋之会,肝郁日久化热伤津,肾阴受损,湿热乘肾虚之际流注下焦,发生阳强。故以龙胆泻肝汤清利湿热,加大黄助热下行,方证对应,数剂而安。

约言:此方为治疗肝胆实火上炎,肝经湿热下注之常用方。

(五)败精阻窍证

血府逐瘀汤合虎杖散治验

病例资料:秦某,男,34岁,1992年8月1日诊。近2个月来阴茎异常勃起,曾用己烯雌酚、镇静剂,及阴茎海绵体分流术。仍阴茎疼痛,皮色紫黯,牵及少腹,排尿欠畅,头昏目眩,心烦不安,舌淡紫,少苔,脉细涩。西医诊断为阴茎异常勃起,中医诊断为阳强,此为败精阻窍之证,当以化瘀通窍,活血通络为治,方以血府逐瘀汤合虎杖散加味。

方药:生地黄30 g、熟地黄30 g、生牡蛎30 g、丹参30 g、虎杖10 g、王不留行10 g、牛膝10 g、当归10 g、赤芍10 g、牡丹皮10 g、红花10 g、苏木10 g、乳香10 g、没药10 g、连翘10 g、浙贝母10 g、穿山甲10 g、皂角刺10 g、生甘草10 g、桃仁10 g、琥珀10 g。12剂,水煎,每日1剂,早晚分服。

二诊:12剂后阴茎退缩,少腹痛止,守方24剂后,症状消失。

来源:徐福松. 男科临证指要[M]. 北京:人民卫生出版社. 2008.

按语:血府逐瘀汤出自《医林改错》,主治胸中血瘀证,具有活血化瘀,行气止痛的功效。方中桃仁破血行滞而润燥,红花活血祛瘀以止痛,共为君药。赤芍、川芎助君药活血祛瘀;牛膝活血通经,祛瘀止痛,引血下行,共为臣药。生地、当归养血益阴,清热活血;桔梗、枳壳,一升一降,宽胸行气;柴胡疏肝解郁,升达清阳,与桔梗、枳壳同用,尤善理气行滞,使气行则血行,以上均为佐药。桔梗并能载药上行,兼有使药之用;甘草调和诸药,亦为使药。虎杖散出自《太平圣惠方》,主治血脉结滞,骨髓疼痛。苦杖即虎杖,其根气味苦微温,入足厥阴;麝香气味辛温,入手足少阴,能引入经络;乳香气味辛微温,入手足少阴,能逐瘀止痛,无论男女淋症,小溲疼痛,此药神效。两方合而用之,使血活瘀化气行,则诸症可愈。精窍以通为顺,本证患者久病气血运行缓滞,肝脉受阻,宗筋不收,精窍瘀阻,精液不易畅出,阳气通行不利,气滞血瘀,腐变阻窍,不通则痛,故见阴茎疼痛,皮色紫黯,牵及少腹,气血不能上荣与头,故见头晕目眩,肝脉受阻,君相不能相安,故见心烦。故以血府逐瘀汤合虎杖散,使血活瘀化气行,加苏木、穿山甲、皂角刺活血化瘀、通窍活络,经脉流利,阳强自愈。

约言:血府逐瘀汤为治胸中血瘀证之良方。《本事方释义》:"盖下焦本属至阴之处,此方取通则不痛之意。"

(六)瘀血阻滞证

血府逐瘀汤加减治验

病例资料:熊某,男,61岁,1986年11月10日初诊。近1周阴茎时常勃起,数小时不衰,阴茎疼痛,色紫黯,小腹及睾丸胀痛,小便滴沥难解,烦躁不安,寐差神倦,舌质暗红苔少,脉弦略数。西医诊断为阴茎异常勃起,中医诊断为阳强,此为瘀血阻滞,相火亢动之证,当以化瘀通络,引火归原为治,方以血府逐瘀汤加减。

方药:桃仁10 g、红花10 g、川芎10 g、赤芍10 g、山甲珠10 g、当归12 g、牛膝12 g、柴胡12 g、枳壳12 g、生地黄15 g、黄柏15 g、桔梗6 g、甘草5 g、肉桂(研末吞服)10 g、醋制鳖甲20 g。4剂,水煎,每日1剂,早晚分服。

二诊:服药4剂,诸症缓解。其后用知柏地黄丸调理善后,随访1年未见复发。

来源:龙银玖. 血府逐瘀汤临证举隅[J]. 陕西中医,1988,10:458.

按语:血府逐瘀汤出自《医林改错》,主治胸中血瘀证,具有活血化瘀,行气止痛之功效。方中桃仁破血行滞而润燥,红花活血祛瘀以止痛,共为君药。赤芍、川芎助君药活血祛瘀;牛膝活血通经,祛瘀止痛,引血下行,共为臣药。生地、当归养血益阴,清热活血;桔梗、枳壳,一升一降,宽胸行气;柴胡疏肝解郁,升达清阳,与桔梗、枳壳同用,尤善理气行滞,使气行则血行,以上均为佐药。桔梗并能载药上行,兼有使药之用;甘草调和诸药,亦为使药。本证患者见阴茎疼痛,皮色紫黯,乃瘀血阻滞络道;烦躁不安,阴茎异常勃起属相火亢动之证。盖年高之人,肾精本亏,相火妄动,络道为瘀血所阻,阳气遏于阴器,故发强中。故以血府逐瘀汤加山甲活血化瘀,醋鳖甲滋阴清热,牛膝引药下行，少佐肉桂以引浮动之相火归元。诸药合用使瘀去火平，纵者遂收。本病多由久病湿热，络阻血瘀，或火郁伤阴，阴虚血滞，新血不生，阴筋失养，旧血不去，宗筋不收，则阳强不倒，瘀阻气化不行，则小便滴沥难解，投以血府逐瘀汤，血活肿消，宗筋自守，阴茎自倒。

约言：此方为治胸中血瘀证之良方。

（七）气滞血瘀证

加味龙胆泻肝汤治验

病例资料：王某，男，34岁。1978年5月9日初诊。婚后1个月，阴茎勃起不落，在当地治疗无效。患者阴茎粗大，质硬，憋胀疼痛，皮色紫暗，触之痛甚。脉象弦，两尺脉洪大有力。西医诊断为阴茎异常勃起，中医诊断为阳强。此为肝胆湿热，瘀血内阻之证，当以化瘀通络，清肝泄热为治，方以加味龙胆泻肝汤。

方药：生地黄15 g、栀子9 g、木通9 g、龙胆草12 g、泽泻12 g、车前子12 g、黄芩15 g、柴胡6 g、当归12 g、甘草9 g、淡竹叶12 g、盐知母12 g、盐黄柏9 g。3剂，水煎，每日1剂，早晚分服。

二诊：服上方3剂，阴茎变细，质变软，疼痛减轻，皮色正常。继服上方4剂。于5月17日痊愈出院。

来源：编选组编. 河北中医验案选·李和治阳强验案［M］. 石家庄：河北人民出版社，1982.

按语：龙胆泻肝汤出自《医方集解》，具有清脏腑热，清泻肝胆实火，清利肝经湿热之功效。主治肝胆实火上炎证、肝经湿热下注证。方中龙胆草大苦大寒，既能清利肝胆实火，又能清利肝经湿热，故为君药。黄芩、栀子苦寒泻火，燥湿清热，共为臣药。泽泻、木通、车前子渗湿泄热，导热下行；实火所伤，损伤阴血，当归、生地养血滋阴，邪去而不伤阴血；共为佐药。柴胡舒畅肝经之气，引诸药归肝经；甘草调和诸药，共为佐使药。本证患者就诊时脉一派实象，查体：阴茎粗大，质硬，憋胀疼痛，皮色紫暗，触之痛甚。脉象弦，两尺脉洪大有力。属实证，实者宜泄，故以龙胆泻肝汤清之，加知母、黄柏以助清热之功。药对病机，故收神效。

约言：此方为治疗肝胆实火上炎，肝经湿热下注之常用方。

(八)痰火内蕴证

龙胆泻肝汤加减治验

病例资料:冯某某,男,35 岁,1983 年 8 月 4 日初诊。素体阳盛,好酒贪杯,恣食辛辣厚味,酿生痰热,日久化火。症见阳强不衰,心烦急躁,口腻而苦,渴不欲饮,大便秘结或黏稠不爽,尿少色黄,少腹拘急不适。舌质红苔腻,脉弦滑而数。西医诊断为阴茎异常勃起,中医诊断为阳强。此为痰火内蕴肝经之证,当以清肝泻火,化痰育阴为治,方以龙胆泻肝汤加减。

方药:龙胆草 10 g、栀子 10 g、黄芩 10 g、柴胡 10 g、生地 10 g、车前子(包煎)10 g、泽泻 10 g、当归 10 g、夏枯草 10 g、元明粉(分冲)10 g、木通 8 g、生甘草 5 g、远志 6 g、胆南星 6 g。2 剂,水煎,每日 1 剂,早晚分服。

二诊:药后大便通畅,阳强等症减轻。效不更方,上方减元明粉为 5 g,继服 2 剂。

三诊:患者告之,是药服完后,阳强消失,唯感腰酸身困,头昏耳鸣,舌淡苔薄,脉沉细数。据脉知其余邪未尽,肾阴又伤,遂以知柏地黄丸调理之,嘱其平时节欲,忌酒及少食辛辣动火之品。1984 年 12 月偶遇,随访其病未发。

来源:严斌育. 阳强治验举隅[J]. 陕西中医,1985,12:550.

按语:龙胆泻肝汤出自《医方集解》,具有清脏腑热,清泻肝胆实火,清利肝经湿热之功效。主治肝胆实火上炎证、肝经湿热下注证。方中龙胆草大苦大寒,既能清利肝胆实火,又能清利肝经湿热,故为君药。黄芩、栀子苦寒泻火,燥湿清热,共为臣药。泽泻、木通、车前子渗湿泄热,导热下行;实火所伤,损伤阴血,当归、生地养血滋阴,邪去而不伤阴血;共为佐药。柴胡舒畅肝经之气,引诸药归肝经;甘草调和诸药,共为佐使药。本证患者因贪杯,恣食辛辣,助热酿痰,痰火郁阻肝脉,故阳强不倒。故以龙胆泻肝汤加夏枯草,清泻肝火,胆星苦寒,为走经络、化热痰之妙品,元明粉通腑泻热,远志宁心安神,2 剂证减,6 剂获安。

约言:此方为治疗肝经实火上炎、湿热下注证的良方。

(九)肾阴不足证

大补阴丸加减治验

病例资料:缪某,男,29 岁,1995 年 12 月 12 日初诊。结婚 6 年,阳强易兴,行房举坚而精不泄,无快感,有时梦中遗精。舌苔淡白,脉沉细。西医诊断为阴茎异常勃起,中医诊断为阳强。此为肾阴不足,孤阳独亢之证,当以滋水潜阳为治，方以大补阴丸加减。

方药：大熟地12 g、秋石1.5 g、肥知母5 g、川黄柏9 g、炙龟板24 g、熟附片3 g、灵磁石15 g、炙地龙9 g。5剂，水煎，每日1剂，早晚分服。

二诊：症状同前，脉沉细泊不耐按，舌淡白，面部潮红。据其症情，乃属阴虚阳亢。再用滋水潜阳，辅以反佐法。

方药：大熟地12 g、川黄柏6 g、上肉桂1 g、肥知母6 g、炙龟板24 g、炒白芍9 g、熟附片3 g。5剂，水煎，每日1剂，早晚分服。

三诊：阳强已减，精神好转，脉沉细，舌淡白。治再阴阳并补。

方药：潞党参15 g、大熟地12 g、炒白术9 g、炙龟板15 g、鹿角片12 g、川黄柏6 g、肥知母5 g、上肉桂1 g、熟附片1.5 g、炙甘草3 g。5剂，水煎，每日1剂，早晚分服。

来源：张继泽，邵荣世. 张泽生医案医话集[M]. 北京：中国中医药出版社，2013.

按语：大补阴丸出自《丹溪心法》，能滋阴降火，用于阴虚火旺证。方中熟地滋补真阴，填精益髓；龟板滋阴潜阳，补肾健骨。二药相须，补阴固本，滋水亦可制火，共为君药。黄柏苦寒降泄，专泻肾与膀胱之火；知母苦寒质润，既能清泄肺胃肾三经之火，又能滋三经之阴。二者合用能清降阴虚之火，用以为臣。本证患者阳强之证系肾阴不足，以致水不制火，孤阳独亢，故见阳强易兴。治以大补阴丸加磁石、地龙滋水摄阳，制附片引火归源而渐见好转。勿误作实火而用苦寒直折。

约言：此方为治疗阴虚火旺证的常用方。

二、变证

（一）肝经化火兼湿热下注证

龙胆泻肝汤合八正散治验

病例资料：王某，男，32岁，1993年6月6日初诊。素嗜烟酒厚味，有乳糜尿病史年余，2周来阴茎异常勃起，茎中疼痛作痒，阴囊潮湿，抓破流污，排尿涩痛，心烦口苦，尿黄混浊，大便干结、艰涩难下，舌质淡红，苔中黄厚，脉濡。西医诊断为阴茎异常勃起，中医诊断为阳强，此为肝郁化火，湿热下注之证，当以清热利湿为治，方以龙胆泻肝汤合八正散化裁。

方药：龙胆草10 g、栀子10 g、黄芩10 g、柴胡10 g、生熟地黄10 g、泽泻10 g、车前子10 g、木通10 g、生甘草10 g、生大黄10 g、蒲公英30 g、薏苡仁

30 g、虎杖 30 g、赤芍 30 g。8 剂,水煎服,每日 1 剂,早晚分服。

二诊:8 剂后大便畅行,小便转清,再诊加女贞子、枸杞子,1 个月后阳强渐收,情欲复常。

来源:徐福松. 男科临证指要[M]. 北京:人民卫生出版社,2008.

按语:龙胆泻肝汤出自《医方集解》,主治肝胆实火上炎,肝经湿热下注证,具有清脏腑热,清泻肝胆实火,清利肝经湿热之功效。方中龙胆草大苦大寒,既可清泻肝胆实火,又能清利肝经湿热,故为君药;黄芩、栀子苦寒燥湿泄热,共为臣药;泽泻、木通、车前子引湿热下行而出,生地、当归养血滋阴,使邪去不伤阴,共为佐药,柴胡引药入肝,疏肝理气,甘草调和诸药,共为使药;诸药合用,泻中有补,补中有滋,祛邪不伤正。八正散出自《太平惠民和剂局方》,具有清热泻火,利水通淋之功效。主治湿热淋证。方中以滑石、木通为君药。滑石善能滑利窍道,清热渗湿,利水通淋,《药品化义》谓之:"体滑主利窍,味淡主渗热";木通上清心火,下利湿热,使湿热之邪从小便而去。萹蓄、瞿麦、车前子为臣,三者均为清热利水通淋之常用品。佐以山栀子仁清泄三焦,通利水道,以增强君、臣药清热利水通淋之功;大黄荡涤邪热,并能使湿热从大便而去。甘草调和诸药,兼能清热、缓急止痛,是为佐使之用。煎加灯心以增利水通淋之力。本证患者素来嗜酒,湿性黏腻重浊,善趋下焦肝肾,湿热下注,纠缠胶着,阻滞肝脉,困阻宗筋,故见阴茎异常勃起,茎中疼痛作痒,阴囊潮湿,抓破流污,排尿涩痛,心烦口苦,尿黄混浊。投以龙胆泻肝汤、八正散以清肝泻火利湿,加蒲公英、薏苡仁、虎杖清热祛湿,二便分消,邪有去路,经脉清顺,阳强自收。二诊加女贞子、枸杞子补益肝肾,助勃起恢复。

约言:龙胆泻肝汤为治疗肝胆实火上炎,肝经湿热下注之常用方;八正散为治疗热淋的常用方。

(二)肝肾阴虚证

1. 一贯煎加减治验

病例资料:赖某某,男,27 岁,已婚,1984 年 10 月 5 日初诊。患者素喜饮酒,醉后行房,阴茎持续勃起不衰,伴腰酸;阴茎根部酸痛,尿道胀痛,口苦渴,大便干燥,舌质红少津,脉虚弦。曾用针刺治疗效果欠佳。西医诊断为阴茎异常勃起,中医诊断为阳强。此为肝郁、肝肾阴虚之证,当以疏理肝气为治,方以一贯煎加减。

方药:北沙参 12 g、麦冬 12 g、熟地 12 g、杭芍 12 g、鳖甲 12 g、当归 12 g、

生地20 g、玄参20 g、川楝子6 g、甘草6 g、以鳖鱼头1只为引。3剂，水煎，每日1剂，早晚分服。

二诊：腰酸及阴茎根部酸胀有改善，阴茎开始转软，尿道胀痛减轻，口苦渴已减，上方加女贞子、旱莲草各12 g，再进3剂，并嘱之戒酒而愈。

来源：罗康华. 男科宜从肝论治[J]. 江西中医药，1988，6：48.

按语：一贯煎出自《续名医类案·心胃痛门》，具有滋阴疏肝之功效。主治肝肾阴虚，肝气郁滞证。方中重用生地黄滋阴养血、补益肝肾为君，内寓滋水涵木之意。当归、枸杞养血滋阴柔肝；北沙参、麦冬滋养肺胃，养阴生津，意在佐金平木，扶土制木，四药共为臣药。佐以少量川楝子，疏肝泄热，理气止痛，复其条达之性。该药性虽苦寒，但与大量甘寒滋阴养血药相配伍，则无苦燥伤阴之弊。诸药合用，使肝体得养，肝气得舒，则诸症可解。本证患者平素嗜酒，酿湿助热，热灼阴液，致肝肾阴虚，阳强不倒，予一贯煎中加麦冬、熟地、玄参起增液汤之功，能养阴增液，杭芍滋阴柔肝、调和肝脾。诸药合用滋养肝肾，条畅气机，逐渐缓解而愈。

约言：此方为养阴柔肝的代表方剂。

2. 一贯煎合甘麦大枣汤治验

病例资料：李某，男，38岁，已婚，1985年8月23日初诊。患者有慢性肝炎病史3年。半月来，阴茎异常勃起，每次持续6～8小时，胀痛难忍。肝区隐痛，目干涩，视物不清，头晕乏力，无故悲伤，不能自主，失眠多梦。舌红少苔，脉弦细。西医诊断为阴茎异常勃起，中医诊断为阳强，此为阴虚气郁，心气暗耗之证，当以滋阴理气，缓急宁神为治，方以一贯煎合甘麦大枣汤治之。

方药：沙参12 g、麦冬10 g、当归10 g、生地15 g、枸杞子12 g、川楝子6 g、白芍15 g、甘草10 g、小麦30 g、大枣5枚。服药4剂后，诸症减轻，经治半月，阴茎异常勃起遂愈。

来源：王勇毅. 阴茎异常勃起10例治验[J]. 云南中医杂志，1988，2：28.

按语：一贯煎出自《续名医类案·心胃痛门》，主治肝肾阴虚，肝气郁滞证，具有滋阴疏肝之功效。方中重用生地黄滋阴养血、补益肝肾为君，内寓滋水涵木之意。当归、枸杞养血滋阴柔肝；北沙参、麦冬滋养肺胃，养阴生津，意在佐金平木，扶土制木，四药共为臣药。佐以少量川楝子，疏肝泄热，理气止痛，复其条达之性。该药性虽苦寒，但与大量甘寒滋阴养血药相配伍，则无苦燥伤阴之弊。诸药合用，使肝体得养，肝气得舒，则诸症可解。甘麦大枣汤出自《金匮要略》，为安神剂，具有养心安神，和中缓急之功效。主治脏躁。方中小麦为君药，养心阴，益心气，安心神，除烦热。甘草补益心气，和中缓急，为臣药。大枣甘平质润，益气和中，润燥缓急，为佐使药。本证患者有慢性肝炎病史，为肝肾阴虚，宗筋失养；肝失疏泄，气郁不舒，见肝区隐痛，目干涩，视物不清，头晕乏力，无故悲伤，不能自主，失眠多梦。故治用一贯煎合甘麦大枣汤加白芍，滋阴柔肝，则阴足气达，宗筋柔和而病愈。

约言：一贯煎为养阴揉肝的代表方剂。甘麦大枣汤为治脏躁的常用方。

（三）湿热瘀阻证

1. 龙胆泻肝汤加减治验

病例资料：梁某，男，37岁，已婚，1966年11月11日初诊。患者性交后阴茎持续勃起5天。住院后曾组织院内外科医生会诊多次，经用多种方法治疗无效。患者素壮，阴茎坚勃，肿胀色黯，舌苔薄白根稍黄，脉弦滑。初始单用滋阴降火和通窍化瘀皆无效，后详询病情，方悉患者素日善饮，常酒后交接，忍精延欢。西医诊断为阴茎异常勃起，中医诊断为阳强，此为茎脉瘀阻，湿热下注厥阴之证，当以祛肝经湿热，活血散瘀为治，方以龙胆泻肝汤加减。

方药：龙胆泻肝汤水煎4剂，并予甘草梢30 g、黑豆60 g煎汤频服，药后尿道肿痛缓解，阴茎如故，又先后加桃仁、红花、琥珀粉、炮甲珠、元胡等药散瘀通络治疗，持续35天才松软正常，出院1年后其妻又生1女。

来源：曲锡萍. 活血化瘀法在男性生殖疾病中的应用[J]. 河北中医，1987，5：47.

按语：龙胆泻肝汤出自《医方集解》，多用于肝胆实火上炎，肝经湿热下注所致病证，具有清泻肝胆实火，清利肝经湿热之功效。方中龙胆草大苦大寒，既可清泻肝胆实火，又能清利肝经湿热，故为君药；黄芩、栀子苦寒燥湿泄热，共为臣药；泽泻、木通、车前子引湿热下行而出，生地、当归养血滋阴，使邪去不伤阴，共为佐药，柴胡引药入肝，疏肝理气，甘草调和诸药，共为使药；诸药合用，泻中有补，补中有滋，祛邪不伤正。本证患者饮酒恣欲。盖酒性温，最易助湿生热；酒后入房，忍精延欢，瘀血败精阻于脉络。故先以龙胆泻肝汤清泻肝经湿热，后加入桃仁、红花、炮甲珠等活血散瘀、通经活络；《医学启源》中记载甘草梢善去茎中痛，故加甘草梢缓解尿道肿痛。经治月余，终获良效。

约言：此方为治疗肝胆实火上炎，肝经湿热下注之常用方。

2. 龙胆泻肝汤合桃红四物汤治验

病例资料：童某，男，17岁，2001年7月21日初诊。患者每夜阳举坚硬，彻夜不倒，寐后其举状依然，次日精神萎靡，头晕乏力，偶有遗精，纳谷一般，口苦，记忆力差，学习时思想不能集中，小便色黄，大便正常，舌红苔薄黄，脉弦滑有力。西医诊断为阴茎异常勃起，中医诊断为阳强，此为阴虚火旺之证，当以滋阴降火为治，方以知柏地黄汤。

方药：知柏地黄汤。5 剂，水煎服。

二诊：药后诸症不减，舌脉同前。复为肝胆火旺，下焦热盛之证，当以清肝泻火利湿为治，方以龙胆泻肝汤加味。

方药：龙胆草 8 g、炒栀子 15 g、柴胡 10 g、泽泻 9 g、车前子 15 g、木通 6 g、生地黄 15 g、当归 12 g、远志 9 g、石菖蒲 10 g、黄芩 10 g。5 剂，水煎服。

三诊：服上药后，小便已不黄，余症依旧，舌淡红苔白，脉弦有力。复以阴虚火旺论治，仍拟知柏地黄汤加味。5 剂。药后诸症未除。

四诊：时隔 1 年，患者症状未曾改善，要求再次治疗。症见舌质红绛，脉弦滑。此为肝胆火旺之证，当以清泻肝火，软坚散结为治，方以龙胆泻肝汤合消瘰丸化裁。

方药：龙胆草 9 g、炒栀子 10 g、黄芩 9 g、车前子 15 g、泽泻 12 g、木通 5 g、生地黄 9 g、当归 12 g、玄参 15 g、牡蛎 30 g、浙贝母 10 g、夏枯草 15 g。5 剂，水煎服。

五诊：患者服上药 5 剂后诸症鲜效，脉舌同前，有肝胆热盛之症。据舌脉似属瘀血作祟。遂以湿热兼瘀血论治，方以龙胆泻肝汤合桃红四物汤化裁。

方药：桃仁 9 g、红花 9 g、赤芍 15 g、当归 12 g、生地黄 9 g、川芎 15 g、丹参 30 g、龙胆草 6 g、炒栀子 12 g、柴胡 9 g、黄芩 10 g、车前子 15 g、泽泻 10 g、甘草 6 g。嘱服 3 剂，以观其效。

六诊：药后告曰，诸症消失，偶有遗精，乏力，要求调方以巩固。观其舌淡红苔薄白，脉弦缓。遂处以金锁固精丸化裁以善后，追访年余，身体健康，高考顺利。

来源：孙在典，李慧. 中医男科名家验案精选[M]. 北京：人民卫生出版社，2010.

按语：龙胆泻肝汤出自《医方集解》，多用于肝胆实火上炎，肝经湿热下注所致病证，具有清泻肝胆实火，清利肝经湿热之功效。方中龙胆草大苦大寒，既可清泻肝胆实火，又能清利肝经湿热，故为君药；黄芩、栀子苦寒燥湿泄热，共为臣药；泽泻、木通、车前子引湿热下行而出，生地、当归养血滋阴，使邪去不伤阴，共为佐药，柴胡引药入肝，疏肝理气，甘草调和诸药，共为使药;诸药合用,泻中有补,补中有滋,祛邪不伤正。桃红四物汤为调经要方之一,是《玉机微义》转引的《医垒元戎》中的一个方子,也称加味四物汤,桃红四物汤这一方名始于见《医宗金鉴》。该方由四物汤加味桃仁、红花而成,功效为养血活血。方中以强劲的破血之品桃仁、红花为主,力主活血化瘀;以甘温之熟地、当归滋阴补肝、养血调经;芍药养血和营,以增补血之力;川芎活血行气、调畅气血,以助活血之功。本证患者身体强壮,正值豆蔻年华,又无其他病史,虚证实不存在,痰证亦不成立,观其舌红而嫩,苔黄而不燥,再究其舌下脉络曲张紫暗,复诊其脉弦滑而不畅,详加考究,此例连续数年,经用滋阴降火乏效,更弦为肝胆火旺,又以清肝泻火论治亦不效者,实属辨证不当,经详察有瘀血现象,遂以瘀血论治,效如桴鼓,故辨证论治之理论,是中医治疗疾病的关键所在。

约言:桃红四物汤有使瘀血祛、新血生、气机畅,化瘀生新的特点。

第四节 阴 冷

男子性欲低下是指成年男子持续或反复地对性幻想和性活动不感兴趣,出现与其自身年龄不相符的性欲望和性兴趣淡漠,不能引起性兴奋,进而表现性行为表达水平降低和性活动能力减弱,甚至完全缺乏。原发性性欲低下是指发作年龄起始于青春期,多伴有性腺功能低下;继发性性欲低下是指发作年龄起始于成年期,性欲曾经正常;完全性性欲低下是指持续的,包容了所有形式的性表达;境遇性性欲低下是指偶发的,常限于某些特定条件、特定伴侣或特定性活动方式。原发性性欲低下所占比例较少,多数为继发性性欲低下。临床上单纯性的性欲改变比较少见,大多与其他性功能障碍(阳痿、早泄及其他性功能障碍)并存,或者说是某些疾病的并发症。中医学认为性欲的产生是由神足、气充、血盛、精固协调而发,性欲低下的基本病机为气郁、湿阻、精亏、气血不足等。气机失调、郁怒伤肝;痰浊内阻,气机不达;久病伤精耗血,肝络失养,天癸不充、命火虚衰;劳心思虑过度,损伤心脾等,均可导致性欲低下。

一、常证

(一)肝气郁结证

1. 逍遥散治验

病例资料:孙某,男,38 岁,2008 年 2 月 12 日初诊。性欲低下 2 年余。2 年前因工作缘故精神不悦,情绪低落,郁郁寡欢,胸胁胀满,喜叹息,后性欲渐低下,自行服用补肾壮阳药物未曾见效,遂就诊。查体:舌红苔黄,脉弦,阴囊、睾丸附睾及精索未触及异常。实验室检查:性激素五项检查、尿常规、前列腺液常规检测均正常。舌红苔黄,脉弦。西医诊断为性欲低下,中医诊断为阴冷,此为肝气郁结之证,当以疏肝解郁为治,方以逍遥散加减。

方药:柴胡 9 g、白芍 12 g、白术 12 g、当归 10 g、茯苓 15 g、白蒺藜 15 g、枳壳 15 g、杜仲 15 g、石菖蒲 10 g、合欢皮 10 g、远志 10 g、薄荷 3 g。14 剂,水煎服,每日 1 剂。

二诊:胸胁胀满、郁郁寡欢等症状好转,但仍感性欲低下,遂守上方加淫羊藿 20 g、露蜂房 10 g,继续服用半个月症状基本消失,性欲正常,痊愈。

来源:张敏建,郭军. 中西医结合男科学[M]. 北京:科学出版社,2011.

按语:逍遥散出自《太平惠民和剂局方》,主治肝郁血虚脾弱证,有疏肝解郁,养血健脾之功效。方中以柴胡疏肝解郁,使肝郁得以条达,为君药。当归甘辛苦温,养血和血,且其味辛散,乃血中气药;白芍酸苦微寒,养血敛阴,柔肝缓急;归、芍与柴胡同用,补肝体而助肝用,使血和则肝和,血充则肝柔,共为臣药。木郁则土衰,肝病易传脾,故以白术、茯苓、甘草健脾益气,非但实土以御木乘,且使营血生化有源,共为佐药。用法中加薄荷少许,疏散郁遏之气,透达肝经郁热;烧生姜降逆和中,且能辛散达郁,亦为佐药。柴胡引药入肝,甘草调和药性,二者兼使药之用。全方使肝郁得疏,血虚得养,脾弱得复,气血兼顾,肝脾同调,立法周全,组方严谨,故为调肝养血健脾之名方。本证患者两年前有心理压力大的诱因,情志不畅,肝木不能条达,则肝体失于柔和,以致肝郁血虚,后伴随郁郁寡欢,胸胁胀满,喜叹息等症状,查体及辅助检查均未发现异常,治宜疏肝解郁,养血健脾。治当疏肝解郁方中柴胡、薄荷并加枳壳、白蒺藜以疏肝解郁;当归、白芍养血柔肝;白术、茯苓健脾化湿。加石菖蒲、合欢皮、远志疏郁调神;杜仲、淫羊藿、露蜂房以补肾益精、兴性助欲。

约言:本方为治疗肝郁血虚脾弱证之基础方,亦为妇科调经之常用方。

2. **四逆散治验**

病例资料:张某,男,35 岁,1993 年 12 月 8 日初诊。患者身体素壮,无慢性疾患,婚后 1 年余,自觉性功能有所减退,阴茎举而不坚,甚则痿软,难以交媾 2 个月。患者比妻子大 12 岁,曾因要求房事遭拒,心情抑郁,逐渐失去同房兴致。自觉勃起差,2 个月来虽有多次同房,但觉无强烈欲望,阴茎虽然能勃起,但痿软较早,不能完成房事过程,伴见胸闷不舒,太息频作。舌质红,苔薄,脉弦。西医诊断为性欲低下,中医诊断为阴冷,此为肝气郁闷,气机不畅,肝气郁滞之证,当以疏肝理气为治,方以四逆散加减。

方药:柴胡 12 g、白芍 10 g、枳壳 12 g,当归 10 g、白蒺藜 24 g、路路通 6 g、砂仁 3 g、黄柏 6 g、蜈蚣 1 条。7 剂,水煎服,每日 1 剂,早晚分服,同时配合心理疏导。服药 4 剂后同房时勃起正常,7 剂后同房阴茎勃起而坚,尽兴而愈。

来源:邱德文,沙凤桐. 中国名老中医药专家学术经验集 1[M]. 贵阳:贵州科学技术出版社,1994.

按语:《四逆散》出自《伤寒论》,多用于阳郁厥逆,肝郁脾滞等病证,具有透邪解郁,疏肝理脾之功效。方中柴胡入肝胆经,升发阳气,疏肝解郁,透邪外出,为君药。白芍敛阴,养血柔肝,为臣药,与柴胡合用,以补养肝血,条达肝气,可使柴胡升散而无耗伤阴血之弊;且二者恰适肝体阴用阳之性,为疏肝法之基本配伍。佐以枳实理气解郁,泄热破结,与柴胡为伍,一升一降,增舒畅气机之功,并奏升清降浊之效;与白芍相配,又能理气和血,使气血调和。甘草调和诸药,益脾和中。四药配伍,共奏透邪解郁、疏肝理脾之效,使邪去郁解,气血调畅,清阳得伸,四逆自愈。原方用白饮(米汤)和服,亦取中气和则阴阳之气自相顺接之意。本证患者因要求房事遭拒,致郁郁不舒,渐失同房兴致,病由情绪所生。患病以来,情绪不佳,气机瘀滞胸胁,遂致胸闷不舒,太息频作。舌质红,苔薄,脉弦,乃肝气郁结之舌脉,四诊合参,辨为肝气郁滞证,故以四逆散理气解郁,以使气机畅达;配以砂仁、白蒺藜、路路通等通气活血,以使气血充盈,血脉通畅,宗筋得以濡养,则诸证皆消。临床中,性功能减退的发生多与情志因素有关,临证应详问病史,了解病情特征,以心理治疗和药物治疗相配合,使患者消除思想上的顾虑,树立战胜疾病的信心,正确对待疾病,以促进病情顺利康复。该例患者采用心理疗法和药物治疗相配合的方法,正所谓"疏其气血,令其条达,而至和平",身心同调,则性功能减退自可改善而恢复正常。

约言:本方原治阳郁厥逆之证,后世拓展用作疏肝理脾之基础方。

（二）心脾不足证

归脾汤治验

病例资料：吕某，38 岁，2007 年 12 月初诊。自述“性欲低下 1 年余”，1 年前无明显诱因下出现性欲低下，阴茎勃起不坚，不能完成房事，伴有面色萎黄，头晕目眩，后来出现心悸气短，健忘多梦，消瘦纳差，大便溏薄等症状，既往有神经衰弱病史 5 年，偶有饮酒，不喜吸烟。舌淡体胖有齿痕，苔白，脉细弱。西医诊断为性欲低下，中医诊断为阴冷，此为心脾不足，气血亏虚之证，当以调养心脾，益气养血为治，方以归脾汤加减。

方药：党参 15 g、白术 20 g、远志 10 g、枳壳 15 g、香附 10 g、龙眼肉 15 g、木香 15 g、当归 10 g、陈皮 10 g、酸枣仁 10 g、茯神 15 g、甘草 6 g。7 剂，水煎，每日 1 剂，早晚分服。服药 20 剂余，症状逐渐消失。

来源：张敏建，郭军. 中西医结合男科学[M]. 北京：科学出版社，2011.

按语：归脾汤出自《正体类要》，多用于心脾气血两虚，脾不统血之证，有益气补血，健脾养心之功效。方中黄芪甘温，补脾益气；龙眼肉甘平，既补脾气，又养心血，共为君药。人参、白术皆为补脾益气之要药，与黄芪相伍，补脾益气之功益著；当归补血养心，酸枣仁宁心安神，二药与龙眼肉相伍，补心血、安神志之力更强，均为臣药。佐以茯神养心安神，远志宁神益智；更佐理气醒脾之木香，与诸补气养血药相伍，可使其补而不滞。炙甘草补益心脾之气，并调和诸药，用为佐使。引用生姜、大枣，调和脾胃，以资化源。本证患者以性欲低下为主症，阴茎勃起不坚，不能完成房事，伴有面色萎黄，头晕目眩，心悸气短，健忘多梦，消瘦纳差，大便溏等，既往有神经衰弱病史，再结合舌脉，可以看出此乃思虑过度，劳伤心脾，气血日耗所致心脾不足、气血亏虚之证。患者心脾气血暗耗，神无所主，意无所藏，故见心悸怔忡，健忘失眠。脾虚运化无力，化源不足，气血衰少，而见食少体倦，面色萎黄，舌质淡，苔薄白，脉细弱，故以归脾汤补益心脾，益气养血，则诸症自除。

约言：本方为补益心脾之常用方。

（三）肾阴不足证

虎潜丸治验

病例资料：张某，男，35 岁，2008 年 2 月 1 日初诊。患者自述婚前就有阳痿难举病史，并几次欲与女朋友试交，但每举不成，婚后依然，渐兴趣全无。在当地屡求医治，先后服用中药温肾壮阳之剂年余，仍性欲低下、阳痿不举，并伴有神疲乏力，头昏耳鸣，腰酸膝软，五心烦热，骨蒸盗汗，查舌质红，苔薄，脉细数。西医诊断为性欲低下，中医诊断为阴冷，此为肾阴不足之证，当以滋阴泻火，强壮筋骨为治，方以虎潜丸加减。

方药：黄柏 6 g、知母 6 g、熟地 15 g、虎骨（注：现已禁用，可用其他药代替）10 g、龟板（先煎）15 g、锁阳 10 g、当归 10 g、牛膝 10 g、白芍 10 g、陈皮 10 g、紫河车 10 g。7 剂，水煎，每日 1 剂，早晚分服。服药 3 周后性欲渐长，阴茎勃起改善，能成其事。其后按原方出入再服药 2 月余，3 月后随访无复发，其妻已怀孕 2 个月。

来源：张春亭，刘建国，金保方，等. 徐福松教授辨治性欲低下证治经验[J]. 南京中医药大学学报，2009，25(2)：2.

按语：虎潜丸出自《丹溪心法》，多用于肝肾不足，阴虚内热之痿证，具有滋阴降火，强壮筋骨之功效。方中重用黄柏，配合知母以泻火清热，熟地、龟板、白芍滋阴养血，虎骨强壮筋骨，锁阳温阳益精，干姜、陈皮温中健脾，理气和胃。诸药合用，共奏滋阴降火，强壮筋骨之功。本方与大补阴丸均有熟地、龟板、黄柏、知母，有滋补肝肾之阴，清降虚火之功，用于肝肾阴虚火旺证。大补阴丸以猪脊髓、蜂蜜为丸，故滋补精血之功略胜；本方尚有锁阳、虎骨、白芍、干姜、陈皮，故补血养肝之力较佳，并有很好的强筋壮骨作用，且补而不滞。本证患者性欲低下、阳痿不举，前医不加辨证地一见性欲低下、阳痿不举就给予温肾壮阳之剂，治疗年余病情无改善，显然治法用药失当，药不对证，并因滥用壮阳，伤及真阴，致使阴精亏损，阴不济阳，阳无所依，宗筋失养。从现在患者性欲低下、阳痿不举，并伴有神疲乏力，头昏耳鸣，腰酸膝软，五心烦热，骨蒸盗汗等来看，属肾阴不足证，根据辨证论治的原则，宜滋阴填精，补肾充髓，使阴精充足，与阳相济，阳得阴助，宗筋受润则功能无穷，诸证皆消。

约言：为治痿证的专方。

（四）肾阳亏虚证

1. 赞育丹治验

病例资料：王某，男，32 岁，1988 年 12 月初诊。患者结婚 4 年不育，近年来渐渐阳物不举，直到性欲全无，伴畏寒肢冷，腰膝酸软，神疲乏力，不思饮食，尤以上午头昏身重，至夜神情清爽，小便清长频数，余沥不尽，大便时溏，查舌质红，苔白，脉弦。西医诊断为性欲低下，中医诊断为阴冷，此为肾阳亏虚之证，当以温补肾阳，填精补血为治，方以赞育丹加减。

方药:肉桂(后下)3 g、熟地 10 g、茯苓 10 g、泽泻 10 g、肉苁蓉 10 g、鹿角霜 10 g、怀山药 15 g、制附片 15 g、锁阳 10 g。5 剂,水煎服,每日 1 剂,早晚分服。服药 5 剂后,诸症状好转,守方继服 7 剂,诸症状已除,性欲恢复正常,阳物已能勃起。

来源:张春亭,刘建国,金保方,等. 徐福松教授辨治性欲低下证治经验[J]. 南京中医药大学学报,2009,25(2):2.

按语:赞育丹出自《景岳全书》,多用于治疗下元虚寒,阳痿精衰无子之病证,具有补肾壮阳,填精补血之功效。本方集附子、肉桂、杜仲、仙茅、巴戟天、淫羊藿、肉苁蓉、韭子、蛇床子等大队辛热温肾壮阳之品以温壮元阳,补益命火;配以熟地黄、当归,枸杞子、山茱萸等填精补血,阴中求阳,制阳药之温燥;又有白术益气健脾,先后天并补,诸药配伍,共成温肾壮阳,填精补血之功。本证患者因肾气虚寒,命门火衰,而致性欲淡漠,作强无能,进而不育。患者因阳虚阴盛,夜间真阴将阳气格拒于外,故表现为虚阳外浮,神情清爽之状。至早晨阳气渐升,方能阳气入阴,头昏身重作欲睡状。因本证兼见小便频数,余沥不净,故以泽泻、茯苓利水渗湿,辅以肉桂温阳化气,肾阳足,精血充,则诸证皆消。

约言:阳痿精衰,虚寒无子等证妙方。

2. 真武汤治验

病例资料:杨某,男,32 岁,1987 年 3 月 8 日初诊。患者婚后 4 年未育,其妻多次妇科检查正常。患者自述性欲低下,畏寒肢冷,腰膝酸软,精液稀薄,纳差,口淡不渴,小便时有不利,舌质淡体胖,苔白略腻,脉弦滑,精液检查密度为 10×10^6/mL,活力 1 级,前医诊断为肾阳不足,治以温补肾阳,方用右归饮并加服金匮肾气丸,服汤药月余,肾气丸已服 2 年,但收效甚微。西医诊断为性欲低下,中医诊断为阴冷,此为肾阳虚衰,阳虚水泛之证,当以温肾壮阳,化气利水为治,方以真武汤加减。

方药:熟附片 9 g、茯苓 15 g、白芍 12 g、白术 15 g、车前子 30 g、川牛膝 15 g、白芥子 10 g、生姜为引。5 剂,水煎,每日 1 剂,早晚分服。

二诊:连服 5 剂后食欲变好,性欲增加,诸症好转,续以上方加菟丝子 30 g、淫羊藿 15 g。18 剂,水煎服,每日 1 剂,早晚分服。精液检查密度为 60×10^6/mL,活力 4 级,病告痊愈,其妻于 1988 年受孕生子。

来源:马汉周,郑崎峻. 男性不育虚瘀论[J]. 山东中医药大学学报,1992(04):20-21.

按语:真武汤出自《伤寒论》,多用于治疗脾肾阳虚,水湿泛滥之证,亦可治疗太阳病发汗太过,阳虚水泛证,具有温阳利水之功效。方中君以大辛大热之附子,温肾助阳以化气行水,暖脾抑阴以温运水湿。茯苓、白术补气健脾,利水渗湿,合附子可温脾阳而助运化,同为臣药。佐以辛温之生姜,配附子温阳散寒,伍苓、术辛散水气,并可和胃而止呕。配伍酸收之白芍,其意有四:一者利小便以行水气,《本经》言其能"利小便",《名医别录》亦谓之"去水气,利膀胱";二者柔肝缓急以止腹痛;三者敛阴舒筋以解筋肉动;四者防止附子燥热伤阴,亦为佐药。全方泻中有补,标本兼顾,共奏温阳利水之功。本证患者口淡不渴,小便时有不利,舌质淡体胖,苔白略腻,脉弦滑,属水湿内停之象,前医诊断为肾阳不足,治以温补肾阳,方用右归饮配合服用金匮肾气丸,显然欠妥。本证中用真武汤加车前子,意在温阳利水,通利精道;水湿积聚,化瘀为痰,痰瘀相关,不可不防,故用牛膝、白芥子以通经化瘀消痰。患者纳增性旺、诸症好转后,加用菟丝子、淫羊藿旨在促进肾之精气旺盛,使精子的密度及活力增加。患者阳气足,水湿去,精道通,则诸证皆消。

约言:本方为温阳利水之基础方。

二、变证

(一)心肾不交证

交泰丸治验

病例资料:张某,男,28 岁,2004 年 12 月初诊。患者自述考研究生屡考不中,有神经衰弱病史,3 年来性生活不满意,近半年阴茎举而不坚,性欲减退,伴有头晕耳鸣,两目干涩,失眠多梦,健忘心烦,神疲肢倦,查舌质红,苔薄少,脉沉细数。西医诊断为性欲低下,中医诊断为阴冷,此为心肾不交之证,当以交通心肾为治,方以交泰丸加减。

方药:黄连 2 g、肉桂(后下)2 g、益智仁 10 g、熟地 10 g、杜仲 10 g、当归 10 g、枸杞子 10 g、山茱萸 10 g、鳖甲 10 g、龟板 10 g、紫丹参 10 g、金樱子 10 g、沙苑子 10 g、何首乌 10 g。7 剂,水煎,每日 1 剂,早晚分服。守方服用 30 剂余,病告痊愈。

来源:张春亭,刘建国,金保方,等. 徐福松教授辨治性欲低下证治经验[J]. 南京中医药大学学报,2009,25(2):2.

按语:交泰丸出自《韩氏医通》,多用于水不济火,心火上亢之证,具有交通心肾之功效。方中以黄连为君药,苦寒入心,清降心火。佐以辛热之肉桂,温助肾阳。二药相伍,使心火得降,肾阳得复,肾水上承,心肾相交,《韩氏医通》赞其"能使心肾交于顷刻"。本证患者因考试急切,耗费心神,致心火偏亢,水火不济,心神不安,故见怔忡不宁,寐差梦多,健忘心烦之象,日久则伤肾,故见头晕耳鸣,两目干涩,神疲肢倦之象。故以本方为基础,辅以益智仁、熟地、杜仲、当归、枸杞、鳖甲等滋阴益精补血之品,交通心肾,填精补血,则诸证皆消。

约言:本方为治心肾不交,心火上亢之神志不安证之代表方。

(二)阴精暗耗,虚阳浮动证

地黄饮子治验

病例资料:李某,男,30岁,1981年3月5日初诊。患者性欲低下、阳痿已近1年,伴心悸、失眠、头痛,测其心率118次/分,心电图提示窦性心动过速,查其舌质淡无苔,脉细数。西医诊断为性欲低下,中医诊断为阴冷,此为阴精暗耗,虚阳浮动之证,当以滋阴填精,益肾温阳为治,方以地黄饮子加减。

方药:熟地黄30 g、巴戟天30 g、山茱萸30 g、肉苁蓉30 g、炮附子30 g、石斛15 g、五味子30 g、桂皮30 g、白茯苓30 g、麦门冬15 g、远志15 g、菖蒲15 g、淫羊藿15 g、枸杞子15 g、鹿角胶15 g。7剂,水煎,每日1剂,早晚分服。服药20剂后,测心率变为98次/分,宗上方服至月余,脉率恢复正常,性欲也渐旺盛。

来源:郝文轩.心动过速的几种治法[J].辽宁中医杂志,1982(8):3.

按语:地黄饮子出自《圣济总录》,多用于下元虚衰,浊阴上泛之喑痱证,具有滋肾阴,补肾阳,化痰开窍之功效。"喑"者,舌强不能言。一因肾脉通于舌本,下元虚惫,肾精不能上荣于舌;二因肾阳不足,失于蒸化,水湿内停,泛而为痰,痰浊阻于心窍。"痱"者,足废不用。缘于肾虚不能主骨,则骨痿不用。阴虚内热,故口干不欲饮;虚火上浮,则面赤;肾阳亏虚,不能温煦于下,故足冷;脉沉细弱,为阴阳两虚可见之脉。方中熟地黄、山茱萸滋补肾阴,填补肾精;肉苁蓉、巴戟天温养肾阳。四药相伍,阴阳并补,益肾填精,共为君药。附子、肉桂温助真元,摄纳浮阳,引火归原,与君药相伍,以增温补肾阳之力,为臣药。麦冬、五味、石斛滋阴敛液,育阴以配阳,与君药相伍,以增补肾阴、益肾精之力,亦为臣药。佐入石菖蒲、远志、茯苓交通心肾,开窍化痰。少佐薄荷,借其轻清疏散之性,以助解郁开窍之力;引用生姜、大枣,调阴阳,和气血。诸药合用,滋补肾阴,温养肾阳,交通心肾,化痰开窍。本证患者下元虚惫,虚阳上浮,痰浊上泛,故可见心悸、失眠、头痛,脉细数等症状，下元虚惫，肾精不能上荣于舌，故可见舌质淡无苔。本证以地黄饮子原方温填下焦，以昌肾阳，加淫羊藿、枸杞子、鹿角胶等以启性欲，下元既补，痰浊又化，则喑痱可愈矣。

约言：本方为治疗肾虚喑痱之代表方。

第五节　淫　证

淫证，又被称为"阳事亦举"，相当于西医的性欲亢进。性欲亢进是指性欲的强度和频率超过正常人群的一般要求，出现频繁的性兴奋现象，对性行为有迫切要求、性交时间也相对延长，如所求不能满足，则情绪不稳定、焦虑、烦躁、手淫，或容易导致性关系紊乱。在临床中，阴虚阳亢型的性欲亢进经常见到，明代缪希雍《本草统疏·续序例上》云："阳强不倒，属命门火实，孤阳无阴所致"，说明性欲亢进属"相火妄动"之范畴。《格致余论·相火论》曰："相火易起，五性厥阴之火相煽，则妄动矣。"因此，淫证多从相火论治。普遍认为，淫证有虚火、实火两种情况。虚火多因恣情纵欲，阴精亏损，肾水不能制阳，虚阳上亢所致相火妄动。实火多为素体阳盛，或过食补阳助火之物的阳亢，或肝郁气滞，郁久化火，相火炽盛者。现代医学认为，性欲亢进是性中枢兴奋过度所致。大部分患者多是由贪恋色情、热衷于色情小说、黄色录像等精神心理因素导致，少部分患者是由于阴茎组织对睾酮敏感性增加等器质性病变导致。也有一部分患者是由于服用促性腺激素类药物或睾酮类药物等药物性因素引起。

相火妄动证

1. 知柏地黄丸治验

病例资料：肖某，男，28 岁，1982 年 5 月 29 日初诊。患者性欲过度，每日交合，妻子现因怀孕而且呕吐，劝其暂时停止性生活，但患者不能控制。因妻回娘家住宿而夜不安眠，或梦交遗泄，无奈将妻接回家中强行进行性生活。妻子以陪自己治恶阻为理由让患者一起来治病。患者自述便干溲赤。舌红无苔，脉细数。西医诊断为性欲亢进，中医诊断为淫证，此为肾阴虚，相火妄动之证，当以滋阴降火为治，方选知柏地黄丸加减。

方药：知母 9 g、黄柏 9 g、生熟地黄 9 g、牡丹皮 9 g、泽泻 9 g、山茱萸 9 g、酸枣仁9 g、远志9 g、合欢花9 g。7剂，水煎服，每日1剂，早晚分服。7天后又陪妻子来治恶阻病时，自述服药后未行房事，夜能安眠。1年后携子来谢，并述房事有节，每周1~2次。

来源：孙在典，李慧．中医男科名家验案精选[M]．北京：人民军医出版社，2010．

按语：知柏地黄丸出自《医方考》，多用于阴虚火旺所致骨蒸潮热，虚烦盗汗，腰脊酸痛，遗精等病证，具有滋阴降火之功效。方以六味地黄丸加知母（盐炒），黄柏（盐炒）各6 g组成。六味地黄丸以熟地黄滋阴补肾，填精益髓，为君药，山茱萸滋补肝肾，秘涩精气；山药健脾补虚，涩精固肾，共为臣药，君臣相伍，不仅滋阴益肾之力相得益彰，而且兼具养肝补脾之效。泽泻利湿泻浊，并防熟地之滋腻恋邪；以牡丹皮清泻相火，并制山茱萸之温；茯苓淡渗脾湿，助泽泻以泄肾浊，又助山药健脾以充养后天，俱为佐药。六味相合，为平补肾阴之要方。知柏地黄丸以六味地黄丸为基础，辅以知母，黄柏泻火滋阴。淫证多从相火论治，本证患者性欲旺盛，乃相不安位所致。夜而不眠，梦交遗精，可见患者有肾阴虚证候，结合舌脉，故而从肾阴不足论治，选知柏地黄丸，可清妄动之相火，滋补肾阴，辅以酸枣仁、远志、合欢花解郁安神，标本同治，则诸证皆消。

约言：知柏地黄汤为滋阴降火之妙方。

2. 龙胆泻肝汤治验

病例资料：胡某，男，28岁，1993年5月10日初诊。患者结婚6年余，育有一女，现年5岁。患者体壮而喜饮膏浆，近3年以来，阳事易举，同床必有性生活，少则2~3次，尚感不足，故时或分床而卧，然思欲则阴茎必举而手淫。平时常感口苦易怒，便干，乏力。舌红，苔黄，脉来弦数。西医诊断为性欲亢进，中医诊断为淫证，此为肝火下行，宗筋被火鼓动，阳事易举之证，当以清肝泻火为治，方以龙胆泻肝汤加减。

方药：龙胆草12 g、栀子10 g、黄芩10 g、柴胡12 g、生地黄12 g、木通6 g、泽泻12 g、车前子（包）15 g、生甘草6 g、当归12 g、牛膝10 g、黄柏10 g。5剂，水煎，每日1剂，早晚分服。上方前后出入共投20剂余，易怒面赤之象始好转，继而思淫时阴茎勃起之象渐缓，最后勃起已能自控。

来源：孙在典，李慧．中医男科名家验案精选[M]．北京：人民军医出版社，2010．

按语：龙胆泻肝汤出自《医方集解》，多用于肝胆实火上炎，肝经湿热下注所致病证，具有清泻肝胆实火，清利肝经湿热之功效。方中龙胆草大苦大寒,既可清泻肝胆实火,又能清利肝经湿热,故为君药;黄芩、栀子苦寒燥湿泄热,共为臣药;泽泻、木通、车前子引湿热下行而出,生地、当归养血滋阴,使邪去不伤阴,共为佐药,柴胡引药入肝,疏肝理气,甘草调和诸药,共为使药;诸药合用,泻中有补,补中有滋,祛邪不伤正。本例患者平时口苦易怒,乃肝胆热盛之象,结合舌红,苔黄,脉来弦数,辨证为肝火亢盛证,故用龙胆泻肝汤辅以黄柏清下焦湿热。肝主宗筋,用龙胆泻肝汤清利肝胆实火,即可清阴茎妄动之相火,从而治愈淫证。湿热去,相火安,则诸证皆消。

约言:此为凉肝泻火,导赤救阴之良方。

第六节 逆行射精

逆行射精是指阴茎能正常勃起,性交时有性高潮和射精感觉,但无精液从尿道口排出,而是逆向射入膀胱的一种疾病。该病又称逆行射精和后向性射精。逆行射精在临床上的发病率不高,但因逆行射精,其精液不能进入女方阴道,常造成男性不育症,故受到临床重视。在性交的正常射精过程中,膀胱内括约肌处于痉挛收缩状态,外括约肌松弛,输精管和膀胱之间形成反压力差,迫使精液从压力低的尿道外口射出。

一、常证

(一)湿浊阻滞证

麻黄连翘赤小豆汤治验

病例资料:张某,男,28 岁,1998 年 3 月 11 日初诊。患者因射精后小腹不适,妻子感觉不到射精来诊。结婚初期射精功能正常,3 个月后感觉射精明显减少,之后几乎无精液自尿道口射出,并伴有小便赤涩,小腹轻度坠胀感,性欲正常,口苦,咽干,舌苔略厚。嘱性生活前排空小便,性生活后立即检查小便。化验提示尿液中有大量精子和果糖。化验前列腺液可见大量白细胞。检查解脲支原体(+),血清抗精子抗体(+)。故诊断为逆行射精,此为湿浊阻滞之证,当以化湿去浊为治,方以麻黄连翘赤小豆汤加减。

方药:麻黄 6 g、连翘 15 g、杏仁 9 g、赤小豆 30 g、桑白皮 10 g、炙甘草 6 g、大枣 12 枚、生姜 3 片。5 剂,水煎,每日 1 剂,早晚分服。5 剂后,小便赤涩感明显好转，续进5剂后诸症基本消失，行房时已有精液射出。再进5剂后改治疗血清抗精子抗体(+)阳性和解脲支原体(+)，射精功能恢复正常。

来源：孙在典，李慧. 中医男科名家验案精选[M]. 北京：人民军医出版社，2010.

按语：麻黄连翘赤小豆汤出自《伤寒论》，多用于治疗湿热蕴郁于内，外阻经络肌肤之证候，具有散外邪，内清湿热之功效。方中麻黄、杏仁、生姜意在辛温散发，解表散邪；连翘、桑白皮、赤小豆旨在苦寒清热解毒；甘草、大枣甘平和中，诸药合用，诸药合用，共奏辛温解表散邪，解热祛湿之效。本证患者因湿热郁结下焦，故小便赤涩，伴有小腹轻度坠胀感。湿热阻滞精室，故精道不通，而成逆行射精。麻黄连翘赤小豆汤清利湿热而不过凉，辛散温宣而不过燥，通利精窍而不过泄，湿热得以分消，阴阳趋于平衡，精液得通，故诸证皆消。

约言：主治湿热蕴郁于内，外阻经络肌肤之病候。

（二）气滞血瘀证

当归四逆汤治验

病例资料：徐某，男，30岁，2003年6月4日初诊。患者因食凉饭后，男女行房，阴茎缩小，久不泄精。余思古今群书无此病，想房事能行，心肾无病。精不泄，其病在肝。前阴通于肝，肝系阴器。此病必因欲火太重，君火动，相火行，阳物必强。火动情急而食凉，寒积于肝，故精不泄。经云，寒主收藏，是其本。故诊断为逆行射精，此为气滞血瘀，寒凝肝脉之证，当以通气活血，温经散寒为治，方以当归四逆汤加减。

方药：当归12 g、桂枝9 g、芍药9 g、细辛9 g、通草6 g、炙甘草6 g、吴茱萸6 g、大枣8枚、生姜3片。3剂，水煎，每日1剂，早晚分服。2剂愈。

来源：陈武山. 男科疾病古今名家验案全析[M]. 科学技术文献出版社，2009.

按语：当归四逆汤出自《伤寒论》，多用于血虚寒凝经脉之病证，具有温经散寒，养血通脉之功效。本方由桂枝汤去生姜，倍大枣，加当归、通草、细辛组成。方中当归甘温，主入肝经，养血和血以补虚；桂枝辛温，温经散寒以通脉，共为君药。细辛温经散寒，增桂枝温通之力；白芍养血和营，既助当归补益营血，又配桂枝以和阴阳，共为臣药。通草通利经脉以畅血行；大枣、甘草，益气健脾，养血补虚，皆为佐药。重用大枣，既合归、芍以补营血，又防桂枝、细辛燥烈太过，伤及阴血。甘草兼调药而为使药之用。全方共奏温经散寒、养血通脉之功。本证患者由于食凉饭，导致精不泄，且阴茎缩小，乃寒凝肝脉所致，法当温经散寒，养血通脉。故用仲景当归四逆汤加吴茱萸生姜汤养血散寒温通肝脉，寒邪肃清，二付则诸证皆消。

约言：本方为治疗血虚寒厥证之常用方。

二、变证

（一）肾气亏虚证

金匮肾气丸治验

病例资料：李某，男，32 岁，2013 年 3 月初诊。患者近 1 年性欲低下，性生活阴茎勃起正常，有性高潮及射精感觉，但无精液排出体外，平素时感疲乏，腰膝酸软，曾有盆骨骨折病史，舌淡苔薄白，脉弱无力，查体外生殖器无殊，实验室检查：性激素五项检查均正常，X 线示尿道内口增大，边缘不齐。取性交后第一次尿液送检，发现内有大量精子和果糖。故诊断为逆行射精，此为肾气亏虚之证，当以温肾助阳，益气填精为治，方以金匮肾气丸加减。

方药：山药 20 g、肉桂 5 g、山萸肉 12 g、茯苓 20 g、泽泻 10 g、丹皮 10 g、熟地黄 24 g、蜈蚣 1 条、淫羊藿 30 g、仙茅 20 g、骨碎补 30 g、蜂房 10 g。7 剂，水煎，每日 1 剂，早晚分服。上方服用 30 剂余，诸症状好转，后改丸剂又续用 2 个月后，诉房事完时，有少许精液流出。

来源：张敏建. 中西医结合男科学第 2 版[M]. 科学出版社：2017.

按语：金匮肾气丸出自《金匮要略》，多用于肾阳不足之病证，具有补肾助阳的功效。方中附子大辛大热，温阳补火；桂枝辛甘而温，温通阳气，二药相合，补肾阳，助气化，共为君药。肾为水火之脏，内舍真阴真阳，阳气无阴则不化，“善补阳者，必于阴中求阳，则阳得阴助，而生化无穷”，故重用干地黄滋阴补肾生精，配伍山茱萸、山药补肝养脾益精，阴生则阳长，同为臣药。方中补阳药少而滋阴药多，可见其立方之旨，并非峻补元阳，乃在于微微生火，鼓舞肾气，即取“少火生气”之义。泽泻、茯苓利水渗湿，配桂枝又善温化痰饮；丹皮活血散瘀，伍桂枝则可调血分之滞，此三味寓泻于补，俾邪去而补药得力，并制诸滋阴药碍湿之虞，俱为佐药。诸药合用，助阳之弱以化水，滋阴之虚以生气，使肾阳振奋，气化复常。腰为肾之府，本证患者曾有盆骨骨折病史，肾阳虚衰，经脉失于温养，则腰脊膝胫酸痛乏力。肾主水，肾阳虚弱，不能化气行水，水湿内停，则舌淡苔薄白，脉弱无力。诸症皆由肾阳不足，温煦无能，气化失司，水液代谢失常而致，治宜补肾助阳，“益火之源，以消阴翳”，故用金匮肾气丸辅以淫羊藿、仙茅、骨碎补、蜂房、蜈蚣等壮阳通络之品，温阳补火，益气填精，以获良效。

约言：本方为补肾助阳的常用方。

(二)脾肾亏虚证

缩泉丸治验

病例资料：李某，男，31岁，1994年4月20日初诊。患者结婚3年未育，同房时有性高潮，而无精液射出。即嘱下次同房时使用避孕套，观察有无精液射出，同房后留尿液作检验。结果显示：同房数次，避孕套内均未见精液，房事后尿液内找到大量精子。患者形体壮实，平素身体健康，否认泌尿系统外伤手术史和感染史，自诉儿时常有遗尿，直至发育前才停止。观其舌质淡红，舌体略胖，边有齿痕，苔薄白，尺脉沉。故诊断为逆行射精，此为先天禀赋不足，脾肾亏虚之证，当以温肾健脾，固摄通精为治，方以缩泉丸加减。

方药：益智仁(盐炒)300 g、乌药300 g、山药300 g。上方共研为末，水制为丸。因患者要求服用中成药，乃予缩泉丸240 g，每次6 g，每日3次，口服。两周后复诊，诉已有精液射出。半年后偶遇该患者，得知其妻已怀孕。

来源：孙在典，李慧. 中医男科名家验案精选[M]. 人民军医出版社，2010.

按语：缩泉丸出自《校注妇人良方》，多用于下元虚寒之小便频数证，具有温肾驱寒，缩尿止遗的功效。方中益智仁温肾固精，缩小便，为君药。乌药行气散寒，能除膀胱肾间冷气，以止小便频数，为臣药。君臣相配，收散有序，涩而不滞。山药健脾补肾，固涩精气，为佐药。三药合用，温肾祛寒，缩尿止遗。本证患者为肾气虚弱，膀胱虚寒所致。患者先天禀赋不足，脾肾亏虚，固摄失权，故儿时常有遗尿，现今膀胱不约，精液不出，反入于里。表现为舌脉，则舌质淡红，舌体略胖，边有齿痕，苔薄白，尺脉沉，脾肾两虚。故用缩泉丸温肾祛寒，缩尿止遗，则诸证皆消。

约言：本方为治疗膀胱虚寒证之常用方。

第三章 睾丸附睾疾病

第一节　子　痰

子痰最早记载于明代汪机《外科理例·囊痈一百四》，又可以称为“子痨”，相当于西医学中的睾丸与附睾结核。《红炉点雪·卷二》中云“夫结核者，相火之所为，痰火之征兆也……盖始于真阴先竭，相火燔蒸熏迫，津液拂结凝聚，日积月累乃成，故久而不溃……”本病病位在睾丸与附睾，涉及肝肾等脏腑。多因肝肾亏损，阴寒痰湿之邪乘虚而入并流结于肾子所致。痰湿之邪属阴，寒胜伤阳表现为阳虚寒凝；痰湿之邪郁久化热，热盛肉腐，可溃腐化脓，易成脓肿，甚则穿破肾囊，极易成瘘，迁延不愈。以肝肾亏损，脉络空虚或气血亏虚为本，以痰湿之邪流结于肾子而成本虚标实之证。

(一)脉络瘀阻证

膈下逐瘀汤加减治验

病例资料:黄某某，男，37 岁，1981 年 5 月 3 日初诊。患者右睾丸疼痛 22 年。曾按“附睾结核”两次住院治疗。注射青霉素、链霉素，口服异烟肼片、维生素 B6 等，病情缓解出院，嘱其继续门诊治疗。后来右睾丸刺痛不休，时有加重，阴囊部汗出多，失眠甚。由于较长时间使用抗生素无效，转服中药暖肝煎、四物汤加味，柴胡疏肝散、黄连阿胶汤交替使用亦无效，症状如前。来诊时患者神情苦恼，已失去治疗信心。询及病史，1959 年右睾曾被杖击伤疼痛，检查右睾增大，质硬，压痛明显，附睾尤甚，痛如针刺，固定不移，睾丸表面筋缩曲张，有核桃大一块深色瘀斑。两侧阴囊部汗出湿润，但汗不粘手，无臭味。舌根部瘀点密布堆积，色暗红，苔薄白，脉细涩。脉证合参，西医诊断为附睾结核，中医诊断为子痰，此为瘀血内停，脉络瘀阻之证，当以活血化瘀，舒筋通络为治，方以膈下逐瘀汤加减。

方药：当归 10 g、川芎 9 g、桃仁 10 g、红花 10 g、五灵脂 6 g、丹皮 9 g、台乌 6 g、玄胡 6 g、香附 6 g、枳壳 5 g、赤芍 6 g、甘草 3 g。7 剂，水煎服，每日 1 剂，早晚分服。服药 3 剂，睾丸压痛大减。患者喜出望外，按原方继服 4 剂，附睾刺痛也明显好转，阴囊汗出减少，舌根部瘀点堆积已去其半，右睾表面瘀斑也由深转浅，唯失眠依然。细思之，乃瘀血导致无疑。连服 26 剂痊愈。

来源：江伯玙. 膈下逐瘀汤治疗副睾丸结核一例[J]. 河南中医，1988，8(05)：33-34.

按语：膈下逐瘀汤出自《医林改错》，多用于治疗积聚痞块，或由瘀血所致肾泻、久泻，痛不移处，卧则腹坠等病症，具有活血逐瘀，破癥消结的功效。方中当归、川芎、赤芍养血活血，与逐瘀药同用，可使瘀血祛而不伤阴血；丹皮清热凉血，活血化瘀；桃仁、红花、五灵脂破血逐瘀，以消积块；配香附、乌药、枳壳、元胡行气止痛；尤其川芎不仅养血活血，更能行血中之气，增强逐瘀之力；甘草调和诸药。全方以逐瘀活血和行气药物居多，使气帅血行，更好发挥其活血逐瘀，破膈下逐瘀汤消结之力。本证患者右睾曾被杖击伤，痛如针刺，固定不移，睾丸表面筋缩曲张，有核桃大一块深色淤斑，乃瘀血内停之典型表现。失眠、汗出，乃是瘀血导致脏腑功能失调所致。王清任在《医林改错》中指出“夜不能寐，用安神养血药治之不效者，从瘀血论之。”结合舌脉，四诊合参，故用膈下逐瘀汤活血逐瘀，破癥消结，则瘀血可化，诸证皆消。

约言：膈下逐瘀汤是专对积块而设，古今广泛应用于癥瘕、积聚等证每获良效。

（二）湿热兼痰毒内结证

橘核散合枸橘汤治验

病例资料：杭某，男，48 岁，1978 年 3 月 6 日初诊。患者双侧附睾坠痛已有 3 年，于病后半年，曾在某医院泌尿性外科检查：双侧附睾尾部、头部呈明显结节状，输精管增粗，腺精索无硬结；前列腺大小正常，按摩后有脓性分泌物溢出。前列腺液常规(EPS)：WBS ++/HP，PC ++/HP。血沉 52 mm/h。初步印象：①附睾结节；②慢性前列腺炎。经用消炎及抗结核治疗，未见动静，乃来商治。此病先是睾丸肿痛发寒热，小便深黄，用青霉素 2 天，热即退。两侧附睾肿胀亦消，但硬结不化，小便常黄。现在口尚干渴，舌苔黄腻。西医诊断为附睾结节，中医诊断为子痰，此为湿热兼痰毒内结之证，当以清湿热，化痰毒为治，方以橘核散合枸橘汤加减。

方药1:地鳖虫 30 g、炙蜈蚣 15 g、参三七 30 g、研为细末,每服 2 g,2 次/日(装在胶囊内吞服)。

方药2:川楝子 10 g、金枸橘 10 g、青皮 5 g、陈皮 5 g、赤芍 10 g、赤苓 10 g、生甘草 3 g、黄柏 6 g、泽泻 10 g、延胡索 10 g、车前子(包煎)10 g、金银花 12 g。7 剂,水煎,每日 1 剂,早晚分服。10 天后来信称:回镇江后服药 5 剂,效果很好,舌苔渐化,现药粉还在继续吞服。

来源:徐福松.许履和外科医案医话集[M].南京:江苏科学技术出版社,1980.

按语:橘核散出自《杨氏家藏方》卷十,多用于寒湿腰痛,小肠气等病证,具有壮筋骨,暖下元之功效;枸橘汤出自《外科证治全生集》卷四,多用于子痈,湿热下注厥阴之病证,具有疏肝理气,化湿清热之功效。方中枸橘辛苦而降,功善疏肝理气止痛,为方中君药;泽泻清利下焦湿热,秦艽止痛消胀通络,共为臣药;川楝子引药入肝,梳利厥阴之逆气,青陈皮理气化湿,共为佐;赤芍、赤苓活血化瘀为使。本证患者因湿热未尽,痰毒内结,气血瘀滞,肝络失和,是以两少腹常感隐痛,又病久伤阴,故常口渴,舌苔黄腻。本方既清湿热,又复护阴津,使附睾之管道通畅,精有出路,故而取效。故用橘核散化痰毒、消瘀滞;枸橘汤疏肝气、清湿热,加车前子利水渗湿,加延胡索以舒肝止痛,加金银花、黄柏以清热解毒。两方兼顾,疏泄肝络,调和气血,而诸证皆消。

约言:《医学指南捷径六书》:"橘核汤治寒疝,遇冷即发者。"枸橘汤能疏肝理气,化湿清热。

(三)肝郁肾虚证

青娥丸治验

病例资料:奚某,男,49 岁,1977 年 8 月初诊。患者 17 年前发现两侧附睾起硬结疼痛,2 年后活检报告为"附睾结核",又隔 10 年手术切除。术后 1 年余,右睾丸又起结节疼痛,同时腰部亦感酸痛,经多方治疗,未见动静,遂来南京商治。检查右睾丸可扪及莲子大结节一枚,稍有压痛,腰部活动不利,行走佝偻,形体消瘦,面色无华,舌有裂纹,脉细弦。小便化验未见异常。西医诊断为附睾结核,中医诊断为子痰,此为肝郁肾虚之证,当以疏肝补肾为治,方以青娥丸加减。

方药:补骨脂(盐水炒)10 g、胡桃肉 10 g、杜仲 10 g、牛膝(盐水炒)10 g、川续断(盐水炒)10 g、金狗脊 10 g、熟地黄 10 g、川楝子 10 g、枸杞子 10 g、延胡索10 g、菟丝子10 g、当归10 g。5剂,水煎,每日1剂,早晚分服。

二诊:药后腰部酸痛得减,睾丸疼痛好转,但临睡时头晕泛呕,还系肾亏于下,风动于上,前法佐以息风。原方加潼蒺藜10 g、白蒺藜10 g、炒甘菊6 g。7剂,水煎服,每日1剂,早晚分服。此方连服50剂,诸症皆除,后曾2次随访,情况甚好,未再复发。

来源:徐福松. 许履和外科医案医话集[M]. 南京:江苏科学技术出版社,1980.

按语:青娥丸见于《太平惠民和剂局方》卷五,多用于肾经虚寒引起的腰腿酸痛,小便频数,小腹冷痛之病证,具有补肾,散寒,止痛之功效。方中杜仲补肝肾,肝充则筋健,肾充则骨强,为治肾虚腰痛之要药。补骨脂补肾壮阳,为治肾虚腰膝冷痛之要药。二药相合,益肾壮阳之功尤为突出。本证患者因附睾结核,肾经早已亏虚,术后右睾又起结节疼痛,同时伴有腰痛,行走佝偻(《内经》谓:"腰者肾之府,转动不能,肾将惫矣"),并且形体消瘦,面色无华,脉细弦而舌有裂纹,其精血之亏损,显而易见。故重点在于补肾,而用青娥丸加狗脊、熟地黄、枸杞子、菟丝子补肾之阴阳,加当归活血,加川楝子、延胡索疏肝络。《医学真传》谓:"阴囊卵核乃厥阴肝经之所属。"睾丸结块疼痛,肝络亦行失和,故有配用金铃子散以疏泄厥阴,虚实兼顾,主次分明,而诸证皆消。

约言:青娥丸能补肾散寒止痛。

(四)肾阴亏虚兼痰浊内停证

六味地黄丸和消瘰丸、五味龙虎散治验

病例资料:杨某,男,32岁,2001年8月13日初诊。患者结婚3年未育,性生活正常。妻子月经正常,妇科检查亦正常,男方多次检查精液常规无精子。至男科门诊检查,两侧附睾头部均有黄豆大结节,右侧附睾尾部有弹丸大结节。质地均较硬,右侧睾丸略小,诊断为"附睾结核"。要求中医药治疗。患者发育较差,形体矮小。平时失眠多梦,头昏盗汗,面色少华,脉细,舌偏红,苔薄。西医诊断为附睾结核,中医诊断为子痰,此为肾阴亏虚兼痰浊内停之证,当以滋肾阴、化痰浊为治,方以六味地黄丸合消瘰丸、五味龙虎散加减。

方药:细生地黄10 g、大白芍10 g、怀山药10 g、云茯苓10 g、泽泻10 g、牡丹皮6 g、制半夏6 g、陈皮6 g、川续断10 g、枸橘李12 g、瘪桃干15 g。10剂,水煎,每日1剂,早晚分服。另:炙蜈蚣粉1.5 g、炙地鳖虫粉1.5 g,口服2次。

二诊:药进10剂,右侧附睾尾部之硬结已缩小2/3,两侧附睾头部之硬结转为条索状,质地变软,夜间盗汗消失。原方再服10剂,两侧附睾之结节已基本消失,右侧睾丸仍稍萎缩,偶感胀痛。观察8个月,结节未再生。后继续治疗不育症。

来源:徐福松.实用中医泌尿生殖病学[M].山东:山东科学技术出版社,1987.

按语:六味地黄丸出自《小儿药证直诀》,多用于肾阴精不足证,具有填精滋补肾阴之功效。消瘰丸出自《医学心悟》,多用于痰火凝结之瘰疬痰核,具有清润化痰,软坚散结之功效。五味龙虎散出自《东医宝鉴·外形篇》卷三引《世医得效方》,多用于治疗风寒腰痛,筋骨拳挛,具有养肾气之功效。本证患者属子痰顽症,乃肝肾不足,痰浊凝聚而成,故用六味地黄丸滋阴降火,合消瘰丸、五味龙虎散化痰毒、消瘀滞,为标本同治,虚实兼顾之对症良方。患者肾阴补,痰浊清,因而诸证皆消。

约言:六味地黄丸为补肾填精的基础方,亦为三补三泻的代表方;消瘰丸治肝肾阴亏所致的瘰疬。五味龙虎散有风寒腰痛,筋骨拳挛的功效。

(五)寒痰凝结兼气滞血瘀证

少腹逐瘀汤治验

病例资料:赵某,男,29岁,2004年8月30日初诊。患者曾患肺结核2年余,经服异烟肼、乙胺丁醇等抗结核药1年余而愈。近半年来患者又出现腰痛,尿急,尿频,但排尿不痛,右侧睾丸肿胀下坠,牵及右侧阴股内侧酸痛。经多次24小时尿液沉淀涂片检验,结核菌培养阳性,精液检查可见精液量减少、精子数及其活动力降低,确诊为附睾结核,再次服用抗结核药物半年无效。患者来诊时右侧睾丸肿胀隐痛下坠,自觉阴囊发凉,有酸胀感,疲劳时加重,附睾尾部可触及硬结,大小不等,输精管增粗,有串珠状结节,压痛不明显,面色晦暗,舌质黯有瘀点,脉沉细。西医诊断为附睾结核,中医诊断为子痰,此为寒凝气滞血瘀之证,当以活血化瘀、理气散寒、化痰散结为治,方以少腹逐瘀汤加减。

方药:小茴香10 g、干姜6 g、延胡索10 g、桃仁10 g、没药10 g、当归12 g、川芎9 g、肉桂3 g、赤芍10 g、蒲黄10 g、五灵脂10 g、红花10 g、橘核9 g、荔枝核9 g、浙贝母30 g、牡蛎30 g、海藻9 g、昆布9 g。7剂,水煎,每日1剂,早晚分服。服用30剂后,诸症减轻,再诊断服30剂而愈。随访至今未见复发,已生1女。

来源:孙在典,李慧. 中医男科名家验案精选[M]. 北京:人民军医出版社,2010.

按语:少腹逐瘀汤出自《医林改错》,多用于治疗少腹寒凝血瘀之病证,具有活血止痛,温经祛瘀之功效。方中小茴香、肉桂、干姜味辛而性温热,入肝肾而归脾,理气活血,温通血脉;当归、赤芍入肝,行瘀活血;蒲黄、五灵脂、川芎、元胡、没药入肝,活血理气,使气行则血活,气血活畅故能止痛,共成温逐少腹瘀血之剂。近代医家多认为结核病是由"流痰""痰核""痰火"所致,但张氏认为本病经久不愈且不溃破,多与瘀血有关。本证患者因寒湿之邪侵入肝肾两经,聚而不散,下及附睾,气血运行受阻,瘀滞不通,则见附睾硬结。气滞血瘀,血行不畅,故疾病难愈。少腹逐瘀汤有良好的养血、活血、逐瘀之功,且专为下焦之病所设,能直达病所。故以少腹逐瘀汤加桃仁、红花增强化瘀之功,加荔枝核、橘核理气散寒,加浙贝母、牡蛎、海藻、昆布化痰散结。诸药合用,共奏养血温阳、宣通血脉、散寒祛痰、化瘀散结之功,则其病自愈。

约言:此方为治疗瘀血结于下焦少腹的主方。

(六)阴虚痰凝证

二甲复脉汤治验

病例资料:李某,男,11岁,1982年6月2日初诊。患者2年前自觉阴囊部轻度疼痛,并有胀坠感。2个月后右侧阴囊有硬块,经某医院诊断为附睾结核,经抗结核药物治疗2个月余无效。超声检查:右侧附睾有1 cm×1 cm×2 cm硬结。呈椭圆形,坚硬如石,有压痛,因输精管有黄豆粒大小串珠样结节,轻度压痛。X线胸透,肺部无结核征象。血沉35 mm/h。症见口干思饮,面容枯瘦,唇焦咽燥,舌光红少津,脉细数。西医诊断为附睾结核,中医诊断为子痰,此为阴虚痰凝之证,当以滋阴潜阳,化痰软坚为治。方以二甲复脉汤加减。

方药:生牡蛎(先煎)60 g、生鳖甲15 g、炙甘草15 g、生地15 g、白芍15 g、麦冬12 g、阿胶(烊化)12 g、火麻仁10 g。7剂,水煎服,每日1剂,早晚分服。另配合守宫50 g、僵蚕50 g。研末,饭前服6 g,日服2次。

二诊:服20剂后,面容转丰,咽燥口干减轻,舌红润有津,附睾结核似有缩小,质地微软。继守前方,酌减其量,守宫、僵蚕粉仍如上吞服。30天后,面如常人,食欲增加,舌质红润,附睾硬结,输精管结节消失。恐硬结再次复发,再给守宫、僵蚕粉剂,服法如前。2个月后追访,健康如常。

来源:王乃汉.附睾结核治验1例[J].浙江中医杂志,1986,(9):396.

按语:二甲复脉汤方出吴鞠通之《温病条辨》,多用于温病后期肾阴耗损,或虚劳耗损真阴之病证,具有育阴潜阳之功效。方中炙甘草资助胃气;地黄、白芍、麦冬、阿胶滋养阴液;生牡蛎、生鳖甲滋阴潜阳。诸药合用,有育阴潜阳之功。本证患者面容枯瘦,唇焦咽燥,是以痰凝血瘀,久病阴亏。反映于舌象则舌光红少津,脉细数。故用二甲复脉汤填补真阴,方中牡蛎、鳖甲除蒸、化痰、软坚,有利于附睾硬结的消散。加僵蚕以化痰消坚,活络通经,守宫能解毒消坚,通络起废,攻散气血之凝结。患者阴津得补,痰凝得散,气血通畅,而诸证皆消。

约言:二甲复脉汤有育阴潜阳的功效。

第二节　子　痈

子痈病最早见于《灵枢·经脉》:"其病气逆则睾肿卒疝。"明代陈实功《外科正宗·囊痈论第三十三》指出:"囊痈,初期恶寒交作,肾子作痛,痛连小腹者,宜发散寒邪。"至清代王洪绪在《外科证治全生集·阴证门》中首次明确了子痈的病名。子痈是指睾丸及附睾的化脓性疾病,相当于西医的急、慢性附睾炎或睾丸炎。中医称睾丸和附睾为肾子,故以名之。临证中分为急性子痈和慢性子痈,以睾丸或附睾肿胀疼痛为特点。子痈病发病年龄以中青年居多,常为单侧发病,也可双侧同时出现。中医认为该病由外感寒湿,郁久而发热挟湿下注,阻塞肝经;房劳不洁以及跌扑外伤等因素所致。

(一)湿热下注证

1. 枸橘汤治验

病例资料:李某,男,32岁,2004年6月9日初诊。半个月前因工作劳累,引起左侧睾丸肿痛。某医院曾诊断为睾丸,附睾,精索炎。注射青霉素、链霉素、普鲁卡因封闭,症状未得到控制。前几天饮酒后肿痛加剧,伴发寒热入院。左侧睾丸肿大如鸡卵,疼痛较甚,阴囊色红肿胀,触痛明显,痛引同侧小腹;伴有形寒发热,头痛微咳,口干不欲饮,大便秘,小便黄等。苔薄白,脉弦数。血象检查显示,白细胞计数12.7×10^9/L,中性粒细胞82%,淋巴细胞18%。体温38.2 ℃。西医诊断为睾丸、附睾炎,中医诊断为子痈,此为湿热下注之证,当以疏肝理气,清热利湿为治,方以枸橘汤加减。

方药:川楝子10 g、全枸橘15 g、陈皮4.5 g、赤芍10 g、泽泻10 g、甘草3 g、防风4.5 g、柴胡3 g、炒黄芩4.5 g、延胡索10 g、猪苓6 g、茯苓6 g。7剂,水煎,每日1剂,早晚分服。将金黄膏敷左侧阴囊,1日换1次,针刺三阴交,每日1次,每次留针半小时。针药并治1周,寒热头痛消失,左侧睾丸肿消痛定,惟触痛尚明显,停外敷及针刺,内服药去防风。续服4剂,触痛大减,复查白细胞7×10^9/L,中性粒细胞72%,淋巴细胞28%。守方继服4剂,以善其后。

来源:孙在典,李慧.中医男科名家验案精选[M].北京:人民军医出版社,2010.

按语:枸橘汤出自《外科证治全生集》卷四,多用于子痈,湿热下注厥阴之病证,具有疏肝理气,化湿清热之功效。王洪绪在《外科证治全生集·阴证门》中提出,“子痈,肾子作痛而不升上,外观红色者是也,迟则成患,溃烂致命,其未成脓者,用枸橘汤一服即愈。”此方中,枸橘又叫金枸橘,球形似睾丸,入肝经,为疏泄肝经,理气开郁为君;川楝子、延胡索、青陈皮疏肝理气、化痰消滞为臣;泽泻、猪苓、茯苓利小便,清湿热为佐;赤芍、甘草解毒消肿,缓解止痛,引诸药入肝经为使。全方共奏疏肝理气、清热利湿、消肿止痛之功。此方适用于慢性子痈;急性子痈表证未解,全身寒热交作,加防风,马鞭草亦效。本证患者原因劳累致病,未愈又酒毒伤肝,湿热循肝经下注睾丸,而成此病,故以枸橘汤疏肝理气,化湿清热,而诸证皆消。

约言:本方为疏肝理气,化湿清热之良方。

2. 龙胆泻肝汤治验

病例资料:洪某某,男,14岁,1976年5月28日初诊。患者6天前始发侧腮部漫肿酸疼,咀嚼张口不便,伴发热,在当地服中草药二剂,症状好转,参加学习。入院前两天,复发右侧睾丸红肿疼痛,高热不退,经注射青霉素及内服四环素,解热剂等药物,症状不能控制。查体:体温40.2 ℃,双侧腮部略漫肿,有按痛,面红赤,唇干口渴引饮,恶心欲呕,不思食,右侧睾丸焮红坚硬,肿大约6 cm×6 cm,拒按。溲赤,大便2天没通,舌质红,苔薄黄而粗,脉弦数。西医诊断为急性睾丸炎,中医诊断为子痈,此为湿热下注之证,当以清肝泄热,凉血解毒为治,方以龙胆泻肝汤加减。

方药:龙胆草5 g、丹皮6 g、柴胡5 g、黄芩5 g、木通3 g、生地9 g、泽泻6 g、大青叶18 g、车前子6 g、甘草8 g。3剂,水煎服,每日1剂,早晚分服。

二诊:3 剂后,体温正常,食欲增进,睾丸肿痛大减,舌苔薄,脉缓滑,改用清热解毒,行气散结以善其后。方药:大青叶 18 g、栀子根 30 g、王不留行 9 g、荔枝核 12 g、木香 5 g、桃仁 8 g。2 剂,水煎,每日 1 剂,早晚分服。服 2 剂后,诸症消失,出院。

来源:张有寯. 中国男科医案[M]. 天津:天津科技翻译出版公司,1990.

按语:龙胆泻肝汤出自《医方集解》,多用于肝胆实火上炎,肝经湿热下注所致病证,具有清泻肝胆实火,清利肝经湿热之功效。方中龙胆草大苦大寒,既可清泻肝胆实火,又能清利肝经湿热,故为君药;黄芩、栀子苦寒燥湿泄热,共为臣药;泽泻、木通、车前子引湿热下行而出,生地、当归养血滋阴,使邪去不伤阴,共为佐药,柴胡引药入肝,疏肝理气,甘草调和诸药,共为使药;诸药合用,泻中有补,补中有滋,祛邪不伤正。子痈病因,多由风湿毒邪侵犯少阳胆经,少阳经脉壅阻,疏泄不利而诱发。本病初期一般用清热解毒,舒胆消肿能获捷效。本证患者因施治失宜,致温毒炽盛,内侵肝脉,下绕阴器,故以龙胆泻肝汤去当归加丹皮、大青叶。大青叶清热解毒,丹皮凉血养阴,以专清热利湿之功。二诊在清热解毒基础上,酌加行气散结,目的为通调肝经络而用,湿热去,经络通,而诸证皆消。

约言:龙胆泻肝汤为治疗肝胆实火上炎,肝经湿热下注之常用方。

3. 当归龙荟丸治验

病例资料:邵某,男,38 岁,1975 年 6 月 25 日初诊。患者一周前全身关节酸楚,怕冷发热,右侧睾丸下坠胀痛,向上影响至腹股沟,右侧腰部也疼痛,活动不利,曾到门诊部外科就诊,诊断为急性睾丸炎,注射青霉素、链霉素后发热略退,但局部红肿疼痛加重,腰部不能直立,大便五日未解。查体:右侧阴囊红肿光亮,压之疼痛,睾丸、附睾、精索皆肿大,右腰背有叩击痛。血象检查显示,白细胞计数 $10.8\times10^{9}/L$,中性粒细胞 84%。尿常规:RBC +/HP,WBC ++/HP。苔黄腻根厚,脉弦滑数。西医诊断为急性睾丸炎,中医诊断为子痈,此为肝胆实火,湿热下注肾囊之证,当以清肝泻火,泄热通便为治,方以当归龙荟丸加减。

方药:龙胆草 9 g、当归 9 g、黄柏 12 g、焦山栀 12 g、生大黄(后下)9 g、木香 9 g、金铃子 9 g、荔枝核 12 g、苍术 10 g、粉萆薢 30 g、黄连片 5 片,3 剂,水煎,每日 1 剂,早晚分服。外敷金黄膏掺十香散。另加用阴囊托,不致下坠,腰部热敷,每日 2 次。

二诊:药后大便每日 2 次,阴囊肿胀疼痛已减,腰痛已止,活动自如,胃纳转香,发热也退。苔黄腻渐化,脉弦细代数。再拟前方出入。方药:龙胆草

4.5 g、黄芩 9 g、黄柏 9 g、黑山栀 12 g、土茯苓 30 g、蒲公英 30 g、当归 9 g、橘叶 6 g、橘核 6 g、金铃子 9 g。4 剂，水煎，每日 1 剂，早晚分服。外用同前。

三诊：阴囊肿胀全退，惟睾丸，附睾仍稍肿大，略有压痛。苔、脉正常，拟和营清热，解其余毒。方药：当归 9 g、赤芍 12 g、牛膝 9 g、汉防己 12 g、黄柏 9 g、忍冬藤 30 g、生地 12 g、留行子 12 g、生米仁 12 g。4 剂，水煎，每日 1 剂，早晚分服。另：小金片 3 瓶，日 3 次，每次 4 片。7 月 10 日随访，已痊愈。

来源：戴西湖，刘建华. 古今男科医案选按[M]. 北京：华夏出版社，1990.

按语：当归龙荟丸出自《黄帝素问宣明论方》，多用于肝胆火盛所致的热结便秘、头痛耳鸣、胁痛、癫狂之病证，具有清泻肝胆实火之功效。方中龙胆草味苦性寒，直入肝经泻肝胆实火，清下焦湿热，芦荟清肝泻下，当归养肝体柔肝用，共为主药；大黄、黄芩、黄连、黄柏、栀子、青黛，通泄三焦之火，为辅药；木香行肝胆气滞，止胸胁疼痛，为佐药；麝香芳香走窜，通窍行气，为佐使之药。诸药合用，共奏清肝利胆，泻火通便之功。子痈病，病由湿热下注厥阴之络，以致气血凝结而成。本证患者阴囊红肿光亮，压之疼痛，睾丸、附睾、精索皆肿大，大便五日未解，乃肝经实火壅盛之证。故用龙胆泻肝丸清利湿热，泻肝胆实火，方是正法。药后便通热退。余留睾丸肿大，加活血散结之品很快收功，诸证皆消。

约言：当归龙荟丸为治疗肝经实火盛实、大便结之良方。

（二）痰瘀互结证

1. 橘核丸治验

病例资料：李某，男，38 岁，1988 年 4 月 7 日初诊。自述睾丸持续肿痛，伴有下坠胀甚已半月，先后使用庆大霉素、青霉素，均无效。查体：痛苦病容，行走不利，阴囊肿痛坠胀，痛引少腹，左侧为甚，压痛明显，皮肤紧张光亮，舌苔白厚腻，脉弦。西医诊断为急性睾丸炎，中医诊断为子痈，此为痰瘀互结之证，当以祛湿逐寒，消坚散结为治，方以橘核丸加减。

方药：橘核 15 g、荔枝核 15 g、川楝子 10 g、香附 10 g、山楂 12 g、小茴香 12 g、木通 15 g、桃仁 10 g、甘草 5 g。3 剂，水煎，每日 1 剂，早晚分服。3 剂后，阴囊肿痛明显改善，压痛明显减轻。守原方再进 5 剂，病愈。

来源：田运培. 橘核丸治验二则[J]. 中医杂志，1991，08：27.

按语：橘核丸出自《济生方》，多用于寒湿疝气，睾丸肿胀偏坠，或坚硬如实，或痛引脐腹，甚则阴囊肿大，或成疮毒，轻则时出黄水，甚则成脓溃烂，具有行气止痛，软坚散结之功效。方中橘核入肝行气，散结止痛，为君药。川楝子行气疏肝，以开气分之郁结；桃仁活血，以行血分之瘀滞，香附疏肝解郁，山楂活血散瘀，小茴香祛寒止痛，共为臣药。木通通利经脉而利下焦湿邪，甘草调和诸药。诸药合用，可直达厥阴肝经，共奏行气血、祛寒湿、散瘀结、止疼痛，软坚散结之功。本证患者阴囊肿痛坠胀，痛引少腹，左侧为甚，压痛明显，皮肤紧张光亮，舌苔白厚腻，脉弦，此为寒湿客于厥阴肝经，下注阴器，瘀滞不通，炼液为痰，痰瘀互结所致，故用橘核丸成祛湿逐寒，消坚散结之功，诸证皆消。

约言：橘核丸为行气血、祛寒湿、散瘀结、止疼痛，软坚散结之良方。

2. 四逆散合消瘰丸治验

病例资料：黄某，男，28岁，1999年5月10日初诊。3个月前，同房后突发阴囊内肿痛，到某医院诊断为急性附睾炎，用青霉素等药物治疗后好转，但一直未治愈。现睾丸隐隐作痛，阴囊有下坠感，会阴部不适。不嗜烟酒，素体健康。舌质淡红，苔薄白，脉沉滑。双侧睾丸肿大，附睾有结节，压痛。西医诊断为慢性附睾炎，中医诊断为子痈，此为肝郁痰结之证，当以疏肝散结，化痰软坚为治，方以四逆散合消瘰丸加减。

方药：柴胡15 g、枳实6 g、橘核10 g、乌药6 g、玄参6 g、浙贝母10 g、夏枯草15 g、连翘10 g、知母6 g、黄柏6 g、丹参10 g、红花6 g、白芍10 g、甘草6 g。7剂，水煎，每日1剂，早晚分服。嘱其用布袋将阴囊托起，适当活动。忌食辛辣厚味。节制房事。

二诊：疼痛稍减，阴囊不觉下坠，会阴部不适亦有好转。查体结节犹存。嘱继服14剂。

三诊：症状均好转，查体硬结仍然有，但较前稍小，继服14剂以巩固疗效。

来源：孙在典，李慧. 中医男科名家验案精选[M]. 北京：人民军医出版社，2010.

按语：四逆散出自《伤寒论》，多用于肝脾不和，胁肋胀痛，脘腹疼痛之病证，具有透邪解郁，疏肝理脾之功效。消瘰丸出自《医学心悟》，多用于瘰疬、痰核、瘿瘤等病证，具有清热化痰，软坚散结之功效。两者合用，可奏疏肝散结，化痰软坚之功。本证患者为急性附睾炎久治未愈，情志不舒，肝气郁结，郁而化热，痰热互结，蕴结于附睾，则见附睾硬结，隐隐作痛，阴囊下坠，会阴不适。舌脉均为肝郁挟痰之象，证属肝经气滞痰凝，瘀滞不通，故用四逆散合消瘰丸共奏疏肝散结，化痰软坚之功，则诸证皆消。

约言：四逆散合消瘰丸为疏肝散结，化痰软坚之良方。

3. 仙方活命饮治验

病例资料:李某,男,42 岁,1988 年 3 月 20 日初诊。患者睾丸肿痛,牵及小腹,昼不能安,夜不成眠 7 天。西医诊断为急性附睾炎,给予青霉素每次 80 万单位,日三次效果不明显。查体:痛苦面容,面色垢腻,舌体胖大、苔黄腻,脉弦数。阴囊外观肿胀,摸之无热感,附睾肿大坚硬,压痛明显。西医诊断为急性附睾炎,中医诊断为子痈,此为痰瘀痹阻之阴证,当以化痰解毒、活血通瘀为治,方以仙方活命饮加减。

方药:金银花 15 g、防风 10 g、白芷 10 g、归尾 10 g、赤芍 10 g、炙乳香 10 g、炙没药 10 g、贝母 10 g、花粉 10 g、牛膝 10 g、皂角刺 10 g、鹿角霜 15 g、穿山甲 15 g、陈皮 15 g、生甘草 5 g。3 剂,水煎,每日 1 剂,早晚分服。服药 3 剂后痛减,以上方出入服 20 剂余,诸症消除,3 年未见复发。

来源:曹国文. 仙方活命饮治验二例[J]. 陕西中医,1986(06):165-166.

按语:仙方活命饮出自《女科万金方》,多用于痈疡肿毒初起等病证,具有清热解毒,消肿溃坚,活血止痛之病证。本证患者睾丸肿痛,但无红肿灼热之征,乃湿痰痹阻肝经,结于睾丸之阴证,苔黄脉数乃胃火所致,故于化痰解毒、活血通瘀之品中加入鹿角霜温化寒痰,助阳通脉,而收捷效,诸证皆消。

约言:本方为治疗热毒痈肿的常用方,《古今名医方论》称其"此疡门开手攻毒之第一方也"。

(三)气滞血瘀证

1. 四逆散治验

病例资料:杨某,男,37 岁,1986 年 9 月 19 日初诊。患者左侧睾丸肿块一星期,曾用青霉素、链霉素治疗,症状未见好转,且逐渐增大,疼痛难忍,质硬如鹅卵大,阴囊皮肤紫黑,摸之发冷,畏寒,面部两颧色素瘀斑,苔薄白,舌质有瘀点,脉细涩。西医诊断为急性附睾炎,中医诊断为子痈,此为气滞血瘀之证,当以疏肝化瘀、温寒散结为治,方以四逆散加减。

方药:柴胡 10 g、红花 6 g、赤芍 8 g、枳壳 10 g、牛膝 10 g、桃仁 6 g、当归 12 g、橘核 10 g、吴茱萸 3 g、川楝子 10 g、小茴香 6 g、肉桂 6 g、甘草 6 g。7 剂,水煎,每日 1 剂,早晚分服。

二诊:患者畏寒,疼痛好转,阴囊皮肤色转紫红。守前方之意,加三棱 6 g、莪术 6 g、昆布 8 g、海藻 8 g 破瘀软坚,睾丸肿块明显消散。患者共服 21 剂,睾丸肿块完全消退而痊愈。

来源:张有寯. 中国男科医案[M]. 天津:天津科技翻译出版公司,1990.

按语:四逆散出自《伤寒论》,多用于阳郁厥逆证与肝郁脾滞证,具有透邪解郁,疏肝理脾之功效,本方证病机要点为气机郁滞,肝失疏泄,脾滞不运。方中柴胡主入肝胆,疏肝解郁,透邪升阳为君药;以芍药敛阴泻热,补血柔肝,为君药;枳实苦辛性凉,行气降逆,开郁散结而畅脾滞,为佐药;甘草健脾和中,调和诸药,为佐使。四味相合,疏肝理脾,升降气机,透邪解热,缓急止痛。本证患者睾丸肿痛坚硬而冷,系寒客于肝肾,气滞血瘀之证,四逆散可疏肝通阳,加桃、红活血化瘀,桂、萸、茴香温经散寒,服药7剂,诸证好转,再以原方加破瘀软坚之药而愈。

约言:本方加减为疏肝化瘀、温寒散结之良方。

2. 天台乌药散治验

病例资料:徐某,男,2岁,1964年8月16日初诊。患者右睾肿胀,阴囊瘙痒,二月有余,经其某医院确诊为:急性睾丸炎、睾丸鞘膜积液,屡治无效而转诊。诊时:阴囊肿胀透明,绷急,右睾肿大近如10倍,时时瘙痒,哭闹不安,晨起略轻,午后转剧,神疲消瘦,面白无华,山根青筋暴露。舌质淡红,舌苔薄白,指纹青紫。西医诊断为急性睾丸炎,睾丸鞘膜积液,中医诊断为子痈,寒疝,此为气血瘀滞之证,当以疏肝活血,温散寒湿为治,方以天台乌药散加减。

方药:乌药6 g、吴茱萸3 g、橘核5 g、荔枝核6 g、当归6 g、赤芍药6 g、槟榔6 g、川楝子6 g、沉香1 g、牵牛子5 g、煅牡蛎6 g。6剂,水煎,每日1剂,早晚分服。

二诊:右睾肿胀消退,阴囊出现皱纹,痒也不甚。小便增多,舌淡红,苔薄白,指纹微青。药已见效,上方加减再进。方药:乌药6 g、当归6 g、川楝子6 g、吴茱萸3 g、沉香1 g、桃仁5 g、荔枝核6 g、小茴香3 g、牵牛子6 g、芒硝1.5 g(冲服)。6剂,水煎服,每日1剂,早晚分服。

三诊:睾丸肿消,瘙痒全止,但每至午后,肿胀有所加重。神疲消瘦,面色淡黄,纳差肢软,大便微溏,指纹转淡红。此脾虚气陷,治宜补中益气,升提举陷,佐以行气活血。方药:黄芪10 g、炒白术5 g、党参10 g、当归尾6 g、陈皮3 g、柴胡6 g、升麻3 g、炙甘草3 g、薏苡仁12 g、吴茱萸3 g、乌药6 g。8剂,水煎,每日1剂,早晚分服。

四诊:右睾丸肿胀全消,纳增泻止。唯手心烧灼,睡卧露睛,尿频清长。此脾虚肾亏,拟六味地黄汤去泽泻,加黄芪、薏苡仁、芡实、当归、枸杞、荔枝核滋阴健脾收功。

来源:戴西湖,刘建华. 古今男科医案选按[M]. 北京:华夏出版社,1990.

按语:天台乌药散出自《圣济总录》,多用于寒凝气滞,少腹痛引睾丸,小肠疝气等病证,具有行气疏肝,散寒止痛之功效。足厥阴肝经绕阴器,过少腹,若肝经气机郁滞,复感外寒,则可内外相合,发为小肠疝气,此谓"诸疝皆归肝经"(《儒门事亲》)。方中乌药辛温,入厥阴肝经,行气疏肝,散寒止痛,为君药。青皮疏肝理气,小茴香暖肝散寒,高良姜散寒止痛,木香行气止痛,四药辛温芳香,合而用之,加强乌药行气疏肝,散寒止痛之功,共为臣药。槟榔行气导滞,直达下焦而破坚;苦寒之川楝子与辛热之巴豆同炒,去巴豆而用川楝子,既可制其苦寒之性,又增其行气散结之力,共为佐使药。诸药合用,使寒凝得散,气滞得疏,肝络调和,则疝痛自愈。本证患者乃小儿先天不足,肝虚血少,疏泄失职,寒湿下注,形成本虚标急之候。"急则治其标",故以当归、赤芍、沉香、川楝、橘核等疏肝行气,活血消瘀;乌药、吴茱萸、茴香等温散寒湿;牡蛎软坚散结;牵牛、槟榔导湿下行而消肿。后见有中气虚弱,改投补中益气,行气活血之剂以扶正祛邪。再予滋补脾肾,固其根本,而彻底治愈。

约言:本方为疏肝活血,温散寒湿之良方。

3. 阳和汤合大黄牡丹汤治验

病例资料:李某,27 岁,2014 年 5 月 7 日初诊。患者 1 年前睾丸红肿热痛,经检查诊断为急性睾丸炎,在南阳某医院住院治疗 10 余天,病情未有好转,即转入郑州某省级医院,诊断为急性睾丸炎,附睾炎,住院治疗 20 余天,病情控制。出院后睾丸肿痛又复发,再次住院治疗效果不佳,因其姑姑在郑州工作并介绍前来就诊。查体:睾丸肿痛如针刺,怕冷喜热,口渴欲饮热水,手足不温,舌质暗红瘀紫、苔薄黄,脉沉紧略数。西医诊断为急性睾丸炎,附睾炎,中医诊断为子痈,此为寒凝夹瘀之热证,当以温阳散寒,兼清郁热为治,方以阳和汤与大黄牡丹汤合方。

方药:熟地黄 30 g、肉桂 3 g、麻黄 3 g、鹿角胶 10 g、白芥子 6 g、干姜炭 3 g、大黄 12 g、牡丹皮 3 g、桃仁 9 g、瓜子 12 g、芒硝 8 g、生甘草 3 g,6 剂,水煎,每日 1 剂,早晚分服。

二诊:睾丸肿痛减轻,大便转溏,减大黄为 6 g、芒硝为 6 g。予前方 6 剂。

三诊:睾丸肿痛好转,大便仍溏,减大黄为 3 g、芒硝为 3 g。予前方 6 剂。

四诊:睾丸肿痛基本消退,予前方 6 剂。

五诊:诸症悉除,予前方 6 剂,随访 6 个月,一切正常。

来源:许彦来,谢文英. 男科病名医验案解析[M]. 北京:中国科学技术

出版社,2018.

按语:阳和汤出自《外科证治全生集》,多用于治疗阴疽,具有温阳补血,散寒通滞之功效。大黄牡丹汤出自《金匮要略》,多用于治疗湿热瘀滞肠痈初起之病证,具有泻热破瘀,散结消肿之病证。阳和汤方中重用熟地,滋补阴血,填精益髓;配以血肉有情之鹿角胶,补肾助阳,益精养血,两者合用,温阳养血,以治其本,共为君药;少佐于麻黄,宣通经络,与诸温和药配合,可以开腠里,散寒结,引阳气,由里达表,通行周身;甘草生用为使,解毒而调诸药。综观全方,补血与温阳并用,化痰与通络相伍,益精气,扶阳气,化寒凝,通经络,温阳补血以治本,化痰通络以治标。用于阴疽,犹如离照当空,阴霾自散,故以"阳和"名之。大黄牡丹汤中大黄泻火逐瘀,通便解毒;丹皮凉血清热,活血散瘀,二者合用,共泻肠腑湿热瘀结,为方中君药;芒硝软坚散结,助大黄荡涤实热,促其速下;桃仁性善破血,助君药以通淤滞,俱为臣药;冬瓜仁清理利湿,导肠腑垢浊,排脓消痈;是为佐药。本方攻下泻热与逐瘀并用,使结瘀湿热速下,痛随利减,痈肿得消,诸症自愈。本本证患者根据睾丸肿痛、怕冷喜热辨为寒凝,再根据睾丸肿痛如针刺辨为瘀血,因舌质暗红瘀紫、苔薄黄辨为瘀热,以此辨为寒凝夹瘀热证。方以阳和汤温阳通脉,散寒养血;以大黄牡丹汤泻热祛瘀,消肿止痛。方药相互为用,以奏齐效,诸证皆消。

约言:阳和汤是治疗阴疽的常用方。大黄牡丹汤是治疗湿热瘀滞肠痈初起的常用方。

4. 子痈汤治验

病例资料:王某,男,67 岁,1976 年 4 月 2 日初诊。患者睾丸疼痛 1 个月。无外伤史。无发热恶寒,伴阴囊湿冷,坠痛。查体:左附睾头部肿硬,大小为 2 cm×2 cm,触痛,右附睾睾丸轻度肿胀,质软压痛,无波动感。舌淡,苔薄白,脉弦滑。西医诊断为慢性附睾睾丸炎,中医诊断为子痈,此为气滞血瘀之证。当以温经散寒,行气化湿,活血祛瘀为治,方以子痈汤加减。

方药:柴胡 9 g、乌药 9 g、小茴香 6 g、木香 6 g、橘核 9 g、穿山甲 9 g、牛膝 9 g、僵蚕 9 g、全蝎 9 g、夏枯草 15 g、昆布 15 g、山楂核 15 g、当归 15 g、升麻 9 g。18 剂,水煎,每日 1 剂,早晚分服。

二诊:肿痛减轻,坠痛消失,唯患部仍感湿冷,原方减升麻,加肉桂 3 g、吴茱萸 9 g,继服 8 剂。

三诊:患者阴囊湿冷已除,左附睾头部尚有 0.5 cm×0.5 cm 硬结。上方减小茴香、肉桂、吴茱萸,加牡蛎 15 g、赤芍 15 g。继服 12 剂,诸症消失。随访4年,未见复发。

来源:孙在典,李慧.中医男科名家验案精选[M].北京:人民军医出版社,2010.

按语:子痈汤是治疗子痈的专方,具有温经散寒,行气化湿,活血祛瘀之功效。子痈汤原方:柴胡9 g、橘核9 g、小茴香6 g、夏枯草15 g、丹参15 g、川牛膝6 g、僵蚕9 g、黄柏9 g、山楂核15 g、赤芍15 g、穿山甲9 g、蒲公英30 g。该方能抗菌、抗病毒、调节机体免疫力,从而促进炎症病灶的消退,尤其对于抗生素治疗无效的附睾睾丸炎,具有较满意的疗效。急性期,应卧床休息,用布袋或阴囊托兜起阴囊。化脓期,穿刺证明有脓者,应切开引流。对已切开排脓者,要注意引流通畅。忌食辛辣油腻食物,严禁性交。要及时治疗其他的炎症性疾患。若睾丸附睾肿块质硬,药物治疗无效时,应行活组织检查,以明确诊断,对症治疗。本病亦可同时配合外治,急性期用如意金黄膏外敷,以减轻充血、水肿和疼痛;慢性期用冲和膏外敷,以行气活血消肿。对未生育的患者,热水坐浴要慎用,因局部温度较高,对睾丸的曲细精管的生精功能有一定影响。根据病情轻重可选用抗生素配合应用。亦可采用精索封闭疗法。

约言:本方为温经散寒,行气化湿,活血祛瘀之良方。

(四)毒热壅滞证

犀黄丸治验

病例资料:王某,男,15岁,1972年9月23日初诊。1周前右侧睾丸肿胀疼痛,开始伴有发烧,曾诊为"化脓性睾丸炎",经西药治疗,体温已降,但局部肿痛仍在,行动困难,来我院就诊。检查:痛苦面容,行动困难,右侧阴囊肿大,表面皮肤水肿、光亮,触痛明显,左侧睾丸大小正常,无压痛。右侧睾丸明显肿大约8 cm×8 cm,右侧腹股沟淋巴结肿大有压痛。化验检查:白细胞计数$38×10^9$/L,中性粒细胞95%,淋巴细胞5%。西医诊断为右侧急性化脓性睾丸炎,中医诊断为子痈,此为毒热壅滞,气隔血聚之证,当以清热解毒,活血消肿为治,方以犀黄丸加减。

方药:金银花30 g、赤芍15 g、蒲公英30 g、牛膝10 g、马尾连6 g、黄柏10 g。3剂,水煎,每日1剂,早晚分服。犀黄丸每日3次,每次3 g。

二诊:上方服3剂后症状未减,白细胞计数$23.6×10^9$/L,中性粒细胞87%,淋巴细胞13%,内服药同前,外用铁箍散膏与化毒散软膏混合敷阴囊部。

三诊:局部肿痛已减,白细胞计数$13.8\times10^9/L$,中性粒细胞79%,淋巴细胞21%。上方加活血透托之剂:金银花30 g、蒲公英30 g、赤芍10 g、牛膝10 g、马尾连10 g、黄柏10 g、酒军10 g、炒皂刺10 g。5剂,水煎,每日1剂,早晚分服。继服犀黄丸,服法同前。

四诊:局部肿痛已见消,行动自如,阴囊表面皮肤已有皱纹,右侧睾丸约6 cm×6 cm。上方加红花、归尾以加强活血通络,其他均同前。

五诊:10月9日,停用犀黄丸及外用药膏,内服法同前,外用马齿苋、败酱草水煎洗。

六诊:10月12日,局部肿胀逐渐缩小,右侧睾丸5 cm×3 cm,疼痛已减,但质地较硬。白细胞计数$11\times10^9/L$,中性粒细胞56%,淋巴细胞41%,单核粒细胞3%。拟以清热解毒,破瘀软坚为法:蒲公英30 g、马尾连10 g、黄柏10 g、三棱10 g、莪术10 g、红花10 g、牛膝10 g、当归10 g、生甘草6 g。10剂,水煎,每日1剂,早晚分服。

七诊:10月23日,局部肿痛已消,右侧睾丸约2 cm×3 cm,较正常侧稍大,压痛已消失,重压时有不适感,白细胞化验已恢复正常,服用散结灵、茴香橘核丸以收功。随访半年未见复发及其他不适。

来源:北京中医医院.赵炳南临床经验集[M].北京:人民卫生出版社,2006.

按语:犀黄丸出自《外科全生集》,多用于治疗火郁痰凝,血瘀气滞之乳癌、横痃、痰核、流注、小肠痈等病证,具有解毒消痈,化瘀散结之功效。本方常用于体表或体内痈疡肿毒,临床以体质尚实,舌质偏红,脉滑数为使用依据,不宜作汤剂服,不宜久服,肿块已溃者应慎用,孕妇或阴虚火旺者禁用。方中犀黄清热解毒,化痰散结,麝香开经络,行气滞,散瘀血,消痈疽肿毒,乳香、没药活血祛瘀,消肿定痛,黄米饭调养胃气,以防诸药寒凉碍胃,以酒送服,是用其活血行血以加速药效。本证患者毒热虽重,但抓得紧,治得早,突出清热解毒,所以病势虽猛,由于患者年轻,体质较好,犀黄丸配合使用及时且量足,所以未溃而内消。医家治痈肿"以消为贵",是赵老师很重要的临床经验。

约言:本方主治诸症,多由火郁、痰瘀、热毒蕴滞而成。

第三节 卵子瘟

卵子瘟，相当于西医的病毒性睾丸炎，腮腺炎性睾丸炎，中医称之为“痄腮引睾”。《疡医大全》说：“又有身体发热，耳后忽生痄腮，红肿胀痛，腮肿将退，而睾丸忽胀，一丸极大，一丸极小，视乎偏坠而实非，盖耳旁乃少阳胆经之分，与肝经互为表里，少阳感受风邪，而遣发病肝经也。”中医认为，本病系外感风温疫毒之邪，内挟脏腑湿热，初起壅于上焦，发于头面。犯及足少阳胆经而病痄腮之后，若热毒炽盛或正气不足或治疗失宜而使瘟毒未能及时清散，进而循经脉、沿表里经脉而内及足厥阴肝经，热毒挟湿下行，犯于阴器所致。

肝经湿热证

龙胆泻肝汤治验

病例资料：洪某某，男，14岁，1976年5月28日初诊。患者6天前始发双侧腮部漫肿酸痛，咀嚼张口不便，伴发热，在当地服中草药2剂，症状好转，参加学习。入院前2天，复发右侧睾丸红肿疼痛，高热不退，经注射青霉素及内服四环素，解热剂等药物，症状不能控制，于1976年5月28日初诊。查体：体温40.2 ℃，双侧腮部略漫肿，有按痛，面红赤，唇干口渴引饮，恶心欲呕，不思食，右侧睾丸赤红坚硬，肿大6 cm×6 cm，拒按，溲赤，大便2天没通，舌质红，苔薄黄而粗，脉弦数。西医诊断为腮腺炎性睾丸炎，中医诊断为卵子瘟，此为湿毒炽盛循肝脉下扰阴器之证，当以泻肝经湿热，凉血解毒为治，方以龙胆泻肝汤加减。

方药：龙胆草5 g、丹皮6 g、柴胡5 g、黄芩9 g、木通3 g、生地9 g、泽泻6 g、大青叶18 g、车前子6 g、甘草8 g。1剂，水煎，每日1剂，早晚分服。

二诊：5月29日，药后诸症较减，守前方再服2剂。

三诊：5月31日，体温正常，食欲增进，睾丸肿疼大减，舌苔薄，脉缓滑，改用清热解毒，行气散结以善其后。

方药：大青叶18 g、栀子根30 g、王不留行9 g、荔枝核12 g、木香5 g、桃仁6 g。2剂，水煎，每日1剂，早晚分服。

四诊：6月2日，诸证消失，出院。

来源:张有寯,中国男科医案[M].天津:天津科技翻译出版公司,1990.

按语:龙胆泻肝汤出自《医方集解》,多用于肝胆实火上炎,肝经湿热下注所致病证,具有清泻肝胆实火,清利肝经湿热之功效。方中龙胆草大苦大寒,既可清泻肝胆实火,又能清利肝经湿热,故为君药;黄芩、栀子苦寒燥湿泄热,共为臣药;泽泻、木通、车前子引湿热下行而出,生地、当归养血滋阴,使邪去不伤阴,共为佐药,柴胡引药入肝,疏肝理气,甘草调和诸药,共为使药;诸药合用,泻中有补,补中有滋,祛邪不伤正。卵子瘟多见于大龄儿童或成年男性,乃瘟毒之邪内陷厥阴,循经下迫于阴器,以至气血凝结而成。正如"冷庐医话"曰:"痄腮之症,一肿痛将退,睾丸忽胀,乃邪毒内陷,传入厥阴,脉络睾丸肿痛。"本病初起一般用清热解毒,舒胆消肿能获捷效。本证患者因施治失宜,致湿毒炽盛,内侵肝脉,下绕阴器。治用龙胆泻肝汤去当归加丹皮,大青叶。方中龙胆草泻肝胆实火,除下焦湿热,黄芩、栀子、大青叶清热解毒,木通、车前、泽泻清利湿热,使热从小便而泄,用生地,丹皮凉血养阴,使邪去而正不伤,柴胡条达肝气,甘草和中协助解毒。实践证明,本例服药三剂,热解,睾丸肿痛消退。三诊在清热解毒基础上,酌加行气散结,目的为通调肝经络脉而用,故诸证皆消。

约言:此为凉肝泻火,导赤救阴之良方。

第四节　水　疝

水疝记载首见于《儒门事亲》,相当于西医的精索鞘膜积液,是指男性阴囊内水湿停聚,积聚的液体超过正常量,以阴囊一侧或双侧肿大、不红不热、状如水晶为临床特征的一类疾病。水疝,顾名思义,与水湿关系密切。水疝的发生与肝、脾、肾三脏有关,因脾、肾为制水之脏,而且功能须依赖肝之疏泄。肝寒不疏,脾虚不运,肾虚失约,或先天禀赋不足,则水之输布失常,水湿下聚,或因虚而感水湿,停滞囊中而为水疝。宋代《圣济总录》提到,"水气盛则津液内结,谓之水疝"。表明水疝病的病因病机为水液内停壅盛,故而发病。

(一)水湿内结证

1. 五苓散治验

病例资料:徐某,男,2 岁,2020 年 9 月 13 日初诊。右侧阴囊肿大半年余。患儿家长于半年前发现患儿右侧阴囊肿大,于当地医院就诊,诊断为"精索鞘膜积液",建议手术治疗,家长因患儿年龄较小,希望通过中医药保守治疗,遂前来就诊。刻下症:右侧阴囊明显肿大,如核桃大小,无疼痛感,无发热。晨起食欲较差,午、晚餐尚可,时有干呕,偶有腹胀,无腹痛。寐安,二便可。查体:右侧睾丸可见椭圆形肿块,表面光滑,质地较韧,触之有波动感,肿块下方可触及正常的睾丸、附睾,肿块可随精索移动,无明显压痛,局部皮温正常,透光试验阳性。舌淡红,苔薄白。西医诊断为精索鞘膜积液,中医诊断为水疝,此为脾虚水湿不化之证。当以健脾利湿,理气疏肝为治,方以五苓散加减。

方药:茯苓 10 g、猪苓 10 g、泽泻 10 g、桂枝 6 g、麸炒白术 10 g。7 剂,水煎,每日 1 剂,早晚分服。枯矾 50 g 外敷,每次 5 ~ 7 g,每日 1 次。使用方法:将酒精湿润过的纸巾敷于患处,再敷薄薄一层枯矾于纸巾上,并于其上重复覆盖纸巾与枯矾,最后再覆盖 1 层纸巾固定,共敷 7 层枯矾 8 层纸巾,每日敷 4 ~ 8 小时。

二诊:右侧睾丸肿大范围稍缩小,仍晨起纳差,但干呕症状消退,右侧鼻孔易鼻衄。辨为脾虚水湿不化兼气血瘀滞证。口服方剂守上方加泽兰 10 g、桃仁 10 g。7 剂,水煎服,每日 1 剂,早晚分服。枯矾外敷,每日 1 次。

三诊:右侧睾丸肿大明显减轻,诉近日鼻塞,无咳嗽流涕,无恶寒发热,汗出正常,饮水可,纳可,二便调。证候同前,兼有外感。口服方剂守上方加苏叶 10 g、柴胡 12 g。7 剂,水煎,每日 1 剂,早晚分服。枯矾外敷,隔日 1 次。

四诊:诸症减轻,无鼻塞流涕,纳寐可,二便调。外感已消,予口服方剂 7 剂。枯矾外敷,隔日 1 次。

五诊:2020 年 10 月 15 日,无其他不适,纳寐可,二便调。方用桂枝茯苓丸加减。

方药:桂枝 6 g、茯苓 10 g、桃仁 10 g、赤芍 10 g、泽泻 10 g、车前子(包煎)15 g。7 剂,水煎,每日 1 剂,早晚分服。枯矾外敷,隔日 1 次。患者守方继服多剂,精索鞘膜积液消除,随访 1 年,未再复发。

来源:郭彤彤,徐晓彤,李兆睿,等. 中医治疗小儿精索鞘膜积液验案 1 则[J]. 中医药通报,2022,21(05):56–57.

按语:五苓散出自《伤寒论》,原治伤寒太阳病之“蓄水证”,后世用于多种水湿内停证候,具有利水渗湿,温阳化气之功效。五苓散原方重用泽泻为君,利水渗湿,臣以茯苓、猪苓助君药利水渗湿,佐以白术补气健脾以运化水湿,合茯苓即可彰健脾制水之效,又可奏输津四布之功。桂枝温阳化气,以助利水,且可辛温发散以祛表邪。诸药相伍,共奏淡渗利湿,健脾助运,温阳化气,解表散邪之功。小儿脾肾常不足,水液运化易失常,加之肝之疏泄失利,水湿留滞肝经,结于阴部,形成“水疝”,治之当健脾利湿与理气疏肝并施,久病者入络,宜适当加以活血通络之品。本证患儿食欲较差,时有干呕,偶有腹胀,为后天脾胃虚弱之体,脾失健运,人体津液之输布及排泄紊乱,凝聚为痰,湿痰凝聚,郁结不消,留滞于肝经,发为精索鞘膜积液,故初诊予五苓散原方治疗。二诊加泽兰、桃仁以疏肝活血、利水消肿,去久病之瘀。三诊加苏叶、柴胡散寒解表,疏肝行气;五诊时患儿鞘膜还有顽固难消之水液,符合《血证论》中“瘀血化水亦发水肿,是血病而兼水也”之理,血不利则化为水,故后期予桂枝茯苓丸加减以活血化瘀、利水消癥,而诸证皆消。

约言:本方为利水化气之代表方。

2. 参苓白术散治验

病例资料:患者陈某,男,3.5 岁,2020 年 7 月 8 日初诊。患儿平素左侧精索鞘膜积液(交通型),2020 年 5 月 17 日 B 超提示精索鞘膜积液,约 2.6 cm×0.9 cm。近 1 个月来,患儿精索鞘膜积液明显增大,2020 年 7 月 8 日 B 超示精索鞘膜积液 4.3 cm×2.1 cm。查体:厌食纳差,大便不成形且黏滞不爽,小便如常,舌淡红,苔滑,舌根部苔白腻。西医诊断为精索鞘膜积液,中医诊断为水疝,此为脾虚湿滞之证,当以健脾燥湿,行滞利水为治,方以参苓白术散加减。

方药:党参 12 g、茯苓 12 g、白术 12 g、扁豆 12 g、桔梗 6 g、甘草 6 g、山药 12 g、砂仁 6 g、薏苡仁 9 g。上方共研为末,水制为丸。5 g/袋,每日 2 袋,每次 1 袋。使用 3 天后,发现患儿左侧精索鞘膜积液较前明显减小,晨起时左侧阴囊大小与健侧无异。运动后、久行久站后,左侧精索鞘膜积液大小与健侧睾丸类似。

来源:李芝慧. 参苓白术散的非典型用法[J]. 中医临床研究,2021,13(25):90-91.

按语:参苓白术散出自《太平惠民和剂局方》,主治脾虚夹湿证,多用于脾胃气虚,纳运失司,湿蕴气阻之病证,具有益气健脾,祛湿理气之功效。方中人参补气,健脾养胃;白术、茯苓燥湿健脾;山药、薏苡仁、扁豆健脾化湿;

砂仁芳香化湿，和胃降逆；桔梗宣肺养肺；甘草调和诸药，诸药合用，共奏健脾益气、渗湿止泻之效。本证患儿脾虚湿困，上不制水，水湿直接下渗及肾。《类证治裁》提及，“睾丸者，肾之外候”。故土虚不能制水下渗进入精室，形成水疝。参苓白术散助患者脾气恢复运化，理气燥湿制水，可阻水湿下渗，缓解下焦蓄水，精室肿胀，而收全效。

约言：此方中和不热，久服养气育神，醒脾悦色，顺正辟邪。

3. 橘核丸治验

病例资料：方某，男，11岁，1987年11月12日初诊。患者1月前出现右腹股沟肿块，起因不详，外院诊断为“精索鞘膜积液”，因惧怕手术，遂至作者医院求治。查体：患者精神可，查体无明显不适，纳食、二便正常；右腹股沟部有一肿块，约2.5 cm×2 cm大小，边界清楚，触之无肠型样感，按压有囊性波动感，平卧时无回纳，压痛不明显，两侧睾丸(-)，舌淡红，苔薄白，脉弦。西医诊断为精索鞘膜积液，中医诊断为水疝，此为痰湿阻络之证，当以疏和厥络，化痰行水为治，方以橘核丸加减。

方药：橘核10 g、大茴香6 g、木香6 g、金铃子10 g、海藻12 g、昆布12 g、海浮石10 g、北沙参10 g、食盐1 g、生甘草3 g。7剂，水煎，每日1剂，早晚分服。

二诊：一周后复诊，自服药后肿块减少，至11剂时肿块已消失，查体无明显不适，舌脉同前。再予5剂加以巩固，并嘱观察。

来源：许彦来，谢文英. 男科病名医验案解析[M]. 北京：中国科学技术出版社，2018.

按语：橘核丸出自《济生方》，多用于寒湿疝气，睾丸肿胀偏坠，或坚硬如实，或痛引脐腹，甚则阴囊肿大，或成疮毒，轻则时出黄水，甚则成脓溃烂，具有行气止痛，软坚散结之功效。方中橘核入肝行气，散结止痛，为君药。川楝子行气疏肝，以开气分之郁结；桃仁活血，以行血分之瘀滞，香附疏肝解郁，山楂活血散瘀，小茴香祛寒止痛，共为臣药。木通通利经脉而利下焦湿邪，甘草调和诸药。诸药合用，可直达厥阴肝经，共奏行气血、祛寒湿、散瘀结、止疼痛，软坚散结之功。本证患者因厥络瘀阻，痰湿停聚所致。方中橘核入肝行气，散结止痛，乃治疝要药，为君药。大茴香温中散寒，木香，金铃子行气止痛，海藻、昆布、海浮石软坚散结，共为臣药，佐以北沙参滋阴通脉，疗疝通，消痈肿，方中加食盐，取其“成走血分”“疗疝气”之效，合以生甘草调和诸药。诸药合用，可直达厥阴肝经，共奏祛寒湿、至疼痛、软坚散结之功，而诸证皆消。

约言:本方为治疗肝气失疏,痰湿停滞厥络之良方。

4. 吴茱萸汤合苓桂术甘汤治验

病例资料:刘某,男,10岁,1987年3月15日初诊。患者一周前发现左侧阴囊逐渐增大,无发热疼痛,阴囊大小与体位、咳嗽、挤压无关。检查:左侧阴囊肿大,内可触及光滑肿物,有囊性感,左侧睾丸不能触及,透光试验(+),症见舌淡苔白,脉弦。西医诊断为左侧睾丸鞘膜积液,中医诊断为水疝,水湿内停证。此为厥阴受寒,肝寒乘脾,脾失健运,水湿内停,厥阴寒气挟水湿下注之证。当以温肝散寒,运化水湿为治,方以吴茱萸汤合苓桂术甘汤加减。

方药:吴茱萸5 g、桂枝6 g、生姜6 g、党参10 g、白术10 g、茯苓12 g、大枣4枚、甘草4 g。3剂,水煎服,每日1剂,早晚分服。服药3剂,患者肿大之阴囊明显缩小;再服前方3剂后,肿胀消退,阴囊恢复至正常大小。经随访,至今1年未复发。

来源:张有寯.中国男科医案[M].天津:天津科技翻译出版公司,1990.

按语:吴茱萸汤出自《伤寒论》,多用于胃气虚寒或肝寒犯胃证,具有温胃暖肝,降逆止呕。方中吴茱萸味辛苦而性热,既能温胃暖肝祛寒,又能和胃降逆止呕,为君药;生姜温胃散寒,降逆止呕,为臣药;人参益气健脾,为佐药;大枣甘平,合人参益脾气,为使药。苓桂术甘汤出自《金匮要略》,多用于中阳不足之痰饮病,具有温阳化饮,健脾利湿之功效。本方重用甘淡之茯苓为君,健脾利水,渗湿化饮,既能消除已聚之痰饮,又善平饮邪之上逆;桂枝为臣,功专温阳化气,平冲降逆;白术为佐,功专健脾燥湿;炙甘草用于本方,其用有三:一可合桂枝以辛甘化阳,以襄助温补中阳之力;二可合白术益气健脾,崇土以利制水;三可调和诸药,功兼佐使之用。仲景曰:"病痰饮者,当以温药和之。"本证患者水疝发生在任脉与厥阴经循行之处,寒湿内停,下流阴囊,故阴囊肿大如水晶,遇寒而坠胀,因而用吴茱萸汤温肝散寒,苓桂术甘汤温化水湿,二者合用而起散寒行水除湿之功,以获全效。

约言:吴茱萸汤合苓桂术甘汤为温肝散寒,运化水湿之良方。

（二）湿热壅盛证

萆薢分清饮治验

病例资料:解某,男,48岁,2015年8月6日初诊。患者左侧睾丸肿痛1个月余,全身无寒热,在某医院查血丝虫3次,均阴性,8年前曾有类似症状发作。查体:左侧阴囊明显肿大,皮色不变,透光试验(+),附睾头部触痛明显,精索粗大,舌质红,苔根薄微腻,脉细弦。西医诊断为"左侧睾丸鞘膜积液、左侧精索附睾炎",中医诊断为水疝,此为湿热壅盛之证,当以清利湿热,分消水湿为治,方以萆薢分清饮加减。

方药:刘寄奴 30 g、炒穿山甲 6 g、忍冬藤 15 g、萆薢 15 g、橘核 10 g、荔枝核 12 g、小茴香 4.5 g、赤芍 10 g、赤茯苓 10 g、薏苡仁 30 g、苍术 10 g、焦山楂 10 g、焦神曲 10 g。5 剂,水煎,每日 1 剂,早晚分服。5 日后,阴囊及睾精索之肿痛已有好转,附睾头部触痛缓解。上方共服 1 月,诸症悉平。

来源:许彦来,谢文英. 男科病名医验案解析[M]. 北京:中国科学技术出版社,2018.

按语:萆薢分清饮出自《医学心悟》,多用于淋证之膏淋,具有清热利湿,分清别浊之功效。方中萆薢、黄柏、石菖蒲化湿;车前子利湿通淋;茯苓、白术健脾祛湿;莲子心、丹参清心热,养心血,诸药共奏清热利湿排浊之效。本证患者因湿热壅盛,厥络阻滞不通,水液停聚,故左侧阴囊明显肿大,触痛明显,精索粗大。徐福松教授以萆薢分清渗浊、除湿消肿,刘寄奴、炒穿山甲(代)、忍冬藤、赤茯苓破血行瘀、清热透达、利湿消肿,橘核、荔枝核、小茴香入睾理气,气行则血行,湿随气行;复入赤茯苓、薏苡仁、苍术、焦山楂、焦神曲,既能化湿消积,又能和中助运,以防攻破有余,克伐脾胃,以收全效。

约言:本方有清热利湿,分清别浊之功效。

(三)肾虚水滞证

济生肾气丸治验

病例资料:易某,男,4 岁,1979 年 11 月 11 日初诊。发现鞘膜积液已两月余,两侧阴囊均见肿大,表面光滑,压之不痛,透光试验(+)。苔薄白,脉细软。西医诊断为精索鞘膜积液,中医诊断为水疝,此为肾虚水滞之证,当以温补肾阳,运化水湿为治,方以济生肾气丸加减。

方药:济生肾气丸(包)9 g、党参 9 g、白术 9 g、茯苓 9 g、当归 9 g、鹿角霜 9 g、仙灵脾 9 g、仙茅 9 g、巴戟天 9 g、葫芦巴 9 g、炙甘草 4.5 g。7 剂,水煎,每日 1 剂,早晚分服。

二诊:服上方 7 剂后,阴囊肿胀即见改善,舌脉同前。再继服原方 14 剂,阴囊肿胀基本消退,透光试验(-)。证见纳呆面黄,原方加山楂、六曲、炒谷麦芽,继服 7 剂而痊愈。

来源:戴西湖,刘建华. 古今男科医案选按[M]. 北京:华夏出版

社,1990.

按语:济生肾气丸又名加味肾气丸,出自《严氏济生方》,系肾气丸加车前子、牛膝化裁而成。多用于治疗肾阳不足,水湿内停证,具有温补肾阳,利水消肿之功效。方中肉桂辛甘大热,制附子辛大热有毒,均善补火助阳,牛膝酸甘性平,苦泄下行,善补肝肾、强腰膝、利尿,三药配伍,善温阳化气利水,恰中阳虚水湿内停之病的,故共为君药;熟地黄甘润微温,善滋阴填精益髓,制山茱萸酸甘微温,善温补肝肾,山药甘补涩敛性平,善养阴益气、补脾肺肾,三药合用,肝脾肾三阴并补,又伍桂附,以阴中求阳,收阴生阳长之效,故共为臣药;茯苓甘补淡渗性平,善健脾渗湿、利水,泽泻甘淡渗利性寒,善泄热渗湿利尿,牡丹皮辛散苦泄微寒,善清泻肝火,车前子甘寒清利,善清热利尿化痰,四药相合,既与君臣药相反相成,使补而不温燥、不腻,又助君药利水而消肿,故为佐药。全方配伍,温化与通利并施,共奏温肾化气、利水消肿之功。本证患者证属肾虚阳亏,不能温运水湿,下滞阴囊为肿,故用温阳利水之治疗原则,符合"益火之源,以消阴翳"的理论。济生肾气丸具有温肾利水消肿的作用,因其温阳之药量不足,故加入鹿角霜、仙茅、仙灵脾等温肾助阳之品,从而促进了鞘膜积液的吸收。

约言:本方为温补肾阳,运化水湿之常用方。

第五节 子 岩

子岩记载首见于《素问》,相当于西医学中的睾丸肿瘤。中医学称睾丸为外肾,睾丸肿瘤属于"疝病""阴颓"和"囊痈"范畴。《素问》曰:"三阳为病,发寒热;……其传为颓疝。"本病病位在睾丸,涉及肝、脾、肾、三焦等脏腑,禀赋不足,天宦隐睾,精室蕴遏,气机不畅,瘀而化热,热郁成毒,积而成形,客于外肾,遂成本病;情志不舒,精神抑郁,气滞痰凝,瘀血停滞,痰瘀胶结,阻于肾子,遂成本病;病久体虚,或房事过度,或因病所致虚弱,疾病迁延日久,蕴毒结于肾子,形成阴虚、气血两虚、阴阳俱虚。

一、常证

阴虚火旺证

知柏地黄丸治验

病例资料:翟某,男,29 岁,2008 年 7 月 24 日初诊。患者无意中发现睾丸肿块,就诊于当地医院,诊断为睾丸癌,并接受睾丸切除手术,病理精原细胞癌,腹膜后淋巴结转移,既往有隐睾病史。PE 方案化疗后,放射治疗后。就诊时证见:头晕、耳鸣、失眠、多梦、口苦咽干、腰膝酸软,脉沉细数,舌红苔薄黄,西医诊断为睾丸癌,中医诊断为子岩,此为肝肾两虚之证,当以补益肝肾、软坚散结为治,方以知柏地黄丸加减。

方药:知母 10 g、炒黄柏 10 g、生地黄 10 g、熟地黄 10 g、丹皮 10 g、泽泻 20 g、山萸肉 10 g、山药 10 g、炒柴胡 10 g、黄芩 10 g、茯苓 10 g、炒白术 15 g、女贞子 15 g、旱莲草 10 g、天麻 10 g、清半夏 9 g、合欢皮 30 g、炒枣仁 30 g、炮山甲 8 g、鳖甲 10 g、牛膝 10 g、炒杜仲 10 g、白花蛇舌草 30 g、生甘草 10 g。30 剂,水煎,每日 1 剂,早晚分服。

二诊:1 个月后复诊,诸证好转,略有加减,继续服用,现仍坚持治疗中,未见复发及转移。

来源:王辉,孙桂芝. 孙桂芝教授治疗睾丸癌经验[J]. 辽宁中医药大学学报,2011,13(12):131-132.

按语:知柏地黄丸出自清代名医吴谦的《医宗金鉴》,多用于阴虚火旺所致病证,具有滋阴清热之功效。方中熟地甘温滋腻、山茱萸酸收、山药性涩益脾,佐以泽泻配熟地宣泄肾浊,防其滋腻,丹皮配山茱萸凉肝火,茯苓配山药淡渗脾湿。用知母、黄柏清下焦之火,更防毒火内生。本证患者头晕,失眠,口苦咽干,脉沉细数,舌红苔薄黄,且检查发现腹膜后淋巴结转移,故予炮山甲、鳖甲、龟板以软坚散结、疏郁通滞;合欢皮、酸枣仁安神;白花蛇舌草以清热;半夏白术天麻汤化裁以化痰熄风;配以旱莲草、女贞子滋养阴精,共奏和阴调阳之功,以获全效。

约言:此为补益肝肾、滋阴清热之良方。

二、变证

纵隔转移,痰热郁肺证

麻杏石甘汤合防己茯苓汤加减治验

病例资料:桑某,男,40 岁,1982 年 5 月 19 日初诊。25 年前,患者 15 岁时,因用力过度致右下腹疼痛,右侧睾丸隐痛肿大,质软,渐变硬。此后,疼痛每 2 ~ 3 年复发 1 次,疼痛后增大,服药即愈。1981 年 9 月,右侧睾丸疼痛复发,不断加剧,进行性增大,质地坚硬,难以忍受,于某医院行右侧睾丸切除术,示:阴囊内面有 6 cm×8 cm 大小包块,呈菜花状,凹凸不平,质地坚硬,周围粘连,内有淡红黄色液体约 100 mL。送活检病理诊断:右侧睾丸精原细胞瘤,术后放疗 35 次。1982 年 5 月,患者因农忙过劳,自觉病情加重。颜面黄瘦,倦息乏力,咳嗽心悸,于某医院就诊,X 线胸片显示:上纵隔影呈弧形,向两侧加宽,致密,周界光滑,以右上纵隔显示致密长条状影为著。双肺清晰,纹影正常,未见球形病灶,心隔正常。意见:右侧睾丸精原细胞瘤纵隔转移。遂求治于余。患者咳而气紧,心悸气短,头面颈项肿盛,四肢肿胀,按之没指,舌苔黄微腻,脉数无力。西诊断为睾丸肿瘤,中医诊断为子岩,此为痰热郁肺,肺失宣降,脾失健运,水气不行,凝结成癥之证,当以宣散和营,清热消痰,益气健脾,渗湿利水,攻坚散结为治。方以麻杏石甘汤合防己茯苓汤加减。

方药:麻黄 9 g、桂枝 10 g、白芍 12 g、杏仁 12 g、茯苓 12 g、白术 12 g、石膏 24 g、防己 24 g、黄芪 24 g、瓜蒌 15 g、夏枯草 31 g、甘草 3 g。30 剂,水煎服,每日 1 剂,早晚分服。服该方 30 余剂,头面、颈项及四肢肿胀全消,余证均有好转。

二诊:方药:党参 15 g、三棱 15 g、莪术 15 g、荔枝核 15 g、白术 12 g、茯苓 12 g、半夏 12 g、青皮 12 g、橘核 12 g、陈皮 10 g、夏枯草 31 g、甘草 3 g。40 剂,水煎服,每日 1 剂,早晚分服。服该方 40 余剂。病灶消失,体力恢复。显效,临床症状消失,恢复体力劳动,治后至 1984 年 3 月随访,已存活 1 年 10 个月,未见复发。

来源:孙在典,李慧. 中医男科名家医案精选[M]. 北京:人民军医出版社,2010.

按语:麻杏石甘汤,又叫麻杏甘石汤,出自《伤寒论》,多用于外感风邪,邪热壅肺之病证,具有辛凉宣泄,清肺平喘之功效。方用麻黄为君,宣肺泄邪热,配伍石膏为臣药,使宣肺而不助热,清肺而不留邪,肺气肃降有权,喘急可平,是相制为用。杏仁降肺气,为佐药,助麻黄、石膏清肺平喘。炙甘草既能益气和中,又与石膏合而生津止渴,为佐使药。防己茯苓汤出自《金匮要略》,多用于治疗水肿之皮水(四肢肿,水气在皮肤中,四肢聂聂动者)。具有益气健脾,温阳利水之功效。方中主药防己散在表之水气,茯苓导水湿下行;黄芪温阳益气,助黄芪去表之水气。桂枝通阳达表,协茯苓化气利水。甘草益气健脾。诸药合用,体现益气健脾与通阳利水药同用,邪正兼顾的配伍特点。本证患者系手术及病理确诊右侧睾丸精原细胞瘤,放疗后病情加重并向纵隔转移而接受中医治疗。因痰热郁肺,肺气失宣,故咳嗽气紧;脾失健运,水气不行,则全身水肿,舌苔黄腻为痰热之证,脉象无力为正虚之象。故本案为邪实正虚之证,治宜宣散合营、清热消痰以祛其邪,益气健脾、渗湿利水以扶其正。先用麻杏石甘汤加夏枯草、瓜蒌宣泄清肺,化痰止咳,合防己茯苓汤益气健脾,渗湿利水,再用六君加三棱、莪术、青皮、橘核、荔枝核健脾化痰,理气行滞,以扶正破积而消癥结,故诸证皆消。

约言:麻杏石甘汤为辛凉宣泄,清肺平喘之良方,防己茯苓汤为益气健脾,温阳利水之良方。

第四章 阴囊疾病

第一节 肾囊风

肾囊风记载首见于《诸病源候论·虚劳阴下痒湿候》,相当于西医学中的阴囊湿疹。本病中医学称之为"肾囊风""绣球风""阴湿疮""阴疮""胞漏疮""阴囊风"等。中医学对本病早有认识,隋代巢元方《诸病源候论·虚劳阴下痒湿候》中即有记载:"大虚劳损,肾气不足,故阴冷,汗液自泄,风邪乘之则搔痒。"并指出病机为"邪客腠理,而正气不泄,邪正相干在皮肤,故痒,搔之则生疮"。本病病位在会阴部(阴囊),涉及肝、脾、肾等脏腑,主要与湿热邪气有关,由于地域性气候闷热,居处潮湿,或涉水、淋雨,或阴部不洁,汗液浸润,湿浊之邪侵袭阴位,阻滞经络,化热损伤皮络而发病;多食膏粱厚味或生冷瓜果,饮食加倍,肠胃乃伤,脾失运化,湿浊内生;或者过度饮酒,酿生湿热,湿浊循肝经下流阴位,蕴郁肌肤而发病;郁怒伤肝、思虑劳神过度,损伤心肝阴血,肝经过阴器,肝血不足,则阴囊皮肤络脉失去荣养,机体抗病力降低,湿邪乘虚而入则发病。

一、常证

(一)肝经湿热

龙胆泻肝汤治验

病例资料:董某,男,31 岁,1973 年 6 月初诊。3 年前出现阴囊瘙痒流滋,每次发于夏秋之交,此次发已经旬。先是右下肢丹毒复发,以后阴囊又起疹子瘙痒,自用龙胆紫外搽,近 3 天阴囊皮肤剥脱,疼痛较甚,昨至某医院就诊,搽可的松软膏,疼痛更剧,故来我院商治。诊得阴囊左侧表皮剥脱,糜烂色红,脓液较多,阴囊右侧皮肤满布丘疹,皮色潮红,灼热疼痛,形体畏寒,口中干苦,溲黄便溏,舌苔根中微黄而腻,脉弦有力。西医诊断为阴囊湿疹,中医诊断为肾囊风(绣球风),流火初愈,湿热未净,留于肝经,诱发宿疾,此为湿热下注,经络受阻之证,当以清利肝经湿热为治,方以龙胆泻肝汤加减,并配以外治。

方药:龙胆草4.5 g、柴胡2 g、黑山栀4.5 g、黄芩9 g、黄柏9 g、木通3 g、车前子(包煎)9 g、六一散12 g、金银花12 g、紫花地丁12 g、连翘10 g。2剂,水煎,每日1剂,早晚分服。配合10%黄连水,阴囊部冷湿敷。内外并治2天,阴囊左侧糜烂处已大部干燥,脓液减少,阴囊右侧皮疹亦好转,灼热疼痛缓解。再以原法续治3天,阴囊左侧糜烂基本告愈,疼痛大减。再治7天,诸症消失。

来源:徐福松.许履和外科医案医话集[M].南京:江苏科学技术出版社,1980.

按语:龙胆泻肝汤出自《医方集解》,多用于肝胆实火上炎,肝经湿热下注所致病证,具有清泻肝胆实火,清利肝经湿热之功效。方中龙胆草大苦大寒,既可清泻肝胆实火,又能清利肝经湿热,故为君药;黄芩、栀子苦寒燥湿泄热,共为臣药;泽泻、木通、车前子引湿热下行而出,生地、当归养血滋阴,使邪去不伤阴,共为佐药,柴胡引药入肝,疏肝理气,甘草调和诸药,共为使药;诸药合用,泻中有补,补中有滋,祛邪不伤正。本证患者3年来每于夏秋之交,阴囊瘙痒流滋,阴囊皮肤剥脱,糜烂灌脓,热毒颇盛。内服药用龙胆泻肝汤加金银花、连翘、紫花地丁、黄柏以清利解毒,外用黄连水湿敷以去其湿火。此为绣球风继发感染之治法。肝疏泄不利,湿热循经下注,蕴结于精室,故见小便短未不利,溺如油脂状,下腹部隐隐作痛,气机疏利不畅,故两侧胁肋部胀满不适,经脉不利,故见下肢萎软无力,关节疼痛。故以龙胆泻肝汤清利下焦湿热,而本证兼见下肢经脉不利之像,故配以六一散等理气化湿,通利经脉,通络止痛。湿热去,经脉通,则诸证皆消。

约言:此为凉肝泻火,导赤救阴之良方。

(二)血虚湿热

当归贝母苦参汤治验

病例资料:王某,男,30岁,2002年9月10日初诊。患者3个多月前因田间劳动后出现阴囊部起红斑丘疹,痒甚,抓后有少许渗出,用盐水外洗及皮康王软膏涂搽后效果不佳,皮损逐渐加重,糜烂并扩散至整个阴囊,痒痛不适，行走困难。查阴囊皮肤潮红肿胀，密集丘疹及片状糜烂，部分表皮剥脱，大量渗出、结痂，阴茎腹侧亦有类似皮损，包皮轻度水肿。西医诊断为阴囊急性湿疹，中医诊断为肾囊风，此为血虚湿热之证，当以养血润燥、清热利湿为治，方以当归贝母苦参汤加减。

方药：当归 15 g、龙胆 15 g、苦参 15 g、茯苓 8 g、浙贝母 12 g、生地黄 12 g、黄柏 12 g、黄芩 12 g、车前子（包煎）12 g、徐长卿 10 g、浙贝母 9 g、苍术 9 g、薏苡仁 30 g、甘草 6 g。7 剂，水煎，每日 1 剂，早晚分服。同时外用自制湿疹溶液湿敷患处，每日 3 次，每次 1 小时。同时配合外用治疗，有渗出者用自制湿疹溶液湿敷，皮损粗糙肥厚者外用激素软膏。治疗期间避免局部烫洗、搔抓，忌食辛辣刺激性食物。1 周后皮疹明显好转，痒痛不适症状减轻，渗出基本消退。继续服上方 7 剂，皮疹大部分消退，遂减龙胆草、黄芩、茯苓、车前子，续服 5 剂，皮疹消退，随访 1 个月未见复发。

来源：许彦来，谢文英. 男科病名医验案解析[M]. 北京：中国科学技术出版社，2018.

按语：当归贝母苦参汤出自《金匮要略》，多用于血虚夹有湿热，病在下焦的妊娠小便不通之证，具有养血润燥、清热利湿之功效。方中当归养血润燥、活血通络，贝母排浊祛湿、清热解毒，苦参清热除湿、通络止痒，全方具有养血润燥、清热除湿、通络散结之功。本证患者阴囊皮肤潮红肿胀，密集丘疹及片状糜烂，部分表皮剥脱，大量渗出、结痂，阴茎腹侧亦有类似皮损，包皮轻度水肿，故加龙胆草、黄芩、茯苓、车前子以清热利湿、利尿通淋，减轻皮疹合水肿症状，以获全效。

约言：本方为养血润燥清热利湿之良方。

（三）血虚风燥

1. 当归饮子合四物消风饮治验

病例资料：患者，男，53 岁，2016 年 3 月 14 日初诊。患者阴囊瘙痒 2 年，近 1 个月加重。曾就诊于多家专科医院，疗效欠佳。刻诊：阴囊瘙痒，阴囊皮肤干燥，皮损处发暗。瘙痒夜晚加重，口渴不欲饮，失眠多梦，舌红苔黄，脉细数。西医诊断为阴囊湿疹，中医诊断为肾囊风，此为阴血亏虚，血虚风燥之证，当以滋阴养血、祛风止痒为治，方以当归饮子合四物消风饮加减。

方药：生地黄 24 g、当归 12 g、白芍 12 g、赤芍 12 g、川芎 9 g、白蒺藜 12 g、防风 12 g、荆芥 10 g、牡丹皮 12 g、白鲜皮 12 g、柴胡 12 g、生甘草 6 g。10 剂，水煎，每日 1 剂，早晚分服。

二诊:阴囊瘙痒减轻,继服10剂。

三诊:阴囊瘙痒明显改善,夜寐得安,继服10剂。

四诊:阴囊皮肤得润,皮损减轻,继服10剂。

五诊:偶有阴囊瘙痒,余无明显不适,继服10剂。为巩固疗效,后又治疗2个月,阴囊瘙痒消失,阴囊色素沉着消退。随访1年,未再发。

来源:张文博,李鹏超.孙自学治疗男科疾病经验举隅[J].中国民间疗法,2017,25(05):9-10.

按语:当归饮子出自《重订严氏济生方》,多用于血虚有热,风邪外袭,症见皮肤疮疖,或肿或痒,或脓水浸淫,或发赤疹瘔瘤之病证,具有养血活血,祛风止痒之功效。方由四物汤合荆芥、防风、黄芪、白蒺藜、何首乌组成。四物、首乌滋阴养血,生黄芪益气托毒,荆芥、防风、白蒺藜解表祛风止痒。四物消风饮出自《医宗金鉴》,多用于赤白游风,滞于血分发赤色者,具有调荣滋血消风的功效。方中用生地清热凉血滋阴;当归、川芎养血活血并和营;荆芥、防风、独活祛风胜湿行于表;白鲜皮、蝉蜕、薄荷疏风透疹而止痒;柴胡和解清热、解郁散风;红枣调和营血以助消风。诸药合用,共为凉血养阴,祛风消疹之专剂。本证患者阴血不足,外阴失其濡养,且阴虚日久化热,热灼脉络,故发为本病。两方共用,共奏滋阴养血、祛风止痒之效,故诸证皆消。

约言:当归饮子为治疗血虚风燥证之良方,四物消风饮为凉血养阴、祛风消疹之良方。

2. 狼毒膏治验

病例资料:朱某,男,31岁,2005年9月3日初诊。患者既往阴囊湿疹、股癣6年余,阴囊皮肤粗糙变厚,两侧股部内上侧各有手掌大小皮肤粗糙变厚,周围有少量脱屑及多处抓痕,瘙痒明显,使用多种疗法均未见效。西医诊断为阴囊湿疹,中医诊断为肾囊风,此为血虚风燥之证,当以养血祛风止痒为治,方以狼毒膏加减。

方药:苍术10 g、黄柏10 g、苦参10 g、防风10 g、大枫子30 g、白鲜皮30 g、松香2 g、鹤虱草2 g、五倍子15 g。14剂,共碾粗末,用较厚草纸将药末卷成纸卷,燃烟熏损处。每日3~4次,每次15~30分钟,温度以患者能耐受为宜。

二诊:自述三四天后瘙痒减半,已能安睡,2周后瘙痒基本消失、阴囊及股内侧皮肤开始变薄及轻度脱屑,阴囊皮肤因变薄恢复一定的弹性而出褶,股部皮损逐渐缩小,局部皮肤有轻度色素沉着。上方继续14剂。

三诊:瘙痒完全消失,股癣基本痊愈,阴囊皮损部外用少量狼毒膏,以后熏疗即减少到隔日1次或数日1次，内服薏苡仁每次15 g、每日1次。经长期观察，未再复发。

来源：何清湖. 男科病名家医案. 妙方解析[M]. 北京：人民军医出版社，2007.

按语：狼毒膏，出自《医宗金鉴》，主治肾囊风，用于血虚风燥型皮肤外科病症，具有养血祛风止痒之功效。本方由狼毒、川椒、硫黄、槟榔、文蛤、蛇床子、大枫子、枯矾等药物组成。研细，香油调，与猪胆汁1枚和匀，擦患处。方中苍术燥湿，黄柏、苦参、防风清热祛湿毒，消炎止痒；大枫子杀虫解风毒止痒而又润肤；鹤虱草杀虫，白鲜皮杀虫止痒祛湿；五倍子收涩杀虫；松香收涩止痒。本证患者阴血亏虚生风，久则血虚风燥，见阴囊皮肤粗糙变厚，两侧股部内上侧皮肤粗糙变厚，少量脱屑及多处抓痕，瘙痒明显。用狼毒膏燃烟熏损处以养血祛风止痒，另内服薏苡仁健脾祛湿清热，助患处皮肤恢复至正常状态。

约言：狼毒膏为治疗肾囊风之外用古方。

二、变证

（一）脾虚湿热兼风燥证

四妙丸合四妙勇安汤治验

病例资料：赵某，男，54岁，2014年8月16日初诊。患者2个月前出现阴囊部瘙痒、局部潮红、大量脱屑，严重时坐卧不安。曾服用西药抗过敏治疗，瘙痒减轻，但是停药后发作。近1周加重，局部瘙痒夜间加重，十分痛苦，自觉纳食不香，胸脘满胀，大便不爽。诊查：双侧阴囊反复片状潮红，部分肥厚如核桃皮状，大量脱屑，并可见抓痕血痂。局部淋巴结阴性。舌质淡，舌苔白腻中心微黄，脉弦细滑。中西医诊治策略：西医诊断为阴囊湿疹，中医诊断为肾囊风，此为脾虚湿热兼风燥之证，当以健脾化湿，养血止痒为治，方以四妙丸合四妙勇安汤加减。

方药：苍术15 g、黄柏10 g、牛膝10 g、薏苡仁30 g、当归15 g、玄参30 g、甘草6 g、金银花20 g、枳壳10 g、白蒺藜15 g、车前草10 g、地骨皮15 g。7剂，每日1剂，水煎，早晚各半。

二诊：瘙痒见轻、已可入睡，阴囊潮红及脱屑减轻。继续服上方14剂。

三诊：皮疹明显消退，二便通利，舌淡苔白脉缓。于上方去白蒺藜，加生地黄10 g，续服7剂。

四诊:瘙痒消失,皮损变平,阴囊皮肤颜色质地正常。

来源:张敏建. 中西医结合男科学[M]. 2 版. 北京:科学技术出版社,2017.

按语:四妙丸出自清代《成方便读》,用于湿热下注所致的弊病。其组方从《丹溪心法》中记载的二妙丸增加牛膝、薏苡仁演变而来,为祛湿剂,具有清热利湿之功效。方中以黄柏为君药,取其寒以胜热,苦以燥湿,且善除下焦之湿热。苍术苦温,健脾燥湿除痹,共为臣药。牛膝活血通经络,补肝肾,强筋骨,且引药直达下焦,为佐药。诸药合用,共奏清热利湿之功。四妙勇安汤出自《验方新编》,主治热毒炽盛之脱疽,具有清热解毒、活血止痛之功效。方中金银花味甘性寒,尤善清热解毒而治痈疽,故重用为君。玄参长于清热凉血,泻火解毒,并能散结软坚,与君药合用,既清气分之邪热,又解血分之热毒,则清热解毒之力尤著;当归性味甘辛而温润,养血活血,既可行气血、化瘀通脉而止痛,又合玄参养血滋阴而生新,共为臣药。甘草生用,既清热解毒,又调和诸药,为之佐使。四药共奏清热解毒,活血止痛之功。本证患者因湿热下注,日久化燥损伤阴血,湿热与风燥并存,见阴囊潮红瘙痒伴有大量脱屑,故本案以四妙丸健脾化湿,配合四妙勇安汤解毒活血止痒,加入大剂量玄参凉血,当归养血活血,金银花质地清扬,解血分之毒,宣散体表风邪。

约言:四妙丸为治疗湿热下注所致痹病之常用方,四妙勇安汤为治疗热毒炽盛所致痈疽之常用方。

(二)湿热兼风燥血虚证

二妙散治验

病例资料:张某,男,49 岁,2011 年 8 月 10 日初诊。患者连续 2 年每到秋季去南方旅游,食用辛辣食物后,阴囊潮湿,每到夜间奇痒,发病第 1 年到六七家医院的皮肤科内服外治 2 个多月才慢慢好转;今年该患者又去南方旅游,1 周后阴囊湿疹复发。西医诊断为阴囊湿疹,中医诊断为肾囊风,此为湿热蕴结、血虚生风之证,当以清热祛湿、养血祛风为治,方以二妙散加减。

方药:黄柏 20 g、苍术 15 g、乌梢蛇 15 g、白矾 3 g、薏苡仁 15 g、苦参 15 g、土茯苓 12 g、防己 12 g、紫花地丁 10 g、甘草 15 g。14 剂,水煎,每日1 剂以 1/2 药液分 2 ~ 3 次内服,每次 150 ~ 200 mL 左右必须温服。服药期间忌辛辣、酒类及海腥之品。余下的 1/2 药液另加白矾 12 g 搅匀后外洗患处,早晚各 1 次。

二诊:患者症状减轻,继续用上方14剂。后患者症状消失,肤色正常,随访至今未复发。

来源:王振刚,尤奎成.二妙散加味治疗阴囊湿疹165例[J].河北联合大学学报医学版,2013,15(04):523.

按语:二妙散出自《丹溪心法》,主治湿热下注证,具有清热燥湿之功效。方中黄柏苦寒清热配苍术苦温燥湿,二药合用增加清热燥湿之药力,使湿去热清。本证患者去南方旅游,南方气候潮湿,水土不服,加之食用辛辣食物,湿热蕴结,见阴囊潮湿,夜间奇痒,病程迁延,久则血虚生风,见阴囊湿疹反复发生,用二妙散清热燥湿,加乌梢蛇祛风湿通经络、祛风止痒,白矾外用收湿止痒、杀菌,内服止血,燥湿;土茯苓、苦参、薏苡仁等清热解毒利湿、大利下焦湿邪;防已祛风湿、清热利水,紫花地丁清热解毒、凉血消肿;甘草泻火解毒调和诸药,诸药合用共奏其功。

约言:本方为治疗湿热下注所致男科病证的基础方。

第二节 囊痈

囊痈,又名“肾囊痈”“肾阴发”“阴囊疮”“阴囊毒”“外肾痈”等,最早见于《丹溪手镜》,相当于西医学中的阴囊蜂窝织炎。朱丹溪首立囊痈病名,《丹溪手镜·肺痿肺痈肠痈二十二》说:“囊痈,乃湿热下注也。浊气流入渗道,因阴道亏,水道不利而然……”清代祁坤在《外科大成·囊痈》中指出本病的特点是“阴囊红肿热痛也”,提出其病因病机为“肝肾阴虚,湿热下注”,治以“补阴为主,清热渗湿之药佐之”。本病病位在阴囊,涉及肝肾等脏腑,病多由肝肾湿热下注,蕴阻肾囊,经络失畅,气血淤滞而发;或由坐卧湿地,久着汗湿衣裤,外感湿热,蕴结肝肾之部而成;饮食不节,过食肥甘厚味,饮食自倍,肠胃乃伤,酿成湿热,下注蕴结肾囊,使经络阻遏,气血不通,营气不从,逆于肉理,热盛肉腐,聚而成痈;肝肾阴虚,素体肝肾阴虚,或手淫频繁,房事过度,损伤肝肾精血,局部阴血不足,腠理空虚,感受湿热之邪,蕴积阴囊而成痈。囊痈总的病机为湿热蕴积阴囊肌肤,营气不从,逆于肉里,热盛肉腐,发为痈肿。

湿热下注证

1. 枸橘汤治验

病例资料:刘某某,男,1 个月,1978 年 3 月初诊。患儿出生 18 天,阴囊下面皮肤破碎,后即右睾肿胀,治之无效。今睾丸大如鸡卵,阴囊皮肤红紫。谅由热毒外侵,阻于肝络,而成子痈、囊痈。西医诊断为阴囊蜂窝组织炎,中医诊断为囊痈,此为湿热下注,热毒外侵之证,当以解热毒,清肝火,和气血为治,方以枸橘汤加减。

方药:川楝子 6 g、全枸橘 6 g、青皮 3 g、赤芍 4.5 g、泽泻 6 g、生甘草 3 g、连翘 6 g、紫花地丁 15 g、半边莲 6 g。2 剂,水煎服,每日 1 剂。黄连油膏纱布加青敷药,敷阴囊红肿处,一日一换。

二诊:治疗 2 天,局部肿胀已明显消退,药既应手,继予原方 3 贴,后即痊愈。

来源:徐福松,许履和外科医案医话集[M]. 南京:江苏科学技术出版社,1980:230.

按语:枸橘汤出自《外科证治全生集》卷四,主治子痈,湿热下注厥阴之络,致气血凝滞,具有疏肝理气,化湿清热之功效。不通则肿胀而痛,又湿热内蕴日久,耗伤肝肾之阴,阴虚火旺,更助湿热熏蒸之势,形成本病阴虚夹湿热之证。方中枸橘辛苦而温,功善疏肝理气止痛,为方中君药。泽泻清利下焦湿热,秦艽止痛消胀通络,共为方中臣药,川楝子引药入肝,疏利厥阴之逆气,陈皮理气化湿,共为佐,赤芍活血化瘀为使。全方既清湿热,复护阴津,使附睾之管道通畅,精有出路,故而取效。本证患儿由感染热毒而起,热毒外侵,阻于肝络,而成囊痈,故见睾丸大如鸡卵,阴囊皮肤红紫。故用枸橘汤加地丁、连翘、半边莲以解其热毒,局部用黄连膏纱布以保护皮肤,青敷药以解毒消肿,内外合治而愈。

约言:本方为治疗阴囊蜂窝组织炎初起用方。

2. 小柴胡汤治验

病例资料:王某,男,24 岁,1990 年 4 月 20 日初诊。患者初患腮腺炎,继而阴囊肿大,形如鸭蛋,高热灼手,睾丸坚硬疼痛,并伴有全身症状,口苦,头昏痛,少腹及两胁均牵引作痛,小便黄涩,大便稍泄,脉弦数,舌红苔黄腻,西药治疗 5 日无效。西医诊断为阴囊蜂窝组织炎,中医诊断为囊痈,此为湿热下注之证,当以清热疏肝为治,方以小柴胡汤加减。

方药:柴胡 16 g、黄芩 16 g、党参 14 g、法半夏 12 g、甘草 10 g、银花 25 g、

连翘16 g、泽泻16 g、木通16 g、石韦20 g、川牛膝16 g。共3剂，水煎服，每日1剂。威灵仙20 g（鲜药50 g）加水1 000 mL，浓煎半小时待温浴洗阴囊，日3～6次。经用本方，3天痊愈。全身症状明显减轻，阴囊肿物全部消退，阴囊局部所有症状恢复正常，随访6年未复发。

来源：王绍银. 小柴胡汤加减治疗囊痈[J]. 安徽中医临床杂志，1998(04)：255.

按语：小柴胡汤出自《伤寒论》，为和解剂，主治伤寒少阳证，具有和解少阳之功效。本方中柴胡苦平，入肝胆经，透解邪热，疏达经气；黄芩清泄邪热；法半夏和胃降逆；人参、炙甘草扶助正气；生姜、大枣和胃生津。使用以上方剂后，可使邪气得解，少阳得和，上焦得通，津液得下，胃气得和，有汗出热解之功效。本例患者阴囊肿大，高热灼手，睾丸坚硬疼痛口苦，头昏痛，少腹及两胁均牵引作痛，小便黄涩，大便稍泄，脉弦数，舌红苔黄腻，故加银花、连翘配柴胡、黄芩以解表清里除热；加泽泻、木通、石韦以清利下焦湿热，川牛膝引药下行、活血散结、通淋解毒；党参、甘草补正和中；法半夏除湿降逆。外用威灵仙浓煎浴洗，可行气祛风，宣通脏腑，治久积症瘕，痃癖气块，故有加速肿痛消退作用。

约言：本方可用于表现为伤寒少阳证的男科疾病。

第五章 阴茎疾病

第一节 肾 岩

肾岩，中医又名肾岩翻花，最早见于外科理例，相当于西医的阴茎癌，以阴茎龟头出现丘疹、结节状等坚硬物，溃后如翻花状，有特异恶臭和脓性分泌物为主要表现的肿瘤性疾病。《外科理例·卷三》："囊痈，肿痛未作脓者，疏肝导湿。肿硬发热，清肝降火。脓清不敛者，大补气血。已溃者，滋阴托里。"《疡科心得集》谓："夫肾岩翻花者，……初起马口之内，生肉一粒，如竖肉之状，坚硬而痒，即有脂水，延至一二年或五六载时，觉疼痛应心，玉茎渐渐肿胀，其马口之竖肉处，翻花若榴子样，此肾岩已成也。"本病病位在阴茎（包茎），涉及肝、肾，由于肝主筋，阴茎为宗筋所聚之处，为肾之外窍，因此阴茎和肝肾有密切关系。包茎或包皮过长，以致秽毒积聚，与本病的发生亦有密切关系。外感寒湿邪毒或肝经湿热之邪乘虚下注阴茎，使湿热浊邪结于前阴，局部经络阻塞，气血凝滞而发为此病；湿浊邪毒瘀久化热，滞于阴茎，可使阴茎发生肿块、结节，热盛则肉腐，可致结节溃烂、翻花；素体肝肾亏虚，加之火毒日久耗散阴血津液，阴虚火旺，可发生低热、贫血、消瘦等症状。

肝肾阴寒，气滞湿阻证

暖肝煎治验

病例资料：郭某，男，50岁，2011年10月19日初诊。患者半年前术后诊断为中分化鳞状细胞癌，化疗后出现体倦乏力，小腹部掣痛，两侧腹股沟酸胀不适。患者于2011年4月行阴茎肿物广泛切除加皮瓣转位修补术。术后病理：中分化鳞状细胞癌，断段（-）。术后行多西他赛加卡铂化疗3个周期。刻诊时症见：患者自述体倦乏力，小腹部掣痛，遇寒加重，两侧腹股沟酸胀不适,纳可,大便黏腻不成形。查体:双侧腹股沟可触及肿大淋巴结,舌暗淡,苔白厚腻,脉弦缓滑。西医诊断为阴茎癌,中医诊断为肾岩翻花,此为肝肾阴寒,气滞湿阻之证,当以暖肝温肾,行气化痰,散结止痛为治,方以暖肝煎加减。

方药:乌药 15 g、柴胡 15 g、清半夏 10 g、陈皮 6 g、茯苓 20 g、当归 10 g、枸杞子 10 g、干姜 10 g、橘核 12 g、防风 6 g、紫苏梗 10 g、炙甘草 15 g、黄连 6 g、苍术 10 g、白术 10 g、砂仁 6 g、佩兰 10 g、鹿角霜 10 g。7 剂,水煎服,每日 1 剂。

二诊:患者自觉乏力,小腹及两侧腹股沟不适感较前减轻,纳可,大便尚可,时不成形,舌暗淡,苔白微厚,脉弦。结合患者病情,于前方加白豆蔻 12 g、生薏苡仁 30 g 以助化湿行气,继服。

三诊:患者自述乏力症状消失,小腹及两侧腹股沟不适感明显改善,偶感不适,纳可,二便调,舌淡,苍白,脉弦。效不更方,前方继续服用。以此方为基础,随症加减治疗。现患者形神俱佳,工作如常。

来源:张敏建. 中西医结合男科学[M]. 北京:科学技术出版社,2017.

按语:暖肝煎出自《景岳全书》,为理气剂,主治肝肾不足,寒滞肝脉证,具有温补肝肾,行气止痛之功效。睾丸冷痛,或小腹疼痛,疝气痛,畏寒喜暖,舌淡苔白,脉沉迟。方中肉桂辛甘大热,温肾暖肝,祛寒止痛;小茴香味辛性温,暖肝散寒,理气止痛,二药合用,温肾暖肝散寒,共为君药。当归辛甘性温,养血补肝;枸杞子味甘性平,补肝益肾,二药均补肝肾不足之本;乌药、沉香辛温散寒,行气止痛,以去阴寒冷痛之标,同为臣药。茯苓甘淡,渗湿健脾;生姜辛温,散寒和胃,皆为佐药。综观全方,以温补肝肾治其本,行气逐寒治其标,使下元虚寒得温,寒凝气滞得散,则睾丸冷痛、少腹疼痛、疝气痛诸症可愈。本案素体阳虚,复以手术及化疗损其气血,耗其肾阳,阳虚失其温煦、推动之力,则水液运化失常,停滞体内,而见小腹疼痛,遇寒加重。寒湿之邪上蒸于舌,而见舌淡,苔白厚腻,脉现缓滑之象。故治以暖肝温肾,行气化痰,散结止痛。以暖肝煎加减化裁,予乌药、沉香散寒行气止痛,当归养血补肝,枸杞子补肝益肾,茯苓渗湿健脾,生姜散寒和胃;本证患者自述体倦乏力,小腹部掣痛,遇寒加重,两侧腹股沟酸胀不适,纳可,大便黏腻不成形,舌暗淡,苔白厚腻,脉弦缓滑,故予紫苏梗、黄连、苍术、白术、砂仁、佩兰、鹿角霜、橘核以健脾利湿、温肾助阳、行气止痛。二诊患者状况逐渐好转,病情稳定,考虑到体内湿邪犹存,于前方中加入薏苡仁、白豆蔻以助化湿行气。

约言:本方常用于治疗属肝肾不足,寒凝气滞的男科疾病。

第二节 阴头风

阴头风，又名阴头疮，是指发生在阴茎头和包皮部位的一种感染性疾病。相当于现代医学中讲的包皮龟头炎。在中医文献中往往将本病与“下疳”混同论述，《诸病源候论》中最早将本病归为“阴肿”、“阴疮”范畴。在《千金翼方》中将本病命名为“阴头痈肿”、“阴头生疮”。中医认为，阴头疮的病因病机分为虚实两个方面，主要于肝、脾、肾功能失调关系密切相关。对于青年患者，体质健壮，病程较短者，其病多由肝经湿热下注，或热毒客于阴茎头所致；对于年老体弱，病程较长者，多由于毒邪侵袭日久，耗伤阴液，热邪夹虚火留恋于龟头所致。

（一）湿热下注证

龙胆泻肝汤治验

病例资料：陈某，男，28 岁，2002 年 3 月 7 日初诊。患者包皮龟头红肿痒痛一月余，经中西医治疗时好时复发。诊见龟头连及包皮红肿热痛，冠状沟局部浸润糜烂，痒痛，秽臭，渗液。触之出血，疼痛加剧。活动不便，伴心绪烦乱，不能安睡，舌红苔微黄，脉弦数。否认不洁性交史。血常规：血红蛋白 120 g/L，白细胞 $13×10^6$/L。尿常规正常。证属：湿毒浸淫，下焦热盛。治宜清热解毒，祛湿消肿。西医诊断为包皮龟头炎（溃烂期），中医诊断为阴头风，此为湿热蕴结之证，当以清利肝胆湿热为治，方以龙胆泻肝汤加减。

方药：龙胆草 6 g、黄柏 9 g、土茯苓 15 g、滑石 20 g、苍术 15 g、山栀 9 g、泽泻 15 g、通草 9 g、车前子 15 g、金银花 10 g、白术 9 g、生地黄 12 g、柴胡 6 g、生甘草 6 g。7 剂，水煎服，每日 1 剂。

外用中药洗方：苦参 30 g、黄柏 30 g、青蒿 30 g、蛇床子 30 g、五倍子 15 g、蒲公英 30 g、白矾 10 g。7 剂，水煎外洗后外涂金霉素眼膏。经内服外洗 1 周后，包皮龟头红肿明显消退，糜烂愈合，血常规正常。两周后症状基本消失。

来源：张敏建. 中西医结合男科学[M]. 北京：科学技术出版社，2017.

按语：龙胆泻肝汤来源于汪昂所著《医方集解》，多用于肝胆实火上炎，肝经湿热下注所致病证，具有清泻肝胆实火，清利肝经湿热之功效。本方由龙胆草、黄芩、栀子、柴胡、当归、生地黄、木通、车前子、泽泻、甘草10味药组成,主治肝经湿热下注证,在男科中可用于治疗阴肿,阴痒等疾病。本证患者包皮龟头红肿痒痛一月余,乃肝经湿热,蕴结阴器所致,故以龙胆泄肝汤加减为治。方中龙胆草大苦大寒,既能清利肝胆实火,又能清利肝经湿热,故为君药。黄芩、栀子苦寒泻火,燥湿清热,共为臣药。泽泻、木通、车前子渗湿泄热,导热下行,木通具有一定的肾毒性不可久用,故而以通草以替代;实火所伤,损伤阴血,当归、生地养血滋阴,邪去而不伤阴血;共为佐药。柴胡舒畅肝经之气,引诸药归肝经;甘草调和诸药,共为佐使药。加滑石、苍术、白术以燥湿健脾,加金银花以增加清热解毒之力。全方泻中有补,利中有滋,降中寓升,祛邪不伤正,泻火不伤胃。

约言:本方为清利肝胆实火,清利肝经湿热之常用方。

(二)热毒蕴结证

黄连解毒汤合五味消毒饮治验

病例资料:王某某,男,32岁,2005年9月3日就诊。患者症见龟头、包皮红肿、糜烂,有脓性分泌物,溃烂已向阴茎扩散,疼痛剧烈,并且伴有急躁易怒,口干口苦,小便短赤,大便干结,舌质红,苔黄腻,脉滑数。急查血尿常规:白细胞异常增高。西医诊断为包皮龟头炎,中医诊断为阴头风,此为热毒蕴结下焦之证,当以泻火解毒,消肿止痛为治,方以黄连解毒汤合五味消毒饮加减。

方药:黄连6 g、黄芩15 g、黄柏12 g、生栀子10 g、二花15 g、蒲公英30 g、野菊花15 g、地丁10 g、天葵子15 g、茵陈15 g、土茯苓30 g、车前子(包煎)15 g。14剂,水煎服,每日1剂。用药两周后症状基本消除。

来源:秦国政. 中医男科学[M]. 北京:科学技术出版社,2017.

按语:黄连解毒汤出自《肘后备急方》,主治三焦火毒热盛证,有泻火解毒之功效;五味消毒饮出自清代名著《医宗金鉴》,主治火毒结聚之疔疮,有清热解毒、消散疔疮之功效。黄连解毒汤中黄连清泻心火,兼泻中焦之火,为君药;黄芩泻上焦之火,为臣药;黄柏泻下焦之火;栀子泻三焦之火,导热下行,引邪热从小便而出。二者为佐药。五味消毒饮中黄连清泻心火,兼泻中焦之火,为君药;黄芩泻上焦之火,为臣药;黄柏泻下焦之火;栀子泻三焦之火,导热下行,引邪热从小便而出。二者为佐药。本证患者湿热较为突出,故而加用茵陈、土茯苓、车前子以清热祛湿。全方配伍合理,收效显著。

约言:黄连解毒汤合五味消毒饮有泻火解毒,消肿止痛之功效。

（三）阴虚邪恋证

知柏地黄汤治验

病例资料：汪某，男，34岁，1993年6月初诊。患者阴茎龟头溃疡伴尿痛三月余，曾给予抗生素，外用药包扎，经治未见好转，刻诊：五心烦热，足跟痛，时有失眠，大便干，小便黄，易感冒，观其阴茎龟头马口三点处有1.0 cm×1.5 cm大小之溃疡面，并涤入马口。疮面呈黄白色，周围淡红，微疼痛。尿时痛加重，否认冶游史。西医诊断为包皮龟头炎，中医诊断为阴头风，此为阴虚火旺之证，当以滋阴补肾，清泄相火为治，方以知柏地黄汤加味。

方药：知母10 g、黄柏10 g、白芍10 g、桃仁10 g、泽泻10 g、枣皮10 g、茯苓10 g、生地15 g、山药15 g、红花6 g、丹皮6 g。10剂，水煎服，每日1剂。

二诊：小便时疼痛大减。查龟头溃疡面，已缩小四分之三。仍守原方，继进10剂，告愈。随访半年，未见复发。

来源：肖贵福. 知柏地黄汤治疗男科病举隅[J]. 湖北中医杂志，1995，17(06)：44.

按语：知柏地黄汤出自《医方考》，主治肝肾阴虚，虚火上炎证，有滋阴降火之功用。本方知母、黄柏滋阴降火，生地黄清热凉血、养阴生津，共为君药。山萸肉补养肝肾、山药补肾固精为臣药。以泽泻利湿泄浊；牡丹皮清泄相火，并制山萸肉之温涩；茯苓健脾渗湿，配山药补脾而助健运，共为佐使药。全方补泻兼施，泻浊有利于生精，降火有利于养阴，诸药滋补肾之阴精而降相火。本证患者阴虚火旺致阴茎疼痛，一般痛不甚，此非热毒、大毒所致，肾精循足，故此部位亦疼痛，病属阴虚火旺无疑。因病久伤络，故加桃、红以活血，使热退阴生，血脉畅通，溃疡愈合。

约言：本方为治疗阴虚火旺之良方。

第三节　阴茎痰核

阴茎痰核，相当于现代医学的阴茎硬结症。阴茎硬结症是阴茎海绵体白膜与阴茎筋膜之间发生纤维硬结的一种病变，故又称阴茎纤维性海绵体炎，其特点主要是阴茎背侧可触及条索状或斑块状结节，阴茎勃起时伴有弯曲或疼痛。阴茎硬结症病位在阴茎，以阴茎背侧出现单个或数个斑块为主症。相当于中医所称的"阴茎痰核"、"阴茎疽"、"玉茎结疽"等病症,多因痰浊与瘀血搏结而成。中医古籍中有类似记载,如明代汪机在《外科理例》中有关"玉茎结疽"的论述:"一弱人茎根结核,如大豆许,劳则肿痛。"本病与肝脾肾密切相关,肝脉络阴器,结于茎,主疏泄;脾主润宗筋,与茎经脉相通,主痰湿。肝之疏泄功能正常,脾运痰湿功能健运,则玉茎不病。肝郁疏泄失常,气机不畅,血流滞缓,瘀阻阴茎,日久凝集成块而成本病;脾胃失和,健运失常,则痰浊内生,循经下注宗筋,滞于阴茎,与血凝结成核而生本病;肝肾阴虚,相火偏旺,煎熬宗筋血液,也可与痰湿互结为患而成痰核之症;外伤阴茎,血液凝滞也可发为本病。前阴为宗筋之所聚,太阴、阳明之所合。肝郁气滞,茎络不畅;脾胃不运,痰浊内生,下注阴茎;玉茎外伤,血液凝滞;阴虚火旺,熬液成痰等,均终致阴茎痰湿血液瘀结不散,凝结成块。

一、常证

(一)痰浊凝结证

1.二陈汤治验

病例资料:陈某,34岁,1974年3月11日初诊。患者阴茎左侧结节并疼痛1周余,具体得病时间不详。无明显局部感染及外伤史。阴茎海绵体左侧近冠状沟处由0.5 cm×0.5 cm×1.5 cm之结节,质较硬,轻度触痛,无红热,周围淋巴结不肿大。西医诊断为阴茎海绵体硬结症,中医诊断为阴茎痰核,此为痰浊凝聚之证,当以健脾化痰为治,方以二陈汤加味。

方药:陈皮6 g、青皮3 g、制半夏6 g、白僵蚕10 g、云茯苓10 g、川黄柏6 g、生草梢3 g、牛膝3 g、白芥子2 g、荷叶1.5 g。11剂,水煎服,每日1剂。

二诊:疼痛消失,硬结渐渐缩小(0.3 cm×0.5 cm×0.3 cm),仍以原法进服。至25剂,结节消失。但停药5天后,于原部位又出现一结节,如绿豆大,无寒热及触痛。故仍服原方13剂,结节全消。再以原方10倍量为细末,水泛为丸,如梧桐子大,每服5 g,每日2次。5年后随访,未见复发。

来源:徐福松.男科临证指要[M].北京:人民卫生出版社,2008.

按语:二陈汤出自《医方集解·除痰之剂》,主治痰湿证,有燥湿化痰,理气和中之功效。方中半夏辛温而燥,燥湿化痰,降逆和胃,散结消痞,《本草从新》言其为"治湿痰之主药",故为君药。湿痰既成,阻滞气机,橘红辛苦温燥,理气行滞,燥湿化痰,乃"治痰先治气,气顺则痰消"之意,为臣药。茯苓甘淡,渗湿健脾以杜生痰之源,与半夏配伍,体现了朱丹溪"燥湿渗湿则不生痰”之理；生姜既助半夏降逆，又制半夏之毒；少许乌梅收敛肺气，与半夏相伍，散中有收，使祛痰而不伤正，且有“欲劫之而先聚之”之意，均为佐药。炙甘草调和诸药，为使药。本证患者除局部出现硬结外，无全身症状，起病之先，既无外伤，又无感染，谅由脾胃不和，痰浊内生，下注宗筋，结于阴茎，气血凝滞所致。故循古人治痰之常法，用二陈汤和中化痰，以杜生痰之源，方中陈皮、半夏贵其陈久，则无燥散之患，故名二陈；加入白芥子以消皮里膜外之痰，白僵蚕以散结气而化顽痰，并复入青皮以疏肝气，黄柏以清相火，牛膝引药下行，荷叶升清降浊，合而用之，以奏化痰散结之功，此为实证之治法。

约言：此足太阴、阳明药也。

2. 小金丹治验

病例资料：王某，男，49 岁，2006 年 11 月 6 日初诊。患者阴茎勃起弯曲、疼痛伴性交困难 3 月余。否认局部明显外伤、炎症等损伤病史，否认糖尿病病史。阴茎外形正常，背侧可触及条索状硬结，大小约 1 cm×3 cm，不痛，余未见明显异常。西医诊断为阴茎硬结症，中医诊断为阴茎痰核，此为痰浊凝聚之证，当以辛温通络、散结活血为治，方以小金丹加减。

方药：白胶香 45 g、草乌 45 g、五灵脂 45 g、地龙 45 g、木鳖 45 g、没药（去油）22.5 g、归身 22.5 g、乳香 22.5 g、麝香 9 g、墨炭 3.6 g。共研为末，水制为丸。口服 0.6 g/次，日 2 次，捣碎，温开水送下；散结灵胶囊，口服 1.2 g/次，日 3 次，温开水送服。患者持续服用 3 月后复诊，诉勃起疼痛减轻，查体见阴茎硬结软化，大小未见明显变化；继服 3 月后复诊，诉阴茎勃起疼痛消失，弯曲曲度减轻，对性生活已无明显影响，查体见阴茎硬结软化，大小约 0.5×2.0 cm。

来源：罗少波. 阴茎硬结症 1 例并文献复习[C]. 第 5 次全国中西医结合男科学术会议论文汇编暨男科提高班讲义，2007.

按语：小金丹出自《外科证治全生集》，《药典》改名为小金丸，或制成片剂，是中医外科的经典方，主治瘰病、阴疮等痰气交阻、瘀血内郁之症，辛温通络、散结活血之功。方中草乌温经散寒、化痰祛湿，五灵脂、乳香、当归活血化瘀、消肿散结，地龙通络，白胶香调气血，木鳖祛痰毒、消结肿，麝香走窜通络、散结开壅，全方共奏辛温通络、散结活血之功。散结灵胶囊主要成分为醋炙乳香、醋炙没药、醋炙五灵脂、地龙、木鳖子、当归、石菖蒲、草乌、枫香脂、香墨。其气微香，味苦、涩，功用散结消肿、活血止痛，用于阴疽初起，皮色不变，肿硬作痛，瘰疬，鼠疮等。两药功用相似，同时使用增强活血散结作用，可缩短疗程，加快斑块的软化、吸收，从而缓解疼痛。

约言:本方适用于阴疽、流注、痰核、瘰疬、乳岩、横痃等初起,证属寒湿痰瘀凝结者。

(二)痰瘀阻络证

四物汤治验

病例资料:李某,男,40岁,1969年2月初诊。患者于1968年10月偶然发现阴茎中段有2个杏核大小的硬结,压之不疼,某医院诊断为海绵体硬结,曾用抗生素配合紫外线照射治疗月余,非但无效,且又新生1枚,如黄豆大。《灵枢·痈疽篇》记载:"血脉营卫周流不休,上应星宿,下应经数,寒邪容于经脉之中则血泣,血泣则不通,不通则卫气归之,不得复反,故痈肿。"西医诊断为阴茎海绵体硬结症,中医诊断为阴茎痰核,此为气滞血瘀痰阻之证,当以活血化瘀为治,方以四物汤加减。

方药:当归25 g、赤芍12 g、熟地黄10 g、川芎10 g、川子25 g、川牛膝30 g、三七粉6 g。14剂,水煎服,每日1剂。

二诊:硬结明显消退,继用2剂,硬结消散,至今未发。

来源:姜国宏. 中医医案医话[M]. 石家庄地区印刷厂,1982.

按语:四物汤出自《仙授理伤续断秘方》,主治外伤瘀血作痛,有活血化瘀,调经止痛之功效。方中熟地甘温味厚,入肝肾,质润滋腻,为滋阴补血之要药,用为君药。当归补血和血,与熟地相伍,既增补血之力,又行营血之滞,为臣药。白芍养血敛阴,柔肝缓急,与地、归相协则滋阴补血之力更著,又可缓急止痛;川芎活血行气,与当归相协则行血之力益彰,又使诸药补血而不滞血,二药共为佐药。四药合用,共成补血调血之功。《太平惠民和剂局方》用本方治疗妇人诸疾。是方以熟地厚润滋腻之性为生营血之"基",伍当归和血入心则"变化而赤是谓血",又取白芍酸敛入肝而使所生之血藏于肝,更借川芎辛行之长而使营血畅于周身。此虽属"线性"取类之描绘,确可品悟前人精妙配伍之神韵,遂后世皆谓本方乃补血调血之基础方。本例患者肝气郁滞,脾虚生痰,痰窃凝结,流注阴中,而发生阴茎硬结。予四物汤加三七、牛膝养血活血,川秋子理气散结,服药2周,即获显效,其后仍守原方,终获痊愈。

约言:此方为一切血病通用之方。

(三)阴虚痰火证

六味地黄丸治验

病例资料:赵某,男,34 岁,1965 年 3 月初诊。患者于 20 年前发现龟头部有 2 个硬结,一如芝麻大,一如绿豆大。1 个月左右增大且痛,再半月自溃,常流少许稀黄水,在本单位医务室搽呋喃西林软膏、金霉素眼膏,2 月后收敛,局部留有瘢痕。但愈后 1 年又同样发作,在某医院怀疑为阴茎结核,建议作病理切片,因患者畏惧而仅服异烟肼,共服 400 片,未能见效。乃来我科住院观察。入院时检查:龟头接近冠状沟隆起部,可触及硬结 4 枚,大者如黄豆,小者如绿豆,质硬形圆,轻微压痛,隐有红色,在其下方有 6、7 枚凹陷瘢痕状如针眼,全身无不适,小便溲黄。血象:血沉正常, 康华反应(-)。先按湿热下注肝经论治,半月后改用黄连水湿敷,原有之硬结渐消,但仍有新发;改用紫金膏外敷,内服药加用小金丹,硬结此起彼伏,但均未溃破;两个半月后,硬结已有 6 枚,且见口干、溲黄,间有心中烦热,红舌、脉细数等阴虚火旺之象。西医诊断为阴茎海绵体硬结症,中医诊断为阴茎痰核,此为阴虚痰火之证,当以滋阴降火为治,方以六味地黄丸加减。

方药:大生地黄 12 g、炙龟甲 18 g、山茱萸 5 g、怀山药 9 g、泽泻 10 g、茯苓 10 g、牡丹皮 10 g、肥知母 5 g、川黄柏 6 g。4 剂,水煎服,每日 1 剂。龟头部用 20% 黄连水湿敷。

二诊:原有之硬结即转小,但又新起 1 枚。至 14 天后,仅 2 个米粒大硬结未消,且无新发, 仍按原法施治,加服犀黄丸。再治 1 个月,硬结完全消失,基本痊愈出院半年后追访未见复发,以后未有联系。

来源:徐福松. 许履和外科医案医话集[M]. 江苏科学技术出版社,1980.

按语:六味地黄丸出自《小儿药证直诀》,主治肾阴精不足证,有填精滋阴补肾之效。方中重用熟地黄为君药,填精益髓,滋补阴精。臣以山萸肉补养肝肾,并能涩精;山药双补脾肾,既补肾固精,又补脾以助后天生化之源。君臣相伍,补肝脾肾,即所谓“三阴并补”。然熟地黄用量独重,而以滋补肾之阴精为主。凡补肾精之法,必当泻其“浊”,方可存其“清”,而使阴精得补。且肾为水火之宅,肾虚则水泛,阴虚而火动。故佐以泽泻利湿泄浊,并防熟地黄之滋腻;牡丹皮清泄相火,并制山萸肉之温涩;茯苓健脾渗湿,配山药补脾而助健运。此三药合用,即所谓“三泻”,泻湿浊而降相火。全方六药合用,补泻兼施,泻浊有利于生精,降火有利于养阴,诸药滋补肾之阴精而降相火。本方为宋・钱乙据《金匮要略》所载崔氏八味丸(肾气丸)减去桂枝、附子而成。《小儿药证直诀笺正》释云："仲阳意中谓小儿阳气甚盛，因去桂、附而创立此方，以为幼科补肾专药。"后世遵此为滋补肾精之圣剂，虽应念仲阳减味之功，仲景收载之绩，但是方之祖，乃崔氏者也。观其全身伴有心中烦热、口干溲黄、舌红，脉细数等症。本证患者阴茎痰核之出现，是由阴虚火旺、炼液成痰所致，须用滋养肾阴、清泄相火之剂，才与病机相符，乃易六味地黄汤以补肾阴，合大补阴丸以泄相火，肾阴渐复，用火渐降，不用消结破坚之法，而硬结渐消，此为虚证之治法。

约言：此方非但治肝肾不足，实三阴并治之剂。

二、变证

(一)肝郁气滞证

小柴胡汤治验

病例资料：李某，男，30岁，1978年9月初诊。患者阴茎挺长，肿大而疲软，皮肤塌陷，行动时摩擦双侧大腿而致走路困难，两胁气上，手足无力。西医诊断为阴茎海绵体硬结症，中医诊断为阴茎痰核，此为肝郁气滞之证，方以小柴胡汤加减。

方药：柴胡24 g、黄芩三两9 g、人参9 g、炙甘草9 g、法半夏9 g、生姜9 g、大枣4枚、黄连6 g。7剂，水煎，每日1剂，早晚分服。

二诊：患者湿热之象减轻，加黄柏9 g将其逆气继服7剂。

三诊：患者挺肿渐收，渐减其半，但茎中有坚块未消，遂以青皮一味为末为君，佐以散风之剂，末服，外以丝瓜汁调五倍子末，敷而愈。

来源：沈源. 奇症汇：八卷[M]. 中医古籍出版社，1981.

按语：小柴胡汤出自《伤寒论》，主治伤寒少阳证，以往来寒热，胸胁苦满，默默不欲饮食，心烦喜呕，口苦，咽干，目眩，苔白，脉弦为辨证要点，有和解少阳法之功效。方中柴胡苦平，入肝胆经，透泄少阳之邪，并能疏泄气机之郁滞，使少阳之邪得以疏散，为君药。黄芩苦寒，清泄少阳之热，为臣药。柴胡、黄芩相配伍，一散一清，恰入少阳，以解少阳之邪。胆气犯胃，胃失和降，佐以半夏、生姜和胃降逆止呕。邪从太阳传入少阳，缘于正气本虚，故又佐以人参、大枣益气补脾，一者取其扶正以祛邪，一者取其益气以御邪内传，俾正气旺盛，则邪无内向之机；参、枣与夏、姜相伍，以利中州气机之升降。炙甘草助参、枣扶正，且能调和诸药，用为佐使药。诸药合用，以和解少阳为主，兼和胃气，使邪气得解，枢机得利，则诸证自除。小柴胡汤为和解剂，服药后或不经汗出而病解，或见汗而愈。《伤寒论》云："上焦得通，津液得下，胃气因和，身濈然汗出而解。"此例阴茎硬结证乃肝郁气滞、湿热下注所致。玉茎肿长为湿热；阴茎疲软、手足无力者为筋弛之征；两胁气上为肝气上逆。故先予小柴胡加黄连行湿热，续以青皮疏其肝，分而治之，诸症皆退。

约言：小柴胡汤为治少阳病之主方。

（二）营卫不和证

桂枝汤治验

病例资料：钟某，男，6岁，1997年10月18日初诊。3个月前患儿阴茎背侧有大小不等的结节状硬结5枚，大如黄豆，小如米粒，按之不痛，未做任何治疗。近来硬结有发展趋势而诊。刻见患儿平素厌食，纳呆、自汗、面色萎黄，形体消瘦，舌质淡红，舌苔薄白，脉缓。西医诊断为小儿阴茎硬结症，中医诊断为阴茎痰核，此为卫气虚弱，营卫不和之证，当以调和营卫为治，方以桂枝汤合消瘰丸加减。

方药：桂枝5 g、玄参5 g、白芍9 g、生姜3 g、甘草4 g、大枣3枚、浙贝母6 g、生牡蛎20 g（先煎）、橘核10 g、山药10 g、鸡内金10 g、丹参10 g。21剂，水煎服，每日1剂。上方加减迭进3周，食欲渐增，自汗缓解，阴茎硬结消失。追访半年未见复发。

来源：刘进虎. 桂枝汤治疗小儿阴茎硬结症[J]. 湖北中医杂志，2001，23(1)：31.

按语：桂枝汤出自《伤寒论》，主治风寒表虚证，具有辛温解表，解肌发表，调和营卫之功效。方中桂枝辛温，助卫阳，通经络，解肌发表而祛在表之风寒，为君药。芍药酸甘而凉，益阴敛营，敛固外泄之营阴，为臣药。桂枝、芍药等量配伍，既营卫同治，邪正兼顾，相辅相成；又散中有收，汗中寓补，相反相成。生姜辛温，助桂枝散表邪，兼和胃止呕；大枣甘平，协芍药补营阴，兼健脾益气。生姜、大枣相配，补脾和胃，化气生津，益营助卫，共为佐药。炙甘草调和药性，合桂枝辛甘化阳以实卫，合芍药酸甘化阴以益营，功兼佐使之用。药虽五味，但配伍严谨，发中有补，散中有收，营卫同治，邪正兼顾，阴阳并调。故柯琴誉其为"仲景群方之冠，乃滋阴和阳、调和营卫、解肌发汗之总方也。"（《伤寒来苏集》）阴茎硬结虽然多为痰淤所致，本证患者病处于营卫，以桂枝汤调和营卫，阴茎硬结自能去除。

约言：本方既为治疗外感风寒表虚证之基础方，又是调和营卫、调和阴阳法之代表方。

第四节 杨梅疮(梅毒)

梅毒是由苍白密螺旋体引起的一种慢性全身性感染性疾病,主要通过性传播,苍白螺旋体侵入部位大都为阴部,临床表现较为复杂,几乎侵犯身体的各个器官,造成多器官损害,时隐时现,早期侵犯皮肤黏膜,晚期侵犯血管、中枢神经系统及全身各个器官。本病因其疮色似杨梅,故古称“杨梅疮”“杨梅结毒”等。此外,还有“花柳梅毒”“霉疮”“疳疮”“秽疮”“广疮”“时疮”等记载。1632 年陈司成着《霉疮秘录》,是我国第一部论述梅毒较完善的著作,该书记载霉疮“酷烈匪常,人体沦肌,流经走……或攻脏腑,或巡……可致形损骨枯,口鼻俱费,甚则传染妻妾,丧身绝育,移患于子女。”提出解毒、清热、杀虫为本病的主要治法,开创了砷剂治疗梅毒的先河。

一、常证

(一)毒热蕴结证

1. 黄连解毒汤治验

病例资料:曹某,男,29 岁,2009 年 8 月初诊。患者 3 天前发现阴茎背部出现溃疡,红肿疼痛,伴有小便黄赤,大便干结,舌质红苔黄,脉弦数或滑数。既往有冶游史。查体:阴茎背部 12 点处有大小直径约 3 cm 的溃疡,形边缘清楚、周边隆起、基底平坦、表面有少量浆液分泌物。实验室检查:快速血浆反应素环状卡片试验(RP)阳性。西医诊断为梅毒,中医诊断为杨梅疮,此为毒热蕴结之证,当以泻火解毒为治,方以黄连解毒汤合五味消毒饮加减。

方药:黄连 12 g、焦山栀 12 g、槐花 12 g、茯苓 10 g、金银花 30 g、菊花 20 g、紫花地丁 5 g、蒲公英 15 g、土茯苓 10 g、防风 10 g、白鲜皮 10 g、皂角刺 10 g。20 剂,水煎服,每日 1 剂。上方服用 20 余剂,并结合普鲁卡因青霉素,80 万 w/d,肌内注射治疗,连续用药 15 天,外生殖器溃疡渐愈合,便结尿黄等症状消失,复查 RP(-)。

来源:张敏建. 中西医结合男科学[M]. 北京:科学出版社,2017.

按语:黄连解毒汤出自《外台秘要》,主治三焦火毒热盛证,有泻火解毒之功用。方中以黄连为君,既入上焦以清泻心火,盖因心为君火之脏,泻火必先清心,心火宁,则诸经之火自降;又入中焦,泻中焦之火。臣以黄芩清上焦之火,黄柏泻下焦之火。栀子清泻三焦之火,导热下行,用为佐使。诸药相伍,共奏泻火解毒之效。本证乃火毒热盛,充斥三焦,波及上下内外所致。火性炎上,热毒易入血分,热毒蒸灼易生痰浊。热毒上扰神明,故大热烦躁,错语不眠;热灼津伤,则口燥咽干;热毒迫血妄行,随火上逆,则为吐衄;灼伤络脉,外溢肌肤,则为发斑;热毒蒸灼,浊血下迫大肠,则为下痢;瘀浊熏蒸外越,则为黄疸;热壅肌肉,则为痈肿疔毒;舌红苔黄,脉数有力,皆为火毒炽盛之征。综上诸症,皆为实热火毒为患,宜苦寒直折亢火,治以泻火解毒。目前青霉素是治疗杨梅疮最好的药物,应争取及早用青霉素治疗,而且治疗剂量要足,湿热力争达到临床和血清学都治愈的目的,中医药扶正祛邪、改善症状,辅助治疗,提高疗效。本证患者阴茎背部出现溃疡,红肿疼痛,乃热毒内蕴,损伤阴部血络所致,热毒下达下焦则有小便黄赤,大便干结,舌质红苔黄,脉弦数均为热毒内蕴之象,故配以黄连解毒汤泻火解毒以清热毒。

约言:本方为"苦寒直折"法之代表方,清热解毒之基础方。

2. 搜风解毒汤治验

病例资料:李某,男,50岁。患者诉阴茎溃烂,日甚一日,已延半载,苦楚难言,曾经医治,均未见效。余诊面部有斑疹,脉象沉实有力,舌苔老黄,问其小便短涩,大便数日未下。西医诊断为梅毒,中医诊断为杨梅疮,此为毒热蕴结之证,当以清热解毒、除湿通络、泻腐化浊为治,方以搜风解毒汤加减。

方药:土茯苓60 g、白鲜皮3 g、金银花3 g、薏苡仁3 g、防风3 g、木通3 g、木瓜3 g、皂角子2.4 g、大黄9 g。3剂,水煎服,每日1剂。

二诊:尿色如血,并下臭秽大便甚多,症状好转,继用荟黄二仁丸。方药:芦荟15 g、轻粉9 g、牛黄6 g、桃仁30粒、杏仁30粒、雄黄1 g。上药共末,米糊为丸,如绿豆大。身壮每服3 g,弱者减半。另以生地黄、土茯苓、金银花煎汤送服或代茶亦可,每日2次。

三诊:病情再次减轻,后用徐灵胎再长灵根方。煅钟乳石9 g、琥珀2.1 g、珍珠2.1 g、牛黄1.2 g、水粉1.5 g、煨狗胎1具、雄黄1.8 g。上药用赤芍、何首乌、大蜂、蓼草汁煮1昼夜,再炒至银色为度,合研为末,每服0.5 g,每日4次,用土茯苓煎汤送服。服后阴茎痊愈复原。

来源:戴西湖,刘建华.古今男科医案选按[M].北京:华夏出版社,1990.

按语:搜风解毒汤出自《本草纲目》,主治杨梅结毒,初起结肿,筋骨疼痛,及服轻粉药后筋骨挛痛,瘫痪不能动者,有清热解毒、泻腐化浊之功效。

其中土茯苓利湿解毒；白鲜皮清热燥湿、祛风解毒，两药与金银花同用，用于湿热疮毒、梅毒等症；薏苡仁、木瓜和胃化湿；木通降火利水；防风祛风胜湿；皂角刺辛散走窜，《本草纲目》曰："……治风疠疥癣"。配以大黄攻积导滞，使湿热之毒从大便而解。荟黄二仁丸用泻热通便、活血祛瘀药合为丸剂，并以清热解毒之土茯苓、金银花汤送服。本证患者病情改善后，以"徐灵胎再长灵根方"收功，其中煅钟乳石、琥珀、珍珠都有较好的收敛生肌作用，可促进溃烂疮面愈合。本案梅毒，表现了一派毒火炽盛的证候，因年轻体壮，故予清热解毒、除湿通络、泻腐化浊之法。

约言：本方能利湿清热，驱梅解毒。

3. 龙胆泻肝汤治验

病例资料：李某，男，43 岁。患者下部生疳，延及全身，用药治疗无效。突然肿大似菜花状，筋挛骨痛，至夜尤甚。此肝肾二经湿热所致。西医诊断为梅毒，中医诊断为杨梅疮，此为肝肾湿热之证，当以清热解毒、除湿通络为治，方以龙胆泻肝汤加减。

方药：龙胆草 6 g、黄芩 9 g、栀子 9 g、泽泻 12 g、木通 6 g、车前子 9 g、当归 3 g、生地黄 9 g、柴胡 6 g、甘草 6 g。7 剂，水煎，每日 1 剂，早晚分服。

来源：张景岳. 景岳全书精选[M]. 北京：科学技术文献出版社，1996.

按语：龙胆泻肝汤出自《医方集解》，多用于肝胆实火上炎，肝经湿热下注所致病证，具有清泻肝胆实火，清利肝经湿热之功效。方中龙胆草大苦大寒，既能泻肝胆实火，又能利肝胆湿热，泻火除湿，两擅其功，故为君药。黄芩、栀子苦寒泻火，燥湿清热，增君药泻火除湿之力，用以为臣。泽泻、木通、车前子渗湿泄热，导肝经湿热从水道而去。肝乃藏血之脏，若为实火所伤，阴血亦随之消灼，且方中诸药以苦燥渗利伤阴之品居多，故用当归、生地养血滋阴，使邪去而阴血不伤。肝性喜疏泄条达而恶抑郁，火邪内郁，肝胆之气不疏，且骤用大剂苦寒降泄之品，既恐肝胆之气被抑，又虑折伤肝胆升发之机，遂用柴胡疏畅肝胆之气，与生地、当归相伍以适肝体阴用阳之性，并能引药归于肝胆之经，以上皆为佐药。甘草调和诸药，护胃安中，为佐使之用。火降热清，湿浊得利，循经所发诸症皆可相应而愈。本证是由肝胆实火上炎或肝胆湿热循经下注所致，肝胆之火循经上冲，则头部、耳目作痛，或听力失聪，旁及两胁则胁痛且口苦；湿热循经下注，则为阴痒、阴肿、筋痿、阴汗；舌红苔黄腻，脉弦数有力，皆为火盛及湿热之象。治宜清泻肝胆实火，清利肝经湿热。患者下疳而诸药不效，邪毒深重，日久不解，遍及全身。湿热之邪，缠绵难愈，遂以导水丸、龙胆泻肝汤清泻湿热之毒，外贴神异膏拔毒，内外合治，终于毒邪退尽而愈。

约言：本方为治疗肝胆实火上炎，肝经湿热下注之常用方。

（二）气血两虚证

八珍汤治验

病例资料：孙某某，男，48岁，2003年8月17日初诊。患者先出痔疮，久而不愈，后出现腹股沟淋巴结肿大，10余日出现肿痛。自服槐花洒、蜈蚣、全蝎等药，肿痛未缓解，而全身筋骨疼痛，行动困难。形体消瘦，脉虚而数。后仍自服败毒消风等药，元气愈虚，不能进食，疼痛剧烈，彻夜不睡。西医诊断为梅毒，中医诊断为杨梅疮，此为气血两虚之证，当以益气补血治，方以八珍汤加减。

方药：黄芪30 g、炙甘草9 g、人参12 g、当归3 g、橘皮（不去白）6 g、升麻6 g、柴胡6 g、白术9 g。6剂，水煎，每日1剂，早晚分服。

二诊：人参12 g、白术10 g、茯苓15 g、炙甘草6 g、当归15 g、生地黄15 g、白芍10 g、川芎10 g、麦冬10 g、五味子3 g、远志6 g、酸枣仁10 g、牡丹皮10 g。6剂，水煎，每日1剂，早晚分服。

三诊：自诉服后深夜才能入睡，但疼痛缓解不明显，此内虚疮毒下陷，所以效果差。早晨口服六味丸，中午口服十全大补汤，又10余服，遍身方发红点。此疮毒欲出，仍服前药，红点减高，始成疮样，彼时疮毒出，疼痛迅速缓解，元气逐渐回复。更服八珍汤加米仁、金银花、土茯苓，服至半年，其疮方得渐渐而愈。

来源：何清湖．男科病名家医案·妙方解析[M]．北京：人民军医出版社，2007.

按语：八珍汤出自《瑞竹堂经验方》，主治气血两虚证，有补益气血之功效。本方为四君子汤与四物汤合方而成，方中人参与熟地黄为君药，人参甘温，大补五脏元气，补气生血，熟地黄补血滋阴。臣以白术补气健脾，当归补血和血。佐用茯苓健脾养心，芍药养血敛阴；川芎活血行气，以使补而不滞。炙甘草益气和中，煎加姜枣，调和脾胃，以助气血生化，共为佐使。诸药相合，共成益气补血之效。本证多由素体虚弱，或劳役过度，或病后产后失调，或久病失治，或失血过多所致。气能生血，血能载气，气虚日久常致阴血化生不足，血虚或失血过多致气无所依附。气血两亏，不能上荣于头面，故面色萎白或无华、头目眩晕；肺脾气虚则气短懒言、倦怠乏力、食欲减少；血不养心，则心悸怔忡；舌质淡、脉细弱或虚大无力，皆为气血虚弱之象，治宜双补气血。本证患者疳疮溃烂，侵及肌肉，经久不愈，后发横痃，肿痛欲成脓，本宜托里透脓，而反内消，毒气日甚，元气日消，日久而发梅疮。先予大剂补气养血之品，待疮毒出后，再予清热利湿解毒. 之剂，始见功效。

约言：本方为治疗气血两虚之基础方。

二、变证

（一）正虚邪恋证

1. 芎归二术汤治验

病例资料：吴某，男，39岁，2001年9月26日初诊。患者患杨梅结毒自膝以下皮肤腐烂，卧床半年。西医诊断为梅毒，中医诊断为杨梅疮，此为正虚邪恋之证，当以扶正祛邪为治，方以芎归二术汤加减。

方药：白术3 g、苍术3 g、川芎3 g、当归3 g、人参3 g、茯苓3 g、薏苡仁3 g、皂角针3 g、厚朴3 g、防风3 g、木瓜3 g、木通3 g、穿山甲（炒）3 g、独活3 g、金银花6 g、甘草60 g、精猪肉60 g、土茯苓120 g。3剂，水煎服，每日1剂，早晚分服。外以甘草、白芷、归尾、葱白煎洗，3日一度，以解毒紫金膏搽之。如此3个月余，渐渐而安。惟足不能步履，以史国公酒药加土茯苓500 g，又服半年，其足方能步履。

来源：何清湖. 男科病名家医案·妙方解析[M]. 北京：人民军医出版社，2007.

按语：芎归二术汤出自《外科正宗》，主治杨梅结毒已成、未成，筋骨疼痛，步履艰辛，及溃后腐肉臭败，不能生肌收敛者，具有化痰行气活血之功效。方中人参、二术、茯苓益气健脾；薏苡仁、木瓜、木通健脾利湿；穿山甲、独活、防风祛风通络。本案为梅毒后期，正气大虚，毒邪未已，故以芎归二术汤扶正祛邪，并配合紫金膏等外用药搜剔解毒，治疗半年余，康复如初。

约言：本方为治疗梅毒常用方。

2. 六君子汤治验

病例资料：朱某，男，39岁，1997年6月6日初诊。患者疳疮半年余，溃烂疼痛不止，敷药无效，多用草药单方，甚至呕吐无法阿金是，病情危笃。其脉两尺沉涩，寸关俱微，盖因草药损胃，遂令脾惫不食，故毒气不能升散。西医诊断为梅毒，中医诊断为杨梅疮，此为正虚邪恋之证，当以扶正祛邪为治，方以六君子汤加减。

方药：人参10 g、白术15 g、茯苓15 g、炙甘草6 g、法半夏10 g、陈皮6 g。7剂，水煎，每日1剂，早晚分服，兼化毒癸字丸。

二诊：服药第7日始纳谷，其痛稍减。更用乙字丸至半月身发细疮，随生而退，至30余日痊愈。乙字丸（即化毒乙字丸）：牛黄，猪牙皂，丁香，生生乳，乳香，穿山甲，白鲜皮，朱砂，黄雄，月月红，熟大黄，僵蚕，琥珀。共研末，神曲末打稠糊入药捣匀，丸如桐子大。化毒癸字丸：牛黄，鹿角屑，沉香，生生乳，朱砂，黄雄，月月红，白鲜皮，乳香，穿山甲，神水，人中白，何首乌。共为末，用神曲末打稠糊入药捣匀，丸如桐子大。

来源：何清湖. 男科病名家医案·妙方解析[J]. 北京：人民军医出版社，2007.

按语：六君子汤出自《医学正传》，主治脾胃气虚兼痰湿证，有益气健脾，燥湿化痰之功效。六君子汤以四君子汤加陈皮、半夏而成，以益气健脾之品配伍燥湿化痰之药，补泻兼施，标本兼治。方中，以四君子汤益气健脾，脾气健运则气行湿化，以杜生痰之源；重用白术，较四君子汤燥湿化痰之力益胜；半夏辛温而燥，为化湿痰之要药，并善降逆和胃止呕；陈皮既可调理气机以除胸脘痞闷，又能止呕以降胃气还能燥湿化痰以消湿聚之痰，所谓"气顺而痰消"。本证患者初起多用草药单方，伤及脾胃，脾胃既伤，后天之源不足，正气衰竭，毒气不去，可见其本在脾胃，治宜健脾益气，养胃和中，以加减六君子汤调治，俟脾气渐复，胃气已开，再进化毒癸字丸，解毒祛邪以治其标。乙字丸除与癸字丸所选解毒活血、清热散结药相同外，还用丁香温中降逆以助脾胃。药证相符，故收捷效。

约言：本方主治脾胃气虚兼有痰湿内阻的病证。

（二）肝气郁结证

逍遥散治验

病例资料：汪某，男，39岁，1987年4月5日初诊。患者右手肿痛，脉洪数，右关尤甚。西医诊断为梅毒，中医诊断为杨梅疮，此为肝气郁结之证，当以疏肝理气为治，方以逍遥散加减。

方药：甘草4.5 g、当归9 g、茯苓9 g、芍药9 g、白芍9 g、柴胡9 g、生姜6 g、薄荷3 g、川芎10 g。7剂，水煎，每日1剂，早晚分服。自诉服药第3天已痊愈。

来源：何清湖. 男科病名家医案·妙方解析[J]. 北京：人民军医出版社，2007.

按语:逍遥散出自《太平惠民和剂局方》,主治肝郁血虚脾弱证,有疏肝解郁,养血健脾之功效。方中以柴胡疏肝解郁,使肝郁得以条达,为君药。当归甘辛苦温,养血和血,且其味辛散,乃血中气药;白芍酸苦微寒,养血敛阴,柔肝缓急;归、芍与柴胡同用,补肝体而助肝用,使血和则肝和,血充则肝柔,共为臣药。木郁则土衰,肝病易传脾,故以白术、茯苓、甘草健脾益气,非但实土以御木乘,且使营血生化有源,共为佐药。用法中加薄荷少许,疏散郁遏之气,透达肝经郁热;烧生姜降逆和中,且能辛散达郁,亦为佐药。柴胡引药入肝,甘草调和药性,二者兼使药之用。肝性喜条达,恶抑郁,为藏血之脏,体阴而用阳。若情志不畅,肝木不能条达,则肝体失于柔和,以致肝郁血虚,则两胁作痛、头痛目眩;郁而化火,故口燥咽干;肝木为病,易于传脾,脾胃虚弱,故神疲食少;脾为营之本,胃为卫之源,脾胃虚弱则营卫受损,不能调和而致往来寒热;肝藏血,主疏泄,肝郁血虚脾弱,则见妇女月经不调、乳房胀痛。治宜疏肝解郁,养血健脾。全方深合《素问·脏气法时论》"肝苦急,急食甘以缓之……脾欲缓,急食甘以缓之……肝欲散,急食辛以散之"之旨,可使肝郁得疏,血虚得养,脾弱得复,气血兼顾,肝脾同调,立法周全,组方严谨,故为调肝养血健脾之名方。本证患者脉洪数,洪者,心脉也;数者,火旺水亏之征也;右脉盛者,气有余而血不足也,肝血不足,肝木生火,故脉洪数,右阴拗肿痛,以右脉甚,拗者肝家部分,肝木为火所烁,则筋急而拘挛肿痛。清其热,养其血,培其根,故捷如影响也。

约言:本方为治疗肝郁血虚脾弱证之基础方,亦为妇科调经之常用方。

(三)心脾两虚证

归脾汤治验

病例资料:陆某,男,41 岁,1897 年 11 月初诊。患者 5 月间耳内生一疮,7 月中旬阴囊处生疮 3 ~4 枚。至 10 月,阴囊头顶生疮,共三五十个,其形酷似杨梅,患者口渴,伴剧烈疼痛。西医诊断为梅毒,中医诊断为杨梅疮,此为心脾两虚之证,当以健脾益气为治,方以归脾汤加减。

方药:白术 18 g、茯神 18 g、黄芪 18 g、龙眼肉 18 g、酸枣仁 18 g、人参 9 g、木香 9 g、甘草 6 g、当归 3 g、远志 3 g、生姜 6 g、大枣 4 枚、枸杞子 10 g、山茱萸 10 g。30 剂,水煎,每日 1 剂,早晚分服。早服化毒壬字丸,晚服丙字丸。自诉第 30 天痊愈。

来源:何清湖. 男科病名家医案·妙方解析[M]. 北京:人民军医出版社,2007.

按语：归脾汤见于《济生方》，主治心脾气血两虚证，具有益气补血，健脾养心的功效。方中黄芪甘温，补脾益气；龙眼肉甘平，既补脾气，又养心血，共为君药。人参、白术皆为补脾益气之要药，与黄芪相伍，补脾益气之功益著；当归补血养心，酸枣仁宁心安神，二药与龙眼肉相伍，补心血、安神志之力更强，均为臣药。佐以茯神养心安神，远志宁神益智；更佐理气醒脾之木香，与诸补气养血药相伍，可使其补而不滞。炙甘草补益心脾之气，并调和诸药，用为佐使。引用生姜、大枣，调和脾胃，以资化源。诸药配伍，心脾得补，气血得养，诸症自除。思虑过度，劳伤心脾，气血日耗所致。心脾气血暗耗，神无所主，意无所藏，故见心悸怔忡，健忘失眠。脾虚运化无力，化源不足，气血衰少，而见食少体倦，面色萎黄，舌质淡，苔薄白，脉细弱。阴血亏虚，虚阳外浮，亦可见盗汗虚热；脾主统血，脾虚如不能摄血，则表现为各种出血症，治宜益气健脾与养血安神兼施。本证患者投以健脾益气、补血养心法，方选归脾汤治之，用黄芪、人参、白术、甘草健脾益气；酸枣仁、远志、茯神、龙眼肉养心安神；木香理气醒脾。心气虚日久肾气亦虚，故加枸杞子、山茱萸补益肾气，此为治本。治标则选化毒壬字丸及丙字丸，共同作用为清热解毒，活血祛瘀。丙字丸治心经结毒，其中珍珠镇心定惊；朱砂《本草从新》曰："泻心经邪热，镇心定惊，……解毒，定癫狂"。心脾气复，热毒托出，故疾病治愈。

约言：本方为补益心脾之常用方。

第五节 疳　疮

疳疮，是指在阴部皮肤出现脓疮，其比梅毒痛多，腐烂亦很快的性传播疾病。西医称为生殖器疱疹。生殖器疱疹是由单纯疱疹病毒引起的一种发于生殖器或肛门周围皮肤黏膜的性传播性疾病。《诸病源候论·阴疮候》指出，"阴疮者，……轻者或痒或痛，重者生疮也"。本病的病因病机多为外感湿热秽浊之邪，或素日嗜酒，多食肥甘厚味、辛辣之品，损伤脾胃，脾失健运，湿浊内蕴，郁而化热，湿热侵入肝经，下注阴器，热炽湿盛，湿热郁蒸而外发疱疹。素体阴虚，或房劳过度，损伤阴精，加之湿热久恋，日久热盛伤阴，正气不足，邪气缠绵，正虚热盛，病情反复发作，经久难愈。西医方面，生殖器疱疹易复发，难治愈，是最常见的性病之一，可使患者获染艾滋病病毒（HIV）

的风险提高2～3倍，在男性患者中会降低精子活力，增加精子畸形率，严重者导致男性不育，在妇女患者中孕晚期的原发性生殖器疱疹，可导致致死性新生儿疱疹或持久性神经损伤。本病临床特点为：外生殖器或肛门周围出现群簇或散在小水疱，破溃后形成糜烂或溃疡，灼热刺痛，最后结痂自愈；易反复发作。

湿毒内蕴证

1. 二妙散治验

病例资料：毛某，男，38岁，2000年9月1日初诊。患者龟头、包皮出现充血、水肿、刺痒，肌注菌克星减轻，饮酒后又加重。现龟头、包皮充血、水肿，刺痒难忍，小便不适，大便正常，有冶游史。望、闻、切诊：神志清楚，表情痛苦，语言清晰，未闻及异常气味。舌质淡，苔薄黄根腻，舌底脉络不暗紫，脉滑。男科检查：龟头、包皮充血水肿、刺痒难忍，为感受湿毒所致。湿毒蕴于龟头、尿道，则龟头布满小水疱，有大量黏液状分泌物，小便不适。舌质淡，苔薄黄根腻，脉滑，为湿毒内蕴之舌脉。西医诊断为生殖器疱疹，中医诊断为疳疮，此为湿毒内蕴之证，当以清热解毒，燥湿止痒为治，方用二妙散加减。

方药：制苍术10 g、黄柏10 g、生石膏20 g、枳壳10 g、金银花15 g、蒲公英15 g、虎杖15 g、白花蛇舌草15 g、蛇床子15 g、生甘草6 g。7剂，水煎服，每日1剂。

二诊：龟头、包皮充血、水肿消失，刺痒明显好转，小便通畅，龟头小水疱干瘪，脱皮屑，无分泌物，舌质淡，苔薄黄，脉弦。上方加防风10 g。7剂，水煎服，每日1剂。

三诊：龟头疱疹消失，未再复发。近2天，感龟头有时痒，恐再复发，舌质淡，苔薄黄，脉弦。上方去苍术、黄柏，加蒲公英至30 g、生薏苡仁15 g。7剂，水煎服，每日1剂。

来源：何清湖. 男科病名家医案·妙方解析[M]. 北京：人民军医出版社，2007.

按语：二妙散出自《丹溪心法》，主治湿热下注证，有清热燥湿之功效。方中黄柏寒凉苦燥，其性沉降，擅清下焦湿热，为君药。苍术辛苦而温，其性燥烈，一则健脾助运以治生湿之本，一则芳化苦燥以除湿阻之标，为臣药。“苍术妙于燥湿，黄柏妙于去热”（《医方考》），且二药互制其苦寒或温燥之性，以防败胃伤津之虞。再入姜汁少许调药，既可借其辛散以助祛湿，亦可防黄柏苦寒伤中。本案用二妙散加以清热解毒，止痒之品，如金银花、蒲公英、虎杖、白花蛇兰草等清热解毒；生石膏、枳壳止痒，以获全效。《本经》："应大风在皮肤中，如麻豆若痒。"生殖器疱疹为性传播疾病，易反复发作。中医从湿毒治之，多能缓解症状。

约言：本方为治疗湿毒内蕴证常用方。

2. 温胆汤治验

病例资料：王某，男，25岁，1998年4月3日初诊。患者阴部水疱、溃烂、疼痛反复发作3月余。3个月前有不洁性交。几天后外阴部不适，微红肿痒，并出现水疱，在当地某医院诊为"生殖器疱疹"。口服阿昔洛韦等药治疗而愈。但以后时有复发，两天前因劳累后又觉外阴不适，并有小水疱生出。患者食差纳呆，心烦失眠，大便干，小便黄。查体：包皮处有淡红色聚集米粒大小的水疱，疱液光亮、透明，舌质红，苔薄黄腻，脉弦细滑，取疱液做PCR检查，HSVII-DNA(+)，西医诊断为生殖器疱疹，中医诊断为疳疮，此为湿热内蕴，兼感邪毒，气阴已虚之证，当以清热解毒，益气滋阴为治，方以温胆汤加减。

方药：陈皮10 g、半夏10 g、茯苓30 g、枳实15 g、竹茹15 g、板蓝根30 g、狗脊贯众15 g、车前子(包煎)30 g、牛膝15 g、黄芪15 g、生地黄15 g、甘草5 g。7剂，水煎服，每日1剂。阿昔洛韦200 mg/次，5次/日，同时用肤阴洁外洗，每日1～2次，7日后治愈，继续治疗4周，半年后随访无复发。

来源：孙在典，李慧. 中医男科名家验案精选[M]. 北京：人民军医出版社，2010.

按语：温胆汤出自《三因极一病证方论》，主治胆胃不和，痰热内扰证，有理气化痰，清胆和胃之功效。方中半夏燥湿化痰，和胃止呕，为君药。竹茹清胆和胃，清热化痰，除烦止呕，为臣药。君臣相配，既化痰和胃，又清胆热，令胆气清肃，胃气顺降，则胆胃得和，烦呕自止。陈皮理气和中，燥湿化痰；枳实破气化痰；茯苓渗湿健脾以消痰；生姜、大枣和中培土，使水湿无以留聚，共为佐药。炙甘草益气和中，调和诸药，为佐使药。综合全方，半夏、陈皮、生姜偏温，竹茹、枳实偏凉，温凉兼进，令全方不寒不燥，理气化痰以和胃，胃气和降则胆郁得舒，痰浊得去则胆无邪扰，如是则复其宁谧，诸症自愈。本例用温胆汤加清热解毒药，祛除病邪，调整人体功能，去辛热之生姜，加上板蓝根、贯众清热解毒，车前子、牛膝补肾，诸药合用，共奏清热祛湿解毒、安神定志之效。"十一脏皆取决于胆"，故胆气对人的生理起着决定性影响。胆气壮，则人体能祛病抗邪，引起应激反应的各种刺激可使机体对单纯疱疹病毒等感染的敏感性增加。本方化通过"温胆"而安神定志,解决患者患性疾病后的恐惧思想,使正气得补。胆气壮,提高机体免疫力,从而达到提高治疗疾病的目的。

约言:本方为治疗湿热内蕴,兼感邪毒,气阴已虚证之常用方。

第六节　千日疮

千日疮是一种生于皮肤浅表的良性赘生物,《灵枢·经脉》称之为"疣目"。其病名有"千日疮""瘊子""枯筋箭"等,相当于西医学中的寻常疣,在中医男科中千日疮常指尖锐湿疣。尖锐湿疣是发生在生殖器、会阴和肛门周围的,以柔软赘生物为特征的性传播疾病。《诸病源候论》中有"鼠乳者,身面忽生肉,如鼠乳之状,谓之鼠乳也",其"鼠乳"从形态上看非常类似于今天的尖锐湿疣。本病病位在于下焦,与肝、膀胱、脾等经关系密切,多因房事不洁或接触污秽之物,湿热邪毒从前后二阴入侵,导致肝经、膀胱经郁热,气血不和,湿热毒邪凝聚肌肤及阴络而成。过度饮酒、过食肥甘厚味,损伤脾胃,湿热内生,可诱发或加重病情。由于湿毒为阴邪,且容易耗伤正气,其性黏滞,缠绵难去,以致尖锐湿疣容易复发,难以根治。

肝经湿热证

龙胆泻肝汤治验

病例资料:刘某,男,25岁,1989年6月8日初诊。患者自诉外生殖器起疹,瘙痒约20日。发病前曾有不洁性交史,随后自觉阴茎部瘙痒,包皮部位出现针尖大小淡红色丘疹,用高锰酸钾液清洗多次未愈。又到某个体医疗诊所进行治疗,先后服用多种抗生素未见好转。近来丘疹增多、加大,逐渐融合叠起,并有特殊气味。检查冠状沟、包皮系带及尿道外口可见黄豆大小赘生物数十枚,呈环条状分布。表面呈乳头样增殖,潮湿并有轻微糜烂,渗出混浊恶臭的分泌物。舌质红,苔黄厚腻,脉弦滑。西医诊断为尖锐湿疣,中医诊断为千日疮,此为湿热毒邪壅滞之证,当以清热利湿解毒为治,方以龙胆泻肝汤加减。

方药:龙胆草10 g、黄芩10 g、栀子10 g、泽泻10 g、关木通6 g、车前子10 g、柴胡10 g、甘草6 g、当归10 g、生地黄15 g。3剂,水煎服,每日1剂。

外用白矾液30 mL,湿敷于患处,每日2次。

二诊:皮损消退80%以上,表面趋于干燥,无混浊恶臭分泌物。自觉微痒不适。舌质红,苔微黄,脉弦缓。守前方续治。

三诊:皮损全部消退,自觉症状消失而告痊愈。随访半年余未见复发。

来源:孙在典,李慧. 中医男科名家验案精选[M]. 北京:人民军医出版社,2010.

按语:龙胆泻肝汤出自《医方集解》,多用于肝胆实火上炎,肝经湿热下注所致病证,具有清泻肝胆实火,清利肝经湿热之功效。方中龙胆草大苦大寒,既能泻肝胆实火,又能利肝胆湿热,泻火除湿,两擅其功,故为君药。黄芩、栀子苦寒泻火,燥湿清热,增君药泻火除湿之力,用以为臣。泽泻、大通、车前子渗湿泄热,导肝经湿热从水道而去。肝乃藏血之脏,若为实火所伤,阴血亦随之消灼,且方中诸药以苦燥渗和伤阴之品居多,故用当归、生地养血滋阴,使邪去而阴血不伤。肝性喜疏泄条达而恶抑郁,火邪内郁,肝胆之气不疏,且骤用大剂苦寒降泄之品,既恐肝胆之气被抑,又虑折伤肝胆升发之机,遂用柴胡疏畅肝胆之气,与生地、当归相伍以适肝体阴用阳之性,并能引药归千肝阳之经,以上皆为佐药。甘草调和诸药,护胃安中,为佐使之用。诸药合用,泻中有补,清中有养,使泻火而不致苦寒伤阴,邪去而不伤正。火降热清,湿浊得利,循经所发诸症皆可相应而愈。外用白矾液局部湿敷或蘸涂,有止痒、收敛及一定的腐蚀作用,能使疣体很快脱落。内外合治,配合紧密,切合病机,故获良效。

约言:既清肝胆实火,又泻肝经湿热,为凉肝泻火,导赤救阴之良方。

第七节 阴疮

阴疮在古代有诸多称谓,如阴疮、热疮、阴疳、疳疮、下疳等,该病在中医男科疾病中相当于西医中的生殖器疱疹。中医文献中有关生殖器疱疹的记载,最早见于东晋·葛洪《肘后备急方》,对其有如下描述:“阴疮有二种,一者作臼脓出,曰阴蚀疮,二者但赤作疮,名为热疮。”隋·巢元方《诸病源候论·热疮候》曰:“诸阳气在表,阳气盛则表热,因运动劳役。腠理则虚而开,为风邪所客,风热相搏,留于皮肤则生疮。初作瘭浆,黄汁出;风多则痒,热多则痛；血气乘之，则多脓血，故名热疮也。”同时，巢元方在《诸病源候论·阴疮部》论及：“阴疮者，由三虫、九虫动作，侵食所为也。诸虫在人肠胃之间，若腑脏调和，血气充实，不能为害。若劳伤经络，肠胃虚损，则动作侵食于阴，轻者或痒或痛，重者生疮也……诊其少阴之脉，滑而数者，阴中生疮也。”本病发于外阴，病在下焦，与肝、脾、肾等关系最为密切，多由房事不节，素有湿热，湿毒侵染而成。

(一)肝经湿热证

1. **龙胆泻肝汤治验**

病例资料：陈某，男，27岁，1993年12月5日初诊。患者自诉有不洁性交史。现症见阴茎皮肤、阴茎头、冠状沟处红肿破溃，有红黄色分泌物，局部疼痛热痒，伴口苦溲黄，舌红苔黄、脉弦。西医诊断为生殖器疱疹，中医诊断为阴疮，此为肝胆火旺，湿热下注之证，当以清热利湿、除火解毒为治，方以龙胆泻肝汤加减。

方药：龙胆草10 g、黄芩10 g、栀子10 g、泽泻10 g、关木通6 g、当归10 g、生地黄15 g、黄柏10 g、大黄(后下)10 g、苦参10 g。5剂，水煎服，每日1剂。内服配合外洗。5天后症状好转，继用本方化裁治疗15天，病情基本告愈。

来源：张亚东. 龙胆泻肝汤治疗男子外阴病举隅[J]. 江苏中医，1998(12)：41.

按语：龙胆泻肝汤出自《医方集解》，多用于肝胆实火上炎，肝经湿热下注所致病证，具有清泻肝胆实火，清利肝经湿热之功效。方中龙胆草大苦大寒，既可清泻肝胆实火，又能清利肝经湿热，故为君药；黄芩、栀子、黄柏、大黄、苦参苦寒燥湿泄热，共为臣药；泽泻、木通、引湿热下行而出，肝乃藏血之脏，若为实火所伤，阴血亦随之消灼，且方中诸药以苦燥渗利伤阴之品居多，故用当归、生地养血滋阴，使邪去而阴血不伤，共为佐药；诸药合用，泻中有补，补中有滋，祛邪不伤正。火降热清，湿浊得利，循经所发诸症皆可相应而愈。

约言：此为凉肝泻火，导赤救阴之良方。

2. **二妙散治验**

病例资料：毛某，男，39岁，1998年9月初诊。龟头、包皮充血水肿，刺痒，肌内注射菌克星后症状减轻，饮酒后又加重。现龟头、包皮充血水肿，刺痒难忍，小便不适，大便正常，有婚外性行为史。神志清楚，表情痛苦，语言清晰,未闻及异常气味,舌质淡,苔薄黄根腻,舌底脉络不暗紫,脉滑。男科检查:龟头、包皮充血,水肿,刺痒难忍,为感受湿毒所致。湿毒蕴于角头,尿道则鱼头布满小水疱,有大量黏液状分泌物,小便不适。舌质淡,苔薄黄根腻,脉滑,为湿毒内蕴之舌脉。西医诊断为生殖器疱疹,中医诊断为阴疮,此为湿毒内蕴之证,当以清热解毒,燥湿止痒为治,方以二妙散加味。

方药:制苍术 10 g、黄柏 10 g、生石膏 20 g、枳壳 10 g、金银花 15 g、蒲公英 15 g、虎杖 15 g、白花蛇舌草 15 g、蛇床子 15 g、生甘草 6 g。7 剂,水煎服,每日 1 剂。

二诊:龟头、包皮充血水肿消失,刺痒明显好转,小便通畅,龟头小水疱已干瘪,脱皮屑,无分泌物,舌质淡,苔薄黄,脉弦。上方加防风 10 g。7 剂,水煎服,每日 1 剂。

三诊:鱼头疱疹消失,未再复发。近两天,感觉龟头时痒,恐再复发,舌质淡,苔薄黄,脉弦,上方去苍术、黄柏,加蒲公英至 30 g、薏苡仁 15 g。7 剂,水煎服,每日 1 剂。

来源:孙在典,李慧. 中医男科名家验案精选[M]. 北京:人民军医出版社,2010.

按语:二妙散出自《丹溪心法》,主治湿热下注证,有清热燥湿之功效。方中黄柏寒凉苦燥,其性沉降,擅清下焦湿热,为君药。苍术辛苦而温,其性燥烈,一则健脾助运以治生湿之本,一则芳化苦燥以除湿阻之标,为臣药。二药互制其苦寒或温燥之性,以防败胃伤津之虞。再入姜汁少许调药,既可借其辛散以助祛湿,亦可防黄柏苦寒伤中。又加以金银花、蒲公英、虎杖、白花蛇舌草等清热解毒药。方用生石膏、枳壳,则多出于止痒的考虑。痒之为病,中医认为多与风邪(包括内风和外风)有关,本证患者患病日程尚浅,多为外感风热之邪郁表,气血不畅而发为痒。清热以生石膏为最,行气解郁以祛风多选枳壳。本方所治诸症皆由湿热注于下焦所致。湿热下注,浸浮经脉关节,则致筋骨疼痛、足膝红肿或脚气肿痛;湿热下注于带脉与前阴,则为带下臭秽;湿热浸浮下焦,郁滞肌肤,则患湿疹;湿热不攘,筋脉弛缓,则两足痿软无力而成痿证;小便短赤,舌苔黄腻皆为湿热之征。法当清热燥湿,方能渐愈。

约言:此为清热燥湿之常用方。

(二)阴虚邪恋证

升麻鳖甲汤治验

病例资料:郑某,男,46 岁,2014 年 10 月 20 日初诊。患者包皮内板疱疹、疼痛反复发作 2 年,加重 10 天。自诉缘于两年前不洁性交,1 个月后包皮上出现簇集小水泡,灼热疼痛,伴有口干口苦,小便黄,大便不畅,双侧腹股沟淋巴结肿大,在当地医院口服阿昔洛韦片,外用莫匹罗星,用药后局部症状消失,但经常反复发作,缠绵难愈。10 天前患者因商业应酬,大量饮酒,在原发部位又出现水疱、刺痛,伴有神疲乏力、腰膝酸软,失眠多梦等症状。舌质红、苔少薄白,脉弦细数。西医诊断为生殖器疱疹,中医诊断为阴疮,此为阴虚邪恋之证,当以清滋阴除湿,解毒通络为治,方以升麻鳖甲汤加减。

方药:升麻 12 g、鳖甲 15 g、当归 15 g、川椒 10 g、甘草 6 g、苍术 15 g、黄柏 15 g、薏苡仁 20 g、牛膝 10 g、连翘 15 g、全蝎 3 g、僵蚕 10 g、金银花 15 g、丹皮 10 g。10 剂,水煎服,每日 1 剂。嘱其避风寒、忌食辛辣发物、调畅情志,适度参加体育锻炼。

二诊:灼热疼痛明显减轻,水疱消失。舌质红,苔少薄白,脉弦细数,效不更方,再以前方加蒲公英 20 g 巩固 1 个月,配合口服胸腺肽肠溶胶囊,每次 3 粒,每日 3 次。

方药:升麻 12 g、鳖甲 15 g、当归 15 g、川椒 10 g、甘草 6 g、苍术 15 g、黄柏 15 g、薏苡仁 20 g、牛膝 10 g、连翘 15 g、全蝎 3 g、僵蚕 10 g、金银花 15 g、丹皮 10 g、蒲公英 20 g。30 剂,水煎服、每日 1 剂。30 天后复诊临床症状消失。随访半年,没有复发。

来源:张敏建. 中西医结合男科学[M]. 北京:科学出版社,2017.

按语:升麻鳖甲汤出自《金匮要略》,治疗阳毒之病症,有清热解毒,行血散瘀之功效。方中全蝎、僵蚕、川椒味辛而通络,配合鳖甲搜阴分之邪;当归、甘草合营,托毒外出:苍术芳香化湿,薏苡仁健脾利湿。清化中焦湿热之源黄柏苦寒下降之品,直清下焦之湿热;牛膝引药下行,诸药联用,共奏滋阴祛湿、解毒通络之功。本证患者因生活不洁染毒,当地治疗后好转,但反复发作,迁延 2 年不愈,久病入络,损伤阴分。本病乃湿热蕴结,日久化燥损伤阴血,久病入络,损伤阴分所致,属于“伏邪”的范畴,故以四妙丸健脾化湿,配合升麻鳖甲汤养阴解毒活血搜络,加全蝎、僵蚕、金银花、蒲公英、牡丹皮增加通络解毒之力而取效。

约言:本方有滋阴除湿,解毒通络之功效。

第六章 男性不育

无嗣记载首见于《辨证录·受妊门》，相当于西医学中的男性不育症。无嗣，又称无子，明代万全《广嗣纪要择配篇》："人有五不男，天、犍、漏、祛、变也"。明代陈无择《辨证录》曾记载："凡男子不能生育有六病，六病何谓？一精寒，二气衰，三痰多，四相火盛，五精稀少，六气郁。"说明其既有先天因素，又有后天因素；既有外伤，又有饮食情志劳伤；既有脏腑虚损之本，又有水饮痰湿、气滞血瘀之标。与不育关系密切的脏腑为肾、脾、肝，其中肾尤为重要。男性不育症的病机以脏腑虚损为本，湿热瘀滞为标。

第一节　弱精子症

根据《人类精液检查与处理实验室手册》第5版的标准，弱精子症是指精子总活动力（前向运动+非前向运动）低于40%或前向运动精子低于32%。中医学中无"弱精子症"之病名及记载，本症可归属于中医"精寒""精冷"等范畴。本病由先天禀赋不足，肾精亏虚，或后天失养，脾气亏虚，后天无以充先天，命门火衰，精失温煦而致；素食肥甘厚腻、辛辣之品，损伤脾胃，痰湿内生，瘀而化热，湿热下注精室精窍，气血瘀滞，湿热瘀阻而致；情志不舒，郁怒伤肝，肝气郁结，疏泄无权，可致宗筋痿而不举，或气郁化火，肝火亢盛，灼伤肾水，肝木失养，宗筋拘急，精窍之道被阻，影响生育；过度劳累，耗气伤血，或大病久病之后，元气大伤，气血两虚，肾精化源不足而致精弱，引起不育。据统计，精子活力低下所致的不育占整个男性不育的60%～80%。其中，有原发的，也有继发的；有单纯精子活力低下者，也不乏伴有其他精液异常症等疾病者，因此是男性不育的主要原因之一。

一、常证

(一)肾精不足证

六味地黄丸合五子衍宗丸治验

病例资料:戴某,男,31岁,1985年3月13日初诊。婚后其妻3年不孕,经医院检查,女方正常,男方精子异常,检查报告单示活率3%,活动力很差。主诉性功能很差,时觉腰酸乏力,头昏眼花,耳鸣如蝉,舌淡苔白,两尺脉弱。西医诊断为弱精子症,中医诊断为无嗣,此为肾精不足之证,当以补肾填精为治,方以六味地黄丸合五子衍宗丸加减。

方药:熟地黄30 g、山萸肉15 g、怀山药15 g、枸杞子15 g、补骨脂10 g、泽泻10 g、牡丹皮10 g、茯苓10 g。龟灵集(冲)0.5 g。30剂,水煎服,每日1剂。另以蛤蚧1对研粉,早晚各服3 g。服药期间忌房事。

二诊:上方服完30剂复查,精子存活率提高到60%,活动力良好,诸症明显好转。以五子衍宗丸加荔枝核、补骨脂、龙骨、附子、龟灵集等,嘱在妻子行经起日服1剂,在妻子排卵期同房。不久妻子怀孕,流产后再孕,于1986年8月8日产一男婴。

来源:徐福松. 男科临证指要[M]. 北京:人民卫生出版社,2008.

按语:六味地黄丸出自《小儿药证直诀》,主治肾阴精不足证,有填精滋阴补肾之效。原方重用熟地黄为君,填精益髓,滋补阴精。臣以山萸肉补养肝肾,并能涩精;山药双补脾肾,既能补肾固精,又补脾以助后天生化之源。此三药补肝脾肾,即所谓"三阴并补"。佐以泽泻利湿去浊,牡丹皮清泻相火,茯苓健脾祛湿,此三药泻湿浊而降相火,此所谓"三泻"。五子衍宗丸始载予唐《悬解录》,是治疗男性不育的古方,有补肾填精、疏利肾气、种嗣衍宗之功效。方中枸杞子滋肾填精、菟丝子温肾益精,共为君药;覆盆子温肾而不燥、固精而不凝,五味子益气补虚,强阴涩精,共为臣药;车前子清肝肺风热,导膀胱水邪,利水而不动气,用为佐药。全方不凉不燥,共奏补肾填精、疏利肾气、种嗣衍宗之功。本证患者为肾精不足之证,见性功能差,时觉腰酸乏力,头昏眼花,耳鸣如蝉,舌淡苔白,两尺脉弱。治以补肾填精,方以六味地黄丸合五子衍宗丸加减。嘱其服药期间忌房事,以期养精蓄锐,一举中的。又嘱其在妻子行经至排卵期时连续服药,也有助其精壮之意。

约言:六味地黄丸为补肾填精之基础方,亦为"三补""三泻"法之代表方。五子衍宗丸是古今"种子第一方"。

（二）气滞血瘀证

金铃子散合失笑散治验

病例资料：林某，男，33岁，1994年9月初诊。婚后5年，同居未育。女方检查未见异常。曾往男科医院诊治，被告知精子数量少且活力差，但用过中西药物治疗1年多，精液质量未见改善。既往无其他特殊病史。自诉每年单位常规体检未见异常。平素阴囊会阴部常有灼热隐痛不适，但小便正常，性生活正常。并见口干，大便干结。无腰痛疲乏，胃口一般，睡眠较差，常做梦。复查精液2.5 mL，精子密度28×10^6/mL，活动率35%，其中A级2%，B级16%，C级38%，D级44%，凝集（++），液化时间>2小时；性激素5项未见异常，血清抗精子抗体63 ng/mL。体型中等，发育良好，外生殖器检查双侧睾丸对称，大小正常，约26 mL，弹性好，附睾无结节增大，输精管存在，光滑无结节，左侧阴囊可扪及精索静脉曲张。肛检前列腺大小正常，无结节及明显压痛。前列腺液常规（EPS）：WBC +/HP，SPL +++/HP。彩超报告左侧精索静脉曲张，并有反流，右侧精索静脉曲张Ⅰ度，未见反流。舌质边稍红干，中有裂纹，苔薄干微黄。脉弦细略数。西医诊断为少弱精子症，精液迟缓液化症，左侧精索静脉曲张Ⅱ度。中医诊断为无嗣，此为气滞血瘀，化热伤阴之证，当以祛瘀通络，清热养阴为治，方以金铃子散合失笑散加减。

方药：五灵脂15 g、蒲黄10 g、川楝子10 g、延胡索15 g、生地15 g、竹叶5 g、牛膝10 g、桑寄生15 g、蒲公英15 g、丝瓜络15 g、地龙10 g、白茅根15 g、甘草5 g。中成药：前列清颗粒剂，冲服。指导饮食生活起居调理。

二诊：服药14剂后，会阴灼热隐痛不适明显减轻，改为养阴清热通络为主，用二至丸合小活络丹加减。

方药：女贞子15 g、旱莲草15 g、桑寄生15 g、地骨皮15 g、赤芍15 g、丹皮10 g、桃仁10 g、丹参15 g、牛膝10 g、郁金15 g、甘草5 g。继续中药加减治疗，调理3个月后，精液质量明显改善，30分钟液化。其后女方怀孕，足月顺产。

来源：袁少英，覃湛. 古今名医临证实录·男科病[M]. 北京：中国医药科技出版社，2013.

按语：金铃子散出自《太平圣惠方》，录自《袖珍方》。主治肝郁化火证，有疏肝泄热，活血止痛之功效。方中金铃子味苦性寒，疏肝行气，清泄肝火而止痛，用以为君。延胡索苦辛性温，行气活血，擅长止痛，为臣佐药。两药合用，既可行气活血止痛，又可疏肝泄热，为治疗肝郁化火、气滞血瘀诸痛的良方。服用酒下，行其药势，用以为使。对肝郁化火，气滞血瘀之胸腹胁肋疼痛诸症甚合。失笑散来自《太平惠民和剂局方》，主治瘀血疼痛证，有活血祛瘀，散结止痛之功效。心胸刺痛，脘腹疼痛，或产后恶露不行，或月经不调，少腹急痛。方中五灵脂苦咸甘温，入肝经血分，且用酒研，功擅通利血脉、散瘀止痛；蒲黄甘平，《神农本草经》谓其“消瘀血”，炒用并能止血，二者相须为用，化瘀散结止痛。调以米醋，或用黄酒冲服，乃取其活血脉，行药力，化瘀血，以增活血止痛之功，且制五灵脂气味之腥臊。二药合用，药简力专，共奏祛瘀止痛、推陈出新之功，使瘀血除，脉道通，则诸症自解。本案有热有瘀，就诊时以会阴灼热隐痛为主症，急则治其标，先予金铃子散和失笑散活血止痛，疼痛缓解后予标本同治，予二至丸合小活络丹加减以养阴清热通络。活络效灵丹，出自《医学衷中参西录》。主治气血凝滞证，有活血祛瘀，通络止痛之功用。症见心腹疼痛，或腿臂疼痛，或跌打瘀肿，或内外疮疡以及癥瘕积聚等。本方由当归、丹参、生明乳香、生明没药组成。丹参配乳香、没药、当归，活血祛瘀止痛之功强，且祛瘀不伤血。

约言：金铃子散为治疗气郁化火证之常用方，失笑散为治疗瘀血疼痛之基础方。

（三）肝郁脾虚证

逍遥散治验

病例资料：龚某，男，27 岁，1995 年 7 月 26 日初诊。患者婚后 3 年未育，房事阳痿不起，欲而难举，夫妻失和，迭治无效，伴见目眩口干，嗳气频繁，纳呆乏力，舌质淡红，脉象弦细。查精液常规：精液量 1.5 mL，密度 74.0×10^6/mL，成活率 24%，畸形 1%，液化时间 24 小时以上，精子穿透 22 mm/h。西医诊断为弱精子症，中医诊断为无嗣，此为郁失疏，血行不畅，宗筋失养之证，当以疏肝健脾，养血荣筋为治，方以逍遥散加减。

方药：当归 12 g、白芍 12 g、炒白术 12 g、茯苓 12 g、巴戟天 12 g、柴胡 10 g、生晒参 10 g、生地黄 20 g、炙甘草 6 g、薄荷 6 g、生姜 12 g。30 剂，水煎服，每日 1 剂。效如桴鼓，阳事能举，改服逍遥丸和五子衍宗丸 3 个多月，阳痿遂愈，精液常规正常，次年 12 月，其妻生一女婴。

来源：刘天安，沈玉屏. 从肝论治男性不育症举隅[J]. 河南中医，2001，21(4)：63-64.

按语：逍遥散出自《太平惠民和剂局方》，主治肝郁血虚脾弱证，有疏肝解郁，养血健脾之功效。方中以柴胡疏肝解郁，使肝郁得以条达，为君药。

当归甘辛苦温，养血和血，且其味辛散，乃血中气药；白芍酸苦微寒，养血敛阴，柔肝缓急；归、芍与柴胡同用，补肝体而助肝用，使血和则肝和，血充则肝柔，共为臣药。木郁则土衰，肝病易传脾，故以白术、茯苓、甘草健脾益气，非但实土以御木乘，且使营血生化有源，共为佐药。用法中加薄荷少许，疏散郁遏之气，透达肝经郁热；烧生姜降逆和中，且能辛散达郁，亦为佐药。柴胡引药入肝，甘草调和药性，二者兼使药之用。五子衍宗丸始载予唐《悬解录》，是治疗男性不育的古方，有补肾填精、疏利肾气、种嗣衍宗之功效。方中枸杞子滋肾填精、菟丝子温肾益精，共为君药；覆盆子温肾而不燥、固精而不凝，五味子益气补虚，强阴涩精，共为臣药；车前子清肝肺风热，导膀胱水邪，利水而不动气，用为佐药。全方不凉不燥，共奏补肾填精、疏利肾气、种嗣衍宗之功。本证患者因肝主疏泄失达，气血运行不畅，则宗筋失濡，痿软不坚；肝脾失和，精血化源不足，气化失常，则出现精子活动率低，液化缓慢而不育。故宜用逍遥散疏肝解郁，健脾和营，并先后加入养血益精的生地黄、生晒参、巴戟天及五子衍宗丸等药先后服用，则气血通，阳事兴，而能生育。

约言：逍遥散为调肝养血健脾之名方。五子衍宗丸是古今"种子第一方"。

（四）湿热下注证

龙胆泻肝汤治验

病例资料：王某某，男，28岁，1998年6月23日初诊。婚后3年未育，其妻妇检正常。患者自诉无任何临床表现，饮食、睡眠、二便均正常。在仔细追问病史中发现，平素喜食烟酒、肥肉和煎炒之食品，舌苔黄腻，脉弦缓。精液常规：颜色黄浊，精液量3 mL，pH 7.0，精子密度10×10^6/mL；有活力30%（其中A级25%，B级5%，C、D级均为0），WBC ++/HP，畸形精子50%。西医诊断为精子感染性不育，中医诊断为无嗣，此为湿热积于下焦，膀胱气化不利之证，当以清热利湿，通淋化瘀为治，方以龙胆泻肝汤加减。

方药：龙胆草10 g、黄芩10 g、黄柏8 g、栀子8 g、泽泻8 g、木通8 g、车前子10 g、生地黄10 g、穿山甲8 g、生甘草6 g。30剂，水煎服，每日1剂。服药期间，忌食烟酒及油腻煎炒等刺激食品。

二诊：舌苔薄黄，脉缓；精液乳白色，精液量3 mL，pH 8.0，精子密度56×10^6/mL，有活力60%（其中A级15%，B级15%，C级15%，D级15%），WBC +/HP，畸形精子30%。因服药效果较好，嘱其再服1个疗程，以巩固疗效。以后其妻受孕，于1999年10月分娩1男婴。

来源：马卫国. 贾金铭教授治疗男性不育症的经验[J]. 中医研究，2006，19(5)：53-55.

按语：龙胆泻肝汤出自《医方集解》，多用于肝胆实火上炎，肝经湿热下注所致病证，具有清泻肝胆实火，清利肝经湿热之功效。方中龙胆草大苦大寒，既可清泻肝胆实火，又能清利肝经湿热，故为君药；黄芩、栀子苦寒燥湿泄热，共为臣药；泽泻、木通、车前子引湿热下行而出，生地、当归养血滋阴，使邪去不伤阴，共为佐药，柴胡引药入肝，疏肝理气，甘草调和诸药，共为使药；诸药合用，泻中有补，补中有滋，祛邪不伤正。本证患者平素喜食烟酒、肥肉和煎炒之食品，舌苔黄腻，脉弦缓，为肝郁火盛，湿热壅盛之象，方以龙胆泻肝汤清利肝热，加穿山甲散结通络。

约言：此为凉肝泻火，导赤救阴之良方。

（五）气阴两伤证

参苓白术散合大补元煎治验

病例资料：魏某，男，33岁，1978年6月4日初诊。患者结婚3年配偶未孕，查精液常规为少弱精子症。刻下见睾丸萎缩，心悸易汗，口渴喜饮，气短懒言，不思饮食，舌质红、体胖，苔白，边有齿痕，脉细数无方，有睾丸炎病史。患子痈之后，损伤气阴，睾丸失于濡养，导致萎缩；阴津被灼，故口渴喜饮，心悸。西医诊断为少弱精子症，中医诊断为无嗣，此为气阴两伤之证，治以益气养阴，补肾生精，方以参苓白术散合大补元煎加减。

方药：炙黄芪15 g、生黄芪15 g、麦冬10 g、党参10 g、熟地黄12 g、当归10 g、紫河车10 g、白术10 g、陈皮6 g、川续断10 g、菟丝子10 g、煅牡蛎（先煎）15 g。

此方加减服用7个月，查精液质量正常。

来源：许彦来，谢文英. 男科病名医验案解析[M]. 北京：中国科学技术出版社，2018.

按语：参苓白术散出自《太平惠民和剂局方》，主治脾虚湿盛证，有益气健脾，渗湿止泻之功效。亦可用治肺脾气虚，痰湿咳嗽。方中人参大补脾胃之气，白术、茯苓健脾渗湿，共为君药。山药、莲子肉既能健脾，又有涩肠止泻之功，二药可助参、术健脾益气，兼以厚肠止泻；白扁豆健脾化湿，薏苡仁健脾渗湿，二药助术、苓健脾助运，渗湿止泻，四药共为臣药。佐以砂仁芳香醒脾，行气和胃，既助除湿之力，又畅达气机；桔梗宣开肺气，通利水道，并能载药上行，以益肺气而成培土生金之功。炒甘草健脾和中，调和药性，共为使药。诸药相合，益气健脾，渗湿止泻。《古今医鉴》所载参苓白术散，较本方多陈皮一味，适用于脾胃气虚兼有湿阻气滞者。大补元煎出自《景岳全书》。具有救本培元，大补气血之功效。主治气血大亏，精神失守之危剧病证。方中人参大补元气为主药，气生则血长；甘草、山药补脾气，助人参以济生化之源；熟地、枸杞、当归、山茱萸滋肝肾、益精血，补真水，乃补血贵在滋水之意；杜仲益肝肾，全方合用有气血双补，肝肾共养之效。本证患者因肺气虚卫外不固，脾气虚运化无力，故易汗或不思饮食，气短懒言，舌质红、体胖，苔白，边有齿痕，脉细数无力皆为气阴两伤之象。治疗以益气养阴、补肾生精为主。

约言：参苓白术散为健脾渗湿止泻之常用方。大补元煎为救本培元，大补气血之要方。

（六）肾阳不足证

1. 天雄丸治验

病例资料：赵某，男，31岁，1983年7月8日初诊。患者结婚已2年余，尚未生育。性生活正常，精液常规检查提示：精子浓度约$10×10^6$/mL，活动率10%，活动力弱，有大小头畸形，量1 mL，经用激素等治疗未效。平素易头晕目眩，神疲肢倦，腰脊酸楚。外生殖器检查阴茎、输精管、睾丸、附睾无明显异常。舌苔薄白，舌质淡红，脉濡。西医诊断为弱精子症，中医诊断为无嗣，此为肾虚阳弱之证，治以温阳益肾，方以天雄丸加减。

方药：熟附子15 g、白术10 g、桂枝10 g、龙骨10 g。26剂，水泛为丸，日服3次，每次5 g。服至8月3日复查精液常规，精子浓度已上升为$240×10^6$/mL，活动率上升为40%，形态正常，精液量3 mL。原药继服至第1个月，爱人停经怀孕，后足月平安产1男婴。

来源：戚广崇. 金匮方治疗男女不育症举隅[J]. 北京中医杂志，1985(6)：58-59.

按语：天雄散出自《金匮要略》，由天雄、白术、桂枝、龙骨四药组成。书中有方无论，《方药考》云："此为补阴摄阳之方，治男子失精、腰脊冷痛"。方中天雄以熟附块代之，以温肾壮阳；白术健脾，脾健则生化有源，可以后天补先天；桂枝温阳化气，气化则能生精；龙骨能摄精以归肾。前人多用于治疗无梦遗精，治疗男子不育症亦效，应用时按原量共研极细末，蜜泛为丸如绿豆大而备用。本证患者辨证为肾虚阳弱，见平素易头晕目眩，神疲肢倦，腰脊酸楚,且精液常规检查提示精子活动力弱,有大小头畸形。舌苔薄白,舌质淡红,脉濡。故不拘泥于血肉有情之品,而用经方天雄散补阴摄阳。

约言:此为补阴摄阳之方,治男子失精、腰脊冷痛。

2. 天雄散治验

病例资料:孙某,男,30 岁,1998 年 10 月初诊。结婚 4 年无嗣。查精液常规:精子浓度为(16~21)×10^6/mL,活动率 30%~50%,用过甲基睾丸素,无效。症见头晕疲乏,腰痛怕冷,阳痿、早泄,脉象沉细,两尺无力,苔薄。乃肾阳不足,精关失固。西医诊断为弱精子症,中医诊断为无嗣,此为肾虚阳弱之证,当以温阳填精益气为治,方以天雄散加减。

方药:天雄 12 g、白术 18 g、肉桂 6 g、生龙骨 18 g、生牡蛎 18 g、韭菜子 15 g、当归 15 g、肉苁蓉 18 g、枸杞子 9 g、巴戟天 12 g、党参 30 g、淫羊藿 18 g、冬虫夏草 6 g。30 剂,水煎服,每日 1 剂。服上方 30 剂后,阳痿、早泄已愈,腰痛头晕悉减,余症尽消。复查精液常规:精子浓度 108.8×10^6/L,活动率 80%,后其爱人生育一胎。

来源:何清湖. 男科病名家医案妙方解析[M]. 北京:人民军医出版社,2007.

按语:天雄散出自《金匮要略·血痹虚劳病脉证并治第六》,有方无论。药用天雄、桂枝温阳,白术健脾,生龙骨育阴潜阳,共收肾脾双补、温阳添精之功。本案患者既有精气清冷之痛怕冷、脉象沉细、两尺无力、精子数少、活动率低,又有性事障碍之阳痿、早泄之证,因而婚后 4 年不育。治当益损补虚,方用天雄散增味。服药 30 剂,不仅阳痿,早泄治愈,精子数目及活动率正常,而且喜得子嗣。本案中将味辛性热祛寒壮阳之天雄,任以为君;继用白术、生龙骨,而以肉桂易桂枝,再加韭菜子、巴戟天、淫羊藿、肉苁蓉、冬虫夏草、党参以温阳益气,强壮肾阳,再用枸杞子、当归、生牡蛎以养精血,滋补肾阴。全方阴阳同治而以补阳为要,脾肾兼顾,而以补肾为主。

约言:此为补阴摄阳之方,治男子失精、腰脊冷痛。

(七)阴阳两虚证

左归丸治验

病例资料:姚某,男,33 岁,1973 年 6 月 13 日初诊。1968 年结婚,妻子健康,月经正常,夫妻性生活正常,结婚 5 年妻子不孕。4 个月以前在某医院检查精液,发现精子活动度小。自觉腰酸痛,手足心热。诊查:脉沉细、尺弱,舌质正常,苔白厚。精液常规:无色精液量 2~3 mL,活动度 20% 以下,形态正常，精子浓度 122×10^6/mL。西医诊断为弱精子症，中医诊断为无嗣，此为阴阳两虚之证，治以养阴补肾，方以左归丸加减。

方药：生地黄 18 g、茯苓 12 g、仙茅 12 g、五味子 10 g、菟丝子 15 g、女贞子 15 g、枸杞子 12 g、覆盆子 12 g、沙苑子 12 g、肉苁蓉 15 g、淫羊藿 12 g、补骨脂 15 g、韭菜子 10 g。30 剂，水煎服，每日 1 剂。

二诊：腰酸减轻，仍感手心热，有时遗精。脉沉细，舌质正常苔白，宗上方去茯苓加金樱子 12 g、锁阳 6 g 继服。60 剂，水煎服，每日 1 剂。上方药连服 3 个月，妻子已妊娠。腰酸，手心热已除。性生活较前更和谐。

来源：何清湖. 男科病名家医案妙方解析[M]. 北京：人民军医出版社，2007.

按语：左归丸出自《景岳全书》，主治真阴不足证，有滋阴补肾，填精益髓之功效。方中重用大熟地滋肾阴，益精髓，以补真阴之不足，为君药。用山茱萸补养肝肾，固秘精气；山药补脾益阴，滋肾固精；龟板胶滋阴补髓；鹿角胶补益精血，温壮肾阳，配入补阴方中，而有"阳中求阴"之义，皆为臣药。枸杞子补肝肾，益精血；菟丝子补肝肾，助精髓；川牛膝益肝肾，强筋骨，俱为佐药。本证患者自觉腰酸痛，手足心热。诊查：脉沉细、尺弱，舌质正常，苔白厚，属阴阳两虚，用养阴补肾之品加韭菜子温阳益精，服药 3 个月后妻子受孕。

约言：本方为治疗真阴不足证之常用方。

二、变证

(一) 气阴两亏，湿热伤精证

六味地黄丸治验

病例资料：王某某，男，43 岁，1988 年 4 月初诊。患者尚未得子，诊得左脉虚数，右脉滑疾，两尺不静，两寸甚软，气弱阴亏，兼有湿热，当益气养阴，一养心脾，一培肝肾，佐化湿热，力足精纯，得先天自然之气。西医诊断为弱精子症，中医诊断为无嗣，此为气阴两亏，湿热伤精之证，当以养阴补肾，清热养精为治，方以六味地黄丸加减。

方药：大熟地 24 g、福泽泻 12 g、车前子 4.5 g、九制马料豆(入制药何首乌)24 g、菟丝饼 12 g、肥知母(此药春用酒炒)12 g、淮山药 12 g、甘枸杞 24 g、丹皮 3 g、山萸肉(酒炒)12 g、杜芡实 12 g、炙枯柏盐水 15 g、云茯苓 12 g。如法修制为末用。桂圆肉 27 g、枸杞子 90 g，熬膏和丸，每晨开水服9 g。

二诊:数月以后湿热已经消除,当以固精暖肾为主,前方加味。

方药:覆盆子12 g、菟丝子15 g、枸杞子27 g、沙苑子(水盐炒)13 g、补骨脂(盐酒炒)12 g、胡桃肉24枚(另研入丸)线鱼鳔(牡蛎粉炒)12 g、杜芡实9 g、远志肉(甘草水炒)4.5 g、大熟地24 g、川黄柏(盐酒炙黄)6 g、建泽泻6 g、山萸肉(盐酒炒)12 g、真鹿尾(去毛炙)1具、云茯苓12 g、大肉苁蓉12 g、淮山药9 g、湘莲子9 g、龟鹿二仙胶9 g、蛇床子(酒浸去浮子,地黄汁浸透,蒸晒三十次)12 g、真茅术(米沽水浸一日)9 g、黑芝麻(晒九次)12 g、女贞子(浸用白酒拌蒸用)12 g。

来源:陈武山.男科疾病古今名家验案全析[M].北京:科学技术文献出版社,2009.

按语:六味地黄汤即六味地黄丸,出自《小儿药证直诀》,主治肾阴精不足证,有填精滋阴补肾之效。原方重用熟地黄为君,填精益髓,滋补阴精。臣以山萸肉补养肝肾,并能涩精;山药双补脾肾,既能补肾固精,又补脾以助后天生化之源。此三药补肝脾肾,即所谓"三阴并补"。佐以泽泻利湿去浊,牡丹皮清泻相火,茯苓健脾祛湿,此三药泻湿浊而降相火,此所谓"三泻"。本证患者乃气阴两亏,湿热伤精所致,诊得左脉虚数,右脉滑疾,两尺不静,两寸甚软,气弱阴亏,兼有湿热治宜扶正祛邪并用。以六味地黄丸加味补益肝肾,黄柏、知母、车前子、茯苓、马料豆清利湿热。一旦热清湿化即转手固精暖肾为主,气足精旺,可望举子。

约言:本方为补肾填精之基础方,亦为"三补""三泻"法之代表方。

(二)阴阳俱虚,痰湿瘀阻证

龟鹿二仙胶合二陈汤治验

病例资料:周某,男,30岁,2008年12月初诊。结婚5年,在3年前经男科精液常规检查:精子存活率46%,精子活动力19%,诊断为精子活力低下症,服用中西药,可精子减少、活力低下未能得到有效改善,故前来诊治。刻诊:婚久不育,倦怠乏力,手足不温,腰酸腿软,耳鸣,盗汗,头沉头晕,睾丸隐痛,性欲淡漠,舌质暗红瘀紫少苔,脉沉弱涩。西医诊断为弱精子症,中医诊断为无嗣,此为阴阳俱虚,痰湿瘀阻之证,治以滋补阴阳,兼以燥湿化痰、活血化瘀之法,方以鹿二仙胶、二陈汤与蛭虻归草汤合方。

方药:枸杞子9 g、鹿角10 g、龟甲10 g、红参15 g、陈皮15 g、半夏15 g、茯苓12 g、水蛭6 g、虻虫3 g、当归12 g、生姜12 g、乌梅2 g、炙甘草6 g。

6剂,水煎服,每日1剂,每日3次。

二诊:手足转温,以前方6剂。

三诊:盗汗止,以前方6剂。

四诊:睾丸隐痛解除,以前方6剂。

五诊:耳鸣减轻,以前方6剂。

六诊:手足温和,腰酸腿软止,以前方6剂。之后,以前方变汤剂为散剂,每次6 g,每日3次,巩固治疗5个月,经复查,精子存活率、精子活动力均恢复正常。随访1年,其妻已怀孕。

来源:王付. 男科疑难病选方用药技巧[M]. 北京:人民军医出版社,2011.

按语:龟鹿二仙胶出自《医便》,主治真元虚损,精血不足证,有滋阴填精,益气壮阳之功效。全身瘦削,阳痿遗精,两目昏花,腰膝酸软,久不孕育。方用鹿角胶甘咸而温,通督脉而补阳,且益精补血;龟板胶甘咸而寒,通任脉而养阴,滋补阴血。二药俱为血肉有情之品,合而用之,能峻补阴阳,填精补髓,滋养阴血,共为君药。配人参大补元气,健补脾胃,以助后天气血生化之源;枸杞子益肝肾,补精血,以助龟、鹿二胶之力,共为臣药。四药相合,壮元阳,填真阴,益精髓,补气血,故又能益寿延年,生精种子。"由是精生而气旺,气旺而神昌,庶几龟鹿之年矣,故曰二仙。"(《古今名医方论》)二陈汤出自《太平惠民和剂局方》。有燥湿化痰,理气和中之功效。方中半夏辛温而燥,燥湿化痰,降逆和胃,散结消痞,橘红辛苦温燥,理气行滞,燥湿化痰,为臣药。茯苓甘淡,渗湿健脾以杜生痰之源,与半夏配伍,体现了朱丹溪"燥湿渗湿则不生痰"之理;生姜既助半夏降逆,又制半夏之毒;少许乌梅收敛肺气,与半夏相伍,散中有收,使祛痰而不伤正,且有"欲劫之而先聚之"之意,均为佐药。炙甘草调和诸药,为使药。根据盗汗、少苔辨为阴虚,再根据手足不温、倦怠乏力辨为阳虚,因头晕头沉辨为痰阻,又因舌质暗红瘀紫、脉沉弱涩辨为瘀血,以此辨为阴阳俱虚,痰湿瘀阻证。方以龟鹿二仙胶温补肾阴,温补肾阳;以二陈汤燥湿化痰,理气和中;以蛭蛇归草汤活血化瘀,疏通脉络。方药相互为用,以奏其效。

约言:龟鹿二仙胶为阴阳并补之常用方,二陈汤为治疗湿痰证之基础方。

(三)气郁痰阻,阴阳失调证

四逆散治验

病例资料:丁某某,男,32岁,2011年10月6日初诊。婚后4年余,同居未育。女方检查未见异常,婚前曾经人流1次。曾经往医院检查,被告知精子活力差,口服维生素E、生精胶囊等未能改善。又转往当地中医治疗,给予补肾壮阳中药以及煲汤(羊鞭、海狗肾等),均未能受孕。平素无烟酒等特别嗜好。自诉性生活正常,无明显不适。既往无睾丸炎、会阴外伤手术史,无肝炎肾炎等病史,无家族遗传病史。弟、妹已婚育。查精液常规:精液量3 mL,精子浓度28×10^6/mL,活动率45%,其中A级3%,B级12%,C级36%,D级49%,圆细胞0~3个/HP,凝集(++),液化时间>2小时;性激素5项未见异常,血清抗精子抗体263 ng/mL,彩超报告左侧精索静脉曲张Ⅰ度,未见有反流。体型稍胖,发育良好,全身体检未见异常,外生殖器检查阴茎发育良好,尿道开口正常,未见包茎等畸形;阴囊无皮疹糜烂,双侧睾丸对称,大小正常,约26 mL,弹性好,附睾无结节增大,输精管存在,光滑无结节。面色微暗,口干,胃口好,睡眠差,时常心烦,大便偏硬,小便时黄。舌淡红苔薄白。脉弦滑。西医诊断为弱精子症,中医诊断为精冷,此为气郁痰阻,阴阳失调之证。当以解郁化痰,调整阴阳为治,方以四逆散加减。

方药:柴胡10 g、枳壳10 g、法半夏10 g、郁金15 g、麦冬15 g、山茱萸15 g、白芍15 g、浙贝母15 g、丹参15 g、白花蛇舌草15 g、瓜蒌皮15 g、土茯苓15 g、神曲15 g、甘草5 g。7剂水煎服,每日1剂,早晚分服。

二诊:继续中药随症加减调理两个月。

三诊:2个月后复查血清抗精子抗体132 ng/mL,精液质量明显改善;再予中医治疗3个月后,复查血清抗精子抗体82 ng/mL,精液检查大致正常;女方月经不调经中药调理后有好转。半年后其妻怀孕。

来源:袁少英,覃湛. 古今名医临证实录·男科病[M]. 北京:中国医药科技出版社,2013.

按语:四逆散,出自《伤寒论》,多用于阳郁厥逆、肝脾不和所致的病症,具有透邪解郁,疏肝理脾之功效。方中柴胡入肝胆经,升发阳气,疏肝解郁,透邪外出,为君药。白芍敛阴,养血柔肝,为臣药,与柴胡合用,以补养肝血,条达肝气,可使柴胡升散而无耗伤阴血之弊;且二者恰适肝体阴用阳之性,为疏肝法之基本配伍。佐以枳实理气解郁,泄热破结,与柴胡为伍,一升一降,增舒畅气机之功,并奏升清降浊之效;与白芍相配,又能理气和血,使气血调和。甘草调和诸药,益脾和中。四药配伍,共奏透邪解郁、疏肝理脾之效,使邪去郁解,气血调畅,清阳得伸,四逆自愈。原方用白饮(米汤)和服,亦取中气和则阴阳之气自相顺接之意。本证患者就诊前曾服用多种补肾壮阳药物,导致阴阳失调,婚久不育导致气郁痰阻,故以四逆散加减解郁化痰,调和阴阳。经一个生精周期治疗后，患者精液已正常，抗精子抗体逐渐下降。此外，本案妙在夫妻同治，患者此前同居4年未育，故在男方调精同时，不忘女方调经，阴平阳秘，从而短期奏效。

约言：此方为疏肝理脾之基础方。

（四）中气不足，脾肾两虚证

补中益气汤治验

病例资料：吴某某，男，30岁，2010年5月12日初诊。患者2年前结婚，婚后未采取避孕措施，性生活正常，但配偶一直未孕。女方曾到妇科进行生育相关检查，未发现有明显异常。刻下症见：精神疲倦，面色少华，失眠健忘，食少腹胀，腰膝酸软，乏力自汗，性欲一般，勃起功能尚可，小便可，大便稀，舌淡，苔白脉沉细。专科体格检查：外生殖器未见明显异常，双侧睾丸大小、质地可，附睾、精索未扪及明显异常。辅助检查：计算机辅助精液分析（CASA）：精液量2 mL，精子浓度16×10^6/mL；精子活动率19%。精子活力：A级6.0%，B级9.15%，C级14.16%，D级70.69%。精液细菌、支原体、衣原体培养及检测为阴性，前列腺液常规（EPS）未见明显异常。西医诊断为少弱精子症，中医诊断为精少无子，此为中气不足，脾肾两虚之证。当以补中益气，补肾生精为治，方以补中益气汤加减。

方药：黄芪30 g、党参30 g、白术15 g、柴胡5 g、升麻5 g、干姜5 g、木香5 g、枳壳30 g、淫羊藿20 g、菟丝子20 g、熟地20 g、五味子10 g、酸枣仁15 g、远志10 g、炒谷芽20 g、炙甘草5 g。14剂，每日1剂，水煎，分2次服。

二诊：2010年5月26日自诉精神、食欲较前改善，大便成形，腰酸、失眠仍有，舌淡，苔白，脉沉细。前方去干姜，加杜仲20 g、续断15 g、首乌藤30 g、14剂，每日1剂，煎服法同上。

三诊：2010年6月9日自诉精神、食欲佳，面色改善，睡眠质量提高，体力好转，腰酸、自汗减轻，舌淡红苔白脉细。治疗近1月，今日复查精液质量：精子浓度28×10^6/mL，精子活动率41%，A级精子15%，B级精子20%。各项指标均较前有所提高，说明治疗方向正确。精子浓度已经正常，惟精子活力仍未达标，故应加强强精。前方再加巴戟天20 g，14剂，每日1剂，煎服法同上。

四诊：2010年7月10日患者已治疗2个月（期间按原方自取药2周），现精神、食欲均正常，面色红润，夜寐安，体力好，无自汗，腰酸已轻，性欲、勃起较前明显好转，二便调；舌淡红，苔薄白，脉缓。今日再次复查精液质量：

精子浓度 56×10^6/mL;精子活动率 66%,A 级精子 27%,B 级精子 29%。各项指标均已正常,说明患者生育要求的精子数量、活力已经达标。考虑到 3 个月为一个生精周期,故建议患者继续守上方服药,调理巩固一段时间,并嘱患者在其配偶排卵期间行房事,以增加女方受孕概率。

五诊:2010 年 9 月 12 日患者来告,其配偶现已怀孕,自己身体状况良好,无不适表现。

来源:袁少英,覃湛.古今名医临证实录·男科病[M].北京:中国医药科技出版社,2013.

按语:补中益气出自《内外伤辨惑论》,多用于脾胃气虚、气虚下陷、气虚发热所致病症,有补中益气,升阳举陷之功效。本方重用黄芪为君,其性甘温,入脾、肺经,而补中气,固表气,且升阳举陷。臣以人参,大补元气;炙甘草补脾和中。君臣相伍,佐以白术补气健脾,助脾运化,以资气血生化之源。其气既虚,营血易亏,故佐用当归以补养营血,且"血为气之宅",可使所补之气有所依附;陈皮理气和胃,使诸药补而不滞。更加少量升麻、柴胡,升阳举陷,助益气之品升提下陷之中气,故为佐使。炙甘草调和诸药,亦为使药。诸药合用,既补益中焦脾胃之气,又升提下陷之气,且全方皆为甘温之药而能治气虚发热证,即所谓"甘温除大热"之法也。本证患者精神疲倦,面色少华,失眠健忘,为气虚无力升阳所致,脾虚运化无力则食少腹胀,水谷不能供养它脏,肾虚腰府不充则腰膝酸软,气虚无力收敛则乏力自汗,气虚推动无力则性欲一般,勃起功能尚可,小便可,大便稀,舌淡,苔白脉沉细均为脾肾气虚之象,故用补中益气汤益气升阳,加淫羊藿、菟丝子、熟地、五味子补益肾精,加炒谷芽健脾消食,又有失眠,故加酸枣仁养心安神助眠。

约言:本方体现"甘温除热"法,为治疗气虚发热证及脾虚气陷证良方。

(五)心脾两虚证

归脾汤治验

病例资料:张某,男,40 岁,2006 年 2 月 19 日初诊。婚后已育有一女,政策允许怀二胎已 3 年至今未孕。诉精液稀薄如蛋清且不凝固,精液量少,精子活力偏低。伴有失眠神疲,记忆力减退,便循纳少,脉细弱,舌淡红,苔薄白,边有齿印。西医诊断为少弱精子症,中医诊断为精冷,此为心脾两虚之证,当以益气补血,健脾养心为治,方以归脾汤加减。

方药:党参 15 g、黄芪 15 g、炙远志 10 g、炒酸枣仁 10 g、首乌藤 10 g、煨木香 10 g、当归 9 g、龙眼肉 15 g、生姜 3 g、炙甘草 5 g、茯苓神各 10 g、炮姜炭

3 g。30剂，水煎，每日1剂，早晚分服。

二诊：症状明显改善。以前方出入继续服用，同时太子参煎汤炖猪蹄与黑大豆食用。3个月后来告其妻已有喜。

来源：徐福松. 男科临证指要[M]. 北京：人民卫生出版社，2008.

按语：归脾汤出自《济生方》，多用于心脾气血两虚、脾不统血所致的病症，有益气补血，健脾养心之功效。方中黄芪甘温，补脾益气；龙眼肉甘平，既补脾气，又养心血，共为君药。人参、白术皆为补脾益气之要药，与黄芪相伍，补脾益气之功益著；当归补血养心，酸枣仁宁心安神，二药与龙眼肉相伍，补心血、安神志之力更强，均为臣药。佐以茯神养心安神，远志宁神益智；更佐理气醒脾之木香，与诸补气养血药相伍，可使其补而不滞。炙甘草补益心脾之气，并调和诸药，用为佐使。引用生姜、大枣，调和脾胃，以资化源。诸药配伍，心脾得补，气血得养，诸症自除。本证患者失眠神疲，记忆力减退为心脾两虚，血不养神所致，脾虚运化不行则便循纳少，脉细弱，舌淡红，苔薄白，边有齿印为心脾两虚之象。用补益心脾法论治，所以采用归脾汤加减。又有明显营养不良，除健脾安神治疗主症外，采用食疗的方法也是重要的辅助手段。

约言：此为补益心脾之良方。

（六）痰湿内阻，肝郁脾虚证

温胆汤合小柴胡汤治验

病例资料：王某，男，36岁，2009年10月20日初诊。婚后6年，同居未育，自诉性生活正常，有排精，无明显不适，家族无遗传病史。女方曾到妇科检查未见异常。多次查精液常规：精液量2～3 mL，精子浓度（11～15）×10^6/mL，精子活力A级0～3%，B级8%～12%，C级30%～40%，D级40%～50%，性激素大致正常，血清抗精子抗体9 ng/mL，彩超报告示左侧精索静脉曲张Ⅰ度，未见反流，外生殖器体查未见异常。诉平素工作繁忙，喜肉食，每日抽烟大半包，间有饮酒。既往无特殊病史。体型稍胖，时有疲乏，口干口苦，腰酸，胃口一般，喜叹息，间有睡眠不好，大便正常，小便时黄。舌淡红有齿印，苔厚腻淡黄。脉滑弦，重按无力。西医诊断为少弱精子症，中医诊断为精冷，此为痰湿内阻，肝郁脾虚之证，当以行气化痰除湿，以健脾开郁为治，方以温胆汤合小柴胡汤加减。

方药：法半夏10 g、茯苓15 g、陈皮5 g、枳壳15 g、竹茹5 g、柴胡10 g、赤芍15 g、浙贝15 g、瓜蒌皮15 g、白术10 g、黄芩10 g、甘草5 g。7剂，水煎，每

日1剂，早晚分服，另嘱戒烟酒，注意适当休息锻炼，饮食调理。

二诊：自诉精神好转，二便调，无明显不适，舌苔减少，脉略细滑。辨证为肝郁脾虚为主，以疏肝，健脾，补肾为治，方以小柴胡汤合逍遥散加减，法半夏10 g、茯苓15 g、陈皮5 g、枳壳15 g、柴胡10 g、白芍15 g、浙贝15 g、桑寄生15 g、白术10 g、太子参15 g、郁金15 g、黄芩10 g、菟丝子15 g、甘草5 g。7剂，水煎，每日1剂，早晚分服。

三诊：自诉无明显不适，继续中药随症加减调理，3个月后复查精液70×10^6/mL，精子活动率65%，A级17%，B级36%，C级32%，D级25%。1个月后来报妻子停经，检查已怀孕。

来源：袁少英，覃湛. 古今名医临证实录·男科病[M]. 北京：中国医药科技出版社，2013.

按语：温胆汤出自《三因极一病证方论》，多用于胆胃不和，痰热内扰病症，具有理气化痰，清胆和胃之功效。方中半夏燥湿化痰，和胃止呕，为君药。竹茹清胆和胃，清热化痰，除烦止呕，为臣药。君臣相配，既化痰和胃，又清胆热，令胆气清肃，胃气顺降，则胆胃得和，烦呕自止。陈皮理气和中，燥湿化痰；枳实破气化痰；茯苓渗湿健脾以消痰；生姜、大枣和中培土，使水湿无以留聚，共为佐药。炙甘草益气和中，调和诸药，为佐使药。综合全方，半夏、陈皮、生姜偏温，竹茹、枳实偏凉，温凉兼进，令全方不寒不燥，理气化痰以和胃，胃气和降则胆郁得舒，痰浊得去则胆无邪扰，如是则复其宁谧，诸症自愈。小柴胡汤出自《伤寒论》，多用于伤寒少阳、妇人中风，热入血室病症，具有和解少阳之功效。方中柴胡苦平，入肝胆经，透泄少阳之邪，并能疏泄气机之郁滞，使少阳之邪得以疏散，为君药。黄芩苦寒，清泄少阳之热，为臣药。柴胡、黄芩相配伍，一散一清，恰入少阳，以解少阳之邪。胆气犯胃，胃失和降，佐以半夏、生姜和胃降逆止呕。邪从太阳传入少阳，缘于正气本虚，故又佐以人参、大枣益气补脾，一者取其扶正以祛邪，一者取其益气以御邪内传，俾正气旺盛，则邪无内向之机；参、枣与夏、姜相伍，以利中州气机之升降。炙甘草助参、枣扶正，且能调和诸药，用为佐使药。诸药合用，以和解少阳为主，兼和胃气，使邪气得解，枢机得利，则诸证自除。逍遥散出自《太平惠民和剂局方》，多用于肝郁血虚脾弱病症，具有疏肝解郁，养血健脾之功效。方中以柴胡疏肝解郁，使肝郁得以条达，为君药。当归甘辛苦温，养血和血，且其味辛散，乃血中气药；白芍酸苦微寒，养血敛阴，柔肝缓急；归、芍与柴胡同用，补肝体而助肝用，使血和则肝和，血充则肝柔，共为臣药。木郁则土衰，肝病易传脾，故以白术、茯苓、甘草健脾益气，非但实土以御木乘，且使营血生化有源，共为佐药。用法中加薄荷少许，疏散郁遏之气，透达肝经郁热；烧生姜降逆和中，且能辛散达郁，亦为佐药。柴胡引药入肝，甘草调和药性，二者兼使药之用。本证患者西医检查提示少弱精子症，伴轻度精索静脉曲张，若按一般中西医结合思路，多以活血补肾为法。然四诊合参，本案患者体型偏胖，古有“肥人多痰湿”之说，并有疲劳、纳差；平素工作忙，压力大，善太息。以上为不育症典型之肝郁脾虚证，口苦、口干、尿黄，有肝郁化热之象，故以疏肝健脾为法，兼以补肾。先以温胆汤合小柴胡汤行气化痰除湿，佐以健脾开郁。待患者湿邪一去，中焦之土旺，再以小柴胡汤合逍遥散加减疏肝健脾补肾，从而提高精液质量，最后使其配偶得以怀孕。

约言：温胆汤为治疗胆胃不和，痰热内扰证之常用方。小柴胡汤为治疗少阳病证之基础方，又是和解少阳法之代表方。逍遥散为调肝养血健脾之名方。

（七）气虚血瘀证

补中益气汤治验

病例资料：刘某，男，29 岁，2006 年 1 月 21 日初诊。患者结婚 5 年不育，配偶经妇科检查一切正常。生殖器检查示：外生殖器发育良好，双侧精索静脉增粗；精液常规示：精液乳白，精液量 2.2 mL，精子浓度 12×10^6/mL，正常形态 65%，活力：A 级 16.33%，B 级 24.49%，C 级 2.04%。精索静脉彩超示：双侧精索静脉分别为 22 mm、23 mm，未见血液反流，提示双侧精索静脉曲张。患者平素体倦乏力，尿频，尿后滴沥，睾丸抽痛，舌质淡有瘀点、苔薄白，脉弦涩。西医诊断为弱精子症，中医诊断为精冷，此为气虚血瘀，精道瘀阻之证。当以补中益气，活血通络为治，方以补中益气汤加减。

方药：党参 20 g、黄芪 30 g、白术 12 g、当归 15 g、水蛭 6 g、升麻 10 g、柴胡 10 g、丹参 30 g、制乳香 10 g、制没药 10 g、皂角刺 15 g、王不留行 30 g、甘草 6 g。7 剂，水煎，每日 1 剂，早晚分服。

二诊：患者服后症状有所改善，效不更方以原方继续服用，30 天为 1 个疗程。

三诊：连服 2 个疗程后，症状消失。复查精子动静态示：精液乳白，精液量 2.5 mL，精子浓度 29×10^6/mL，A 级 39.3%，B 级 28%，C 级 20%。

来源：万永生．卢太坤用益气活血法治疗男科疾病验案[J]．中医杂志，2007，48(8)：687.

按语：补中益气汤出自《内外伤辨惑论》，多用于脾胃气虚、气虚下陷、气虚发热所致病症，有补中益气，升阳举陷之功效。本方重用黄芪为君，其性甘温，入脾、肺经，而补中气，固表气，且升阳举陷。臣以人参，大补元气；炙甘草补脾和中。君臣相伍，佐以白术补气健脾，助脾运化，以资气血生化之源。其气既虚，营血易亏，故佐用当归以补养营血，且“血为气之宅”，可使所补之气有所依附；陈皮理气和胃，使诸药补而不滞。更加少量升麻、柴胡，升阳举陷，助益气之品升提下陷之中气，故为佐使。炙甘草调和诸药，亦为使药。诸药合用，既补益中焦脾胃之气，又升提下陷之气，且全方皆为甘温之药而能治气虚发热证，即所谓“甘温除大热”之法也。本证患者是由于精索静脉曲张所引发的精子密度、活力、活率低，即少精弱精症。气虚气化不行则体倦乏力，尿频，尿后滴沥，气虚无力推动血液运行而致睾丸抽痛，瘀血阻滞精道而致不育，舌质淡有瘀点、苔薄白，脉弦涩均为气虚血瘀，精道瘀阻之证。方中以党参、黄芪、白术、甘草补中益气，丹参、乳香、没药、当归、水蛭、王不留行活血化瘀，升麻、柴胡、皂角刺理气通络，使精道通畅，故疗效显著。

约言：本方体现“甘温除热”法，为治疗气虚发热证及脾虚气陷证之代表方。

第二节　少精子症

根据《人类精液检查与处理实验室手册》第 5 版的标准，少精子症是指精子浓度或精子总数低于参考值的下限，即当精子浓度$<15\times10^6$/mL 或精子总数$<39\times10^6$/mL 即可诊断为少精子症。中医文献中没有少精子症的记载，该病统属于中医的“精少”、“精清”、“精薄”等证，属虚劳范畴。《诸病源候论》曰：“肾主骨髓，而藏于精，虚劳肾气虚弱，故精少无子也”。《金匮要略》指出“精气清冷……故无子”，朱丹溪认为“精虚脉弱不能成胎者”。陈士铎也指出“精少”为男子不育“六病”之一。本病由先天禀赋不足，或后天失养，肾精亏虚，命门火衰而致；跌仆损伤、手术外伤、子系筋痈、血精、子痈等导致瘀血内停，耗伤肾气，冲任不和，精窍被阻而致；素食肥甘厚腻、辛辣之品，损伤脾胃，痰湿内生，蕴湿成热，湿热下注精室精窍，蕴久化热化毒，耗伤肾精而致；情志不舒，郁怒伤肝，肝气郁结，疏泄无权，可致宗筋痿而不举，或气郁化火，肝火亢盛，灼伤肾水，肝木失养，宗筋拘急，精窍之道被阻而致；思虑过

度、劳倦伤心而致心气不足，心血耗伤；大病久病之后，元气大伤，气血两虚，肾精化源不足而致。基本病机为肾虚血瘀。临床辨治以补肾活血法作为基本治则，进而辨证论治，兼以清利湿热、疏肝解郁、益气养血等。病位在睾丸。睾丸是精子生长的地方，除了输精管道不通畅病因外，其他病因都是在影响到睾丸的生精功能而导致的少精子症。

一、常证

（一）肾精不足证

1. 五子衍宗丸合右归丸治验

病例资料：陈某，男，28 岁，1987 年 4 月 13 日就诊。患者婚后 2 年余，夫妻同居，性生活和谐，迟迟未育。1986 年 1 月患"肾小球肾炎"至今未愈，1986 年 3 月 16 日曾在某医院做精液常规检查：偶见精子。尿常规：尿蛋白（++）。予以维生素 E 与绒促性素治疗，疗效不彰，今特来诊。患者面色白，腰膝酸软，头晕耳鸣，自汗出，入夜尤甚，不耐劳作，舌质淡红、苔薄少，脉双尺沉细。局部检查：双侧睾丸等大，无精索静脉曲张，阴毛分布均密，无包皮过长。精液常规：精液量约 3 mL，灰白色，精子极少，活力弱。尿蛋白（++），管型少。西医诊断为少精子症，中医诊断为精少，此为肾精不足之证，当以补益肾精为治，方以五子衍宗丸合右归丸加减。

方药：熟地黄 15 g、山茱萸 15 g、枸杞子 15 g、鹿角胶（烊化）15 g、紫河车（研冲）25 g、淫羊藿 25 g、怀山药 20 g、菟丝子 20 g、覆盆子 10 g、川杜仲 10 g、巴戟天 10 g、五味子 6 g。7 剂，水煎，每日 1 剂，早晚分服。食疗以前述药物食物为主。女方同时服养血益肾调冲之剂。

二诊：服药后症状有所改善，且无不适，以原方继续服用 2 个月。

二诊：1987 年 6 月 30 日查精液常规：精液量 3.5 mL，精子浓度 62×10^6/mL，活力中，存活率 60%，形态正常 75%。尿蛋白（-），管型（-）。效不更法，仍依前方化裁。共服药 90 剂余。

三诊：1987 年 8 月 2 日查精液常规：精液量 4 mL，液化良好，精子浓度 1.2×10^8/mL，活动力良好，存活率 85%，形态正常 95%。停服中药，以金匮肾气丸巩固。

四诊：1987 年 9 月 25 日，其妻停经 48 天，查尿 HCG（+）。于 1988 年 5 月19 日剖宫产一女婴，重 4.25kg。

来源：魏嘉毅. 男性不育临证体会[J]. 福建中医药，1991(03)：37-39.

按语:五子衍宗丸始载予唐《悬解录》,是治疗男性不育的古方,有补肾填精、疏利肾气、种嗣衍宗之功效。方中枸杞子滋肾填精、菟丝子温肾益精,共为君药;覆盆子温肾而不燥、固精而不凝,五味子益气补虚,强阴涩精,共为臣药;车前子清肝肺风热,导膀胱水邪,利水而不动气,用为佐药。全方不凉不燥,共奏补肾填精、疏利肾气、种嗣衍宗之功。右归丸出自《景岳全书》,多用于肾阳不足,命门火衰所致病症,有温补肾阳,填精益髓之功效。方中附子、肉桂温壮元阳,鹿角胶温肾阳、益精血,共为君药。熟地黄、山茱萸、枸杞子、山药滋阴益肾,填精补髓,并养肝补脾,共为臣药。佐以菟丝子、杜仲,补肝肾,强腰膝;当归养血补肝,与补肾之品相合,共补精血。诸药合用,温壮肾阳,滋补精血。本证患者肾精不足上不能充养则面色白,头晕耳鸣,下不能温润泽腰膝酸软,精不足不能化气则固护不足出现自汗出,入夜尤甚,不耐劳作的症状,舌质淡红、苔薄少,脉双尺沉细,均为肾精不足之证,故予五子衍宗丸合右归丸加减。精量亏少,必当用填精补髓,血肉有情之品,忌用辛热燥热、耗精伤精之物,食疗则以鱼子、黄鳝、雀卵、蛋黄为佳。本案所用方药,实乃五子衍宗丸化裁,滋肾养精,泉源不竭,故用之有效。

约言:五子衍宗丸是古今"种子第一方"。右归丸为治疗命门火衰证之常用方。

2. 斑龙二至百补丸

病例资料:杨某,男,33岁,1982年8月11日初诊。婚后4年不育,夫妻同居,性生活正常,女方妇科检查正常。男方精液常规:精子浓度19×10^6/mL,活动率45%,余均正常。全身无明显不适,脉细,舌中有裂纹。西医诊断为少精子症,中医诊断为精少,此为肝肾亏损,精血不足之证。当以补肾填精为治,方以斑龙二至百补丸加减。

方药:黄精10 g、枸杞子10 g、生地黄12 g、菟丝子10 g、金樱子10 g、鹿角胶10 g、天麦冬各10 g、怀牛膝10 g、龙眼肉10 g、续断10 g、当归10 g、大枣10 g、制首乌10 g。7剂,水煎,每日一剂,分温再服。

二诊:服至同年10月4日,复查精液常规:精子浓度120×10^6/mL,活动率80%。后爱人即怀孕,足月顺产一男婴。

来源:徐福松. 男科临证指要[M]. 北京:人民卫生出版社,2008.

按语:斑龙二至百补丸,出自《医统》卷四十八。多用于真阳亏损,元精内竭所致的病症,有固本保元,强筋添筋,益肾延年之功效。方中以鹿角胶、鹿角霜为主药,二者并用,功在滋精益血,温肾助阳,更用生地黄、熟地黄、天门冬、麦门冬、山茱萸、枸杞子、楮实子、金樱子以加强滋肾强精作用;黄精补中益气，添精生津；五味子敛肺固肾，益智安神；山药补肺益脾，固肾滋精；牛膝补益肝肾，强壮筋骨；菟丝子温肾助阳，益精明目；芡实固肾涩精，补脾上泻；人参、黄芪补中益气；白茯苓健脾利湿，益智安神。知母滋肾泻火功能，以清肺肾二经之虚热。本证患者精子数不足实指阴精匮乏，临床用药须有讲究，名为补阴精，而药性多取稍偏温性。本有阴阳互根，互为取用的意思，芡实、山茱萸换黄精补肾滋阴增强滋润效果，楮实子、人参、黄芪换成龙眼、当归、大枣、制首乌，药性平和增加补气生血生精的效果。

约言：本方为固本保元，强筋添筋，益肾延年之古方。

（二）气血亏虚证

四物汤治验

病例资料：黄某，男，25岁，1990年5月12日初诊。结婚2年不育，其妻全面体检并无异常。本人多次检查精液常规提示少弱精子症。每每射精如水。面色无华，少气乏力，自汗易感冒，脉细，舌淡苔薄白。有人曾给予安特尔及五子补肾丸治疗1年余无效。西医诊断为少精子症，中医诊断为精少，此为气血两亏之证，当以益气补血为治，方以四物汤加减。

方药：太子参30 g、茯苓10 g、白术10 g、川芎6 g、当归12 g、熟地黄12 g、白芍12 g、生黄芪15 g、炙黄芪15 g、防风10 g、肉桂3 g、煅龙骨20 g、煅牡蛎20 g。7剂，水煎，每日一剂，分温再服。另嘱常炖服羊肉汤。前后4个月服药不间断，复查精液各项指标正常。

来源：徐福松. 男科临证指要[M]. 北京：人民卫生出版社，2008.

按语：四物汤出自《仙授理伤续断秘方》，多用于营血虚滞所致病症，有补血调血之功效。方中熟地甘温味厚，入肝肾，质润滋腻，为滋阴补血之要药，用为君药。当归补血和血，与熟地相伍，既增补血之力，又行营血之滞，为臣药。白芍养血敛阴，柔肝缓急，与地、归相协则滋阴补血之力更著，又可缓急止痛；川芎活血行气，与当归相协则行血之力益彰，又使诸药补血而不滞血，二药共为佐药。四药合用，共成补血调血之功。当归羊肉汤乃仲景名方，补血之品也。本证患者气血亏虚明显，气血两虚，肾精化源不足，故每次射精如水，面色无华，少气乏力，自汗易感冒，脉细，舌淡苔薄白，以四物汤治血虚主症，辅以羊肉汤使精有化源。加生炙黄芪、防风、白术、煅龙骨、煅牡蛎等益气健脾，敛汗固表。

约言：四物汤为补血调血之基础方。

(三)脾虚湿盛证

参苓白术散治验

病例资料:陈某,男,30岁,1982年9月8日初诊。婚后4年未育,曾先后两次检查精液,精子计数低于正常,性生活正常,略有腰困。有大便不调已数年,每日1~4次,不成形,时有脐周痛,但查无虫卵,喉中常有痰,味臭白黏,舌淡苔浊,脉沉弦细缓。西医诊断为少精子症,中医诊断为精少,此为脾虚湿盛之证,当以益气健脾,渗湿止泻为治,方以参苓白术散加减。

方药:潞党参15 g、土白术15 g、炒薏苡仁15 g、炒山药15 g、云茯苓10 g、广陈皮10 g、芡实10 g、炒扁豆10 g、建曲10 g、半夏曲10 g、炒苍术10 g、白蔻仁6 g、山楂肉6 g、苦桔梗6 g、甘草6 g。9剂,水煎,每日一剂,早晚分服。

二诊:大便成形,每日1次,腹痛未作,舌淡,浊苔已薄,前方即效,当变其制,改拟益肾补髓,蓄养真精之剂:枸杞子60 g、菟丝子60 g、淫羊藿60 g、五味子30 g、覆盆子30 g、楮实子30 g、益智仁30 g、西洋参30 g、车前子15 g、黄鱼鳔180 g。上药共制蜜丸,每用9 g、每日服2次,淡盐水送下。

三诊:上药服完,查精子数恢复正常,活力正常。为固其本,照上方再制一料,服法同前。次年其妻足月产一男婴。

来源:徐福松.男科临证指要[M].北京:人民卫生出版社,2008.

按语:参苓白术散出自《太平惠民和剂局方》,多用于脾虚湿盛所致病症,亦可用治肺脾气虚,痰湿咳嗽。有益气健脾,渗湿止泻之功效。方中人参大补脾胃之气,白术、茯苓健脾渗湿,共为君药。山药、莲子肉既能健脾,又有涩肠止泻之功,二药可助参、术健脾益气,兼以厚肠止泻;白扁豆健脾化湿,薏苡仁健脾渗湿,二药助术、苓健脾助运,渗湿止泻,四药共为臣药。佐以砂仁芳香醒脾,行气和胃,既助除湿之力,又畅达气机;桔梗宣开肺气,通利水道,并能载药上行,以益肺气而成培土生金之功。炒甘草健脾和中,调和药性,共为使药。诸药相合,益气健脾,渗湿止泻。本证患者因脾失肾煦,肾失脾养,先后天失济,脾肾两虚,故有大便不调已数年,每日1~4次,不成形,时有脐周痛,但查无虫卵,喉中常有痰,味臭白黏,舌淡苔浊,脉沉弦细缓,皆为脾虚湿盛之像。方以参苓白术散加减健脾祛湿。浊苔已薄,前方即效,后改拟方,用枸杞子、菟丝子、淫羊藿、五味子、覆盆子、楮实子、益智仁、西洋参、车前子、黄鱼鳔等益肾补髓,蓄养真精。

约言:参苓白术散为健脾渗湿止泻之常用方。

二、变证

气阴两虚，肝肾不足证

生脉散合一贯煎治验

病例资料：张某，男，36岁，2011年6月3日初诊。婚后8年，同居未育，近5~6年四处求诊，曾行2次人工授精未能成功。自诉房事不兴，排精尚可。既往糖尿病史10余年，平素胰岛素治疗。工作轻闲，糖尿病饮食，无烟酒嗜好。既往无睾丸炎、会阴外伤手术史，无肝炎肾炎等病史，无家族遗传病史。多次检查精液常规：精液量1.5~3.0 mL，精子浓度(8~9)×10^6/mL，精子活动力A级0%，B级0%，C级5%~12%，D级80%~90%，雌激素和催乳素偏高，血清抗精子抗体47 ng/mL。彩超报告左侧精索静脉曲张Ⅱ度，并见有反流。检查外生殖器发育正常，未见包茎等畸形，双侧睾丸弹性一般。肝肾功能等生化指标正常。瘦高体型，面色潮红，口干，腰酸乏力，胃口睡眠一般，大便偏硬，小便时黄。平素体弱，容易疲劳。舌嫩暗红少苔。脉细略数。西医诊断为原发性不育、少弱精子症、1型糖尿病。中医诊断为精少，此为气阴两虚，肝肾不足之证，当以益气养阴，补益肝肾，并继续控制血糖为治，方以生脉散合一贯煎加减。

方药：北沙参15 g、麦冬15 g、葛根15 g、桑寄生15 g、枸杞子15 g、怀山药15 g、郁金15 g、醋龟甲15 g、丹参15 g、菟丝子15 g、佛手10 g、甘草5 g。7剂，水煎，每日1剂，早晚分服。

二诊：服药7剂后，自诉腰酸乏力诸症好转，精神较前，二便调，口干好转，但胃纳欠佳，舌嫩暗红少苔，脉略有力。辨证与治法大致同前，去生地，加陈皮5 g。继续中药随证加减调理，控制糖尿病。2个月后复查精液质量明显改善；继续中医治疗3个月，其后其妻怀孕。

来源：袁少英，覃湛. 古今名医临证实录 · 男科病[M]. 北京：中国医药科技出版社，2013.

按语：生脉散出自《医学启源》，多用于温热、暑热，耗气伤阴，久咳伤肺，气阴两虚证所致的病症，有益气生津，敛阴止汗之功用。方中人参甘温，既大补肺脾之气，又生津液，用为君药。麦冬甘寒，养阴清热，润肺生津，与人参相合，则气阴双补，为臣药。五味子酸敛，既敛阴止汗，又能收敛耗散之肺气而止咳，为佐药。三药相合，一补一润一敛，既补气阴之虚，又敛气阴之散，使气复津生，汗止阴存，脉气得充，则可复生，故名"生脉"。一贯煎出自

《续名医类案》,多用于肝肾阴虚,肝气郁滞所致的病症,有滋阴疏肝之功效,方中重用生地黄为君药,滋养肝阴,涵养肝木。臣以枸杞子滋养肝肾;当归补血养肝,且补中有行;沙参、麦冬滋养肺胃之阴,养肺阴以清金制木,养胃阴以培土荣木。少佐一味辛凉之川楝子疏肝泄热,理气止痛,顺其条达之性,而无劫阴之弊。诸药合用,则肝阴得补,肝气得舒,则诸症自愈。本证患者有消渴病史,辨证属于下消,用药不能过于滋补,亦不能攻伐太过。精子密度低,活力差,兼有精索静脉曲张,故用药时补肾生精之余,适当辨病用药,酌加活血通精之品。瘦高体型,大便偏硬,小便时黄,面色潮红,口干,为阴虚、肝肾不足所致,肝肾不足,腰府失养则腰酸乏力,平素体弱,容易疲劳为气虚所致。舌嫩暗红少苔。脉细略数皆为气阴两虚、肝肾不足之像,故以生脉饮合一贯煎加减,兼健脾行气,活血通精,静中有动,补而不腻。

约言:一贯煎为治疗阴虚气滞证之常用方,汪讱庵在《医方集解》中赞生脉散曰:"人有将死脉绝者,服此能复生之,其功甚大。"

第三节 精液不液化

世界卫生组织规定,新鲜离体精液应该在室温下60分钟内发生液化,若超过60分钟仍不液化或仍含不液化的凝集块,称为精液不液化。由于精液凝固不化,减缓或抑制了精液的正常运动,使精子发生凝集或制动,减缓或抑制精子的正常运动,精子不能通过宫颈与卵子结合而导致不育。本病属中医"淋浊""精寒""精热"等范畴。中医病因病机:①肾阴亏损:素体阴虚,或房事过度,肾精过耗,或劳心太甚,或五志化火,耗损精液,或过服温燥助阳之品,而致热盛伤阴,阴虚火旺,精液受灼而黏稠难化。②肾阳不足:先天肾阳不足,或大病久病及肾,损耗肾阳,致肾阳不足,气化失司;或后天失养,脾运失健,湿浊不化,或居住潮湿,寒湿、水湿之邪内侵,损伤阳气,精宫虚寒,致阳不化气行水而精液不液化。③湿热下注:过食辛辣醇酒厚味,湿热内生,湿热下注,或外感湿浊之邪,蕴久化热,熏蒸精室,清浊不分,导致气化失常而精液难化。④痰瘀阻滞:跌仆损伤,或久病入络,或素有痰湿,排精时强忍不泄,败精离位,浊瘀阻窍,气机阻滞,精液不液化。

一、常证

(一)湿热下注证

龙胆泻肝汤治验

病例资料:严某,男,27岁,1996年1月6日初诊。主诉婚后4年未育,伴见头痛、口干苦、失眠、小腹胀、小便不畅色黄、舌质红、舌苔黄腻、脉象弦数。精液常规检查:精液量2.5 mL,精子浓度5.0×10^6/mL,活动率22%,异常精子25%,液化缓慢,前列腺液常规(EPS):PC +++/HP,SPL ++/HP,WBC +/HP。西医诊断为前列腺炎合并精液不液化症,中医诊断为精滞,此为肝郁火盛,湿热壅遏精窍之证,当以清利肝热,散结通络为治,方以龙胆泻肝汤加减。

方药:龙胆草10 g、穿山甲10 g、车前子10 g、萆薢10 g、柴胡10 g、生大黄12 g、当归12 g、川楝子12 g、生地黄20 g、生甘草6 g。24剂,水煎,每日1剂,早晚分服。

二诊:仍守前方去大黄、川楝子,加何首乌12 g、枸杞子12 g、龟胶12 g,继服50余剂,化验精液,前列腺液均属正常范围。1998年11月其妻喜得贵子。

来源:刘天安,沈玉屏. 从肝论治男性不育症举隅[J]. 河南中医,2001(04):63-64.

按语:龙胆泻肝汤出自《医方集解》,多用于肝胆实火上炎,肝经湿热下注所致病证,具有清泻肝胆实火,清利肝经湿热之功效。方中龙胆草大苦大寒,既可清泻肝胆实火,又能清利肝经湿热,故为君药;黄芩、栀子苦寒燥湿泄热,共为臣药;泽泻、木通、车前子引湿热下行而出,生地、当归养血滋阴,使邪去不伤阴,共为佐药,柴胡引药入肝,疏肝理气,甘草调和诸药,共为使药;诸药合用,泻中有补,补中有滋,祛邪不伤正。本证患者头痛、失眠为肝火上炎所致,肝郁之火瘀滞于胆则口苦、湿阻中焦则小腹胀、湿热下注则小便不畅色黄、舌质红、舌苔黄腻、脉象弦数,为肝郁火盛,湿热壅盛之象,方以龙胆泻肝汤清利肝热,加穿山甲散结通络。后患者湿热祛除,加何首乌、枸杞子、龟胶滋补肾精。

约言:此为凉肝泻火,导赤救阴之良方。

(二)肾精不足证

六味地黄丸合五子衍宗丸治验

病例资料:吕某,男,30岁,1983年6月10日初诊。患者于1982年元旦结婚,婚后同居,至今不育。曾经于北京某医院,某附属医院作精液检查,初步诊断为“精液不液化症”。患者平素腰酸膝软,动则易汗,早泄严重,每于同房数秒内精液即泄。诊见舌质淡,苔薄白,面白形瘦,脉象沉细。西医诊断为精液不液化,中医诊断为精瘀,此为下元虚衰,精气匮乏之证,当以填精益气,固摄下元为治,方以六味地黄丸合五子衍宗丸加减。

方药:巴戟天12 g、仙茅10 g、淫羊藿10 g、熟地黄12 g、山萸肉12 g、牡丹皮9 g、茯苓10 g、泽泻10 g、菟丝子12 g、五味子6 g、枸杞子12 g、覆盆子10 g、车前子10 g、党参12 g。15剂,水煎,每日1剂,早晚分服。

二诊:腰膝酸软减轻,动则汗出减少,早泄明显好转,同房2分钟左右。化验检查:精液液化正常。继仿上方,配制丸药一料,1个月后复查精液常规仍正常。未久其妻月经停潮,翌年4月27日顺产一女婴。

来源:徐福松.男科临证指要[M].北京:人民卫生出版社,2008.

按语:六味地黄丸出自《小儿药证直诀》,主治肾阴精不足所致病证,有填精滋阴补肾之效。原方重用熟地黄为君,填精益髓,滋补阴精。臣以山萸肉补养肝肾,并能涩精;山药双补脾肾,既能补肾固精,又补脾以助后天生化之源。此三药补肝脾肾,即所谓“三阴并补”。佐以泽泻利湿去浊,牡丹皮清泻相火,茯苓健脾祛湿,此三药泻湿浊而降相火,此所谓“三泻”。五子衍宗丸始载予唐《悬解录》,是治疗男性不育的古方,有补肾填精、疏利肾气、种嗣衍宗之功效。方中枸杞子滋肾填精、菟丝子温肾益精,共为君药;覆盆子温肾而不燥、固精而不凝,五味子益气补虚,强阴涩精,共为臣药;车前子清肝肺风热,导膀胱水邪,利水而不动气,用为佐药。全方不凉不燥,共奏补肾填精、疏利肾气、种嗣衍宗之功。本证患者肾气虚衰不能充养腰府则平素腰酸膝软,气固摄不足导致动则易汗,早泄严重,每于同房数秒内精液即泄。诊见舌质淡,苔薄白,面白形瘦,脉象沉细,均为精气虚衰之象,治以温养肾精为主,补气固摄为辅,两者相辅相成,予六味地黄丸、五子衍宗丸滋补阴精,加仙茅、淫羊藿温肾壮阳。

约言:六味地黄丸为补肾填精之基础方,五子衍宗丸是古今“种子第一方”。

(三)命门火衰证

二仙汤治验

病例资料:王某,男,32 岁,2005 年 7 月 8 日初诊。结婚 3 年不育。查精液常规:精液量多,质地清稀,精子活力低下,余无明显异常。临床多以弱精子症治疗效果不彰,此后多次提及精液像水样而引起注意。后来检验医师发现,患者射精后无凝固过程,可直接做精液常规检查,提示精液不液化。考患者形体较瘦,精神不振,面色苍白,伴有阳痿早泄,平时怕冷,舌淡苔薄白而润,脉沉细弱。西医诊断为精液不液化,中医诊断为精瘀,此为命门火衰之证,当以温肾阳,补肾精,泻肾火,调理冲任为治,方以二仙汤加减治之。

方药:仙灵脾 15 g、仙茅 15 g、熟地黄 12 g、当归 10 g、桂枝 6 g、山萸肉 10 g、炙黄芪 15 g、炙黄精 15 g、鹿角胶 10 g、枸杞子 15 g。15 剂,水煎,每日 1 剂,早晚分服。

二诊:性功能增强,射精有力,精液稠厚。畏寒肢冷减轻,合用本院制剂聚精丸,前后共 100 余剂。查精液常规正常。

来源:徐福松. 男科临证指要[M]. 北京:人民卫生出版社,2008.

按语:二仙汤出自《妇产科学》多用于肝肾阴虚、冲任不调所致病症。方中仙茅、仙灵脾温肾阳,补肾精,辛温助命门而调冲任共为主药。巴戟天温助肾阳而强筋骨,性柔不燥以助二仙温养之力;当归养血柔肝而充血海,以助二仙调补冲任之功,二者共为辅药。知母、黄柏滋肾阴而泻虚火,即可治疗肾阴不足所致之虚火上炎,又可缓解仙茅、仙灵脾的辛热猛烈,故以为佐使药。全方药味,寒热并用,精血兼顾,温补肾阳又不失于燥烈,滋肾柔肝而不寒凉滋腻,主次分明,配伍严谨,简而有要,共奏温补肾阳,滋阴降火,调理冲任,平其失衡的药理作用。本证患者精液量多,质地清稀,精子活力低下乃肾阳虚所致,肾阳不足则病人形体较瘦,精神不振,面色苍白。阳气不固则伴有阳痿早泄。阳气温煦不行则平时怕冷。舌淡苔薄白而润,脉沉细弱均为肾阳不足之象,故以二仙汤加味温肾阳,补肾精,调理冲任。其注意点在于:此类异常伴有精子活力低下,如精子质量无明显异常可不视为病理变化。

约言:二仙汤为补肾壮阳之良方。

二、变证

(一)阴虚湿热证

知柏地黄丸治验

病例资料:某男,男,33 岁,1996 年 9 月 16 日初诊。患者婚后 6 年未育,精液常规检查显示:精液呈黄色,有块物状,镜下精子全部死亡,60 分钟不液化。前列腺液常规(EPS):WBC ++/HP,SPL +/HP。伴有身倦乏力,腰脊痛胀,性欲减退,时有腹胀,会阴部闷胀不适,小便黄浊,时有不畅,或尿后尿道口有黏液,大便正常,舌质暗红,苔黄略干,脉弦。西医诊断为精液不液化,中医诊断为精瘀,此为肾阴亏损,膀胱久蕴湿热浸淫之证,当以补肾滋阴,清热利湿为治,方以《医宗金鉴》知柏地黄丸加减。

方药:知母 10 g、黄柏 10 g、生地黄 20 g、山茱萸 15 g、山药 12 g、泽泻 10 g、茯苓 10 g、牡丹皮 10 g、地肤子 10 g、益母草 12 g、蛇床子 10 g、牛膝 10 g、甘草 6 g。15 剂,水煎,每日 1 剂,早晚分服。服药期间忌服食燥热之品。

二诊:服药后,身倦乏力,腰脊痛胀消失,现伴有口干,舌乃暗红,综合脉症,继守上方减去地肤子,加用枸杞子 20 g、西洋参 10 g、以加强滋肾益气之功。15 剂,水煎服。

三诊:服药后诸证平复,脉起缓和。继用上方出入,坚持服药 3 个疗程,精液常规检查:精液量约 4 mL,呈灰白色,pH 7.6,黏稠度(+),活动率为 76%,活动力较好,精子形态未见异常,精子浓度 97×10^6/mL;前列腺液常规(EPS)均正常。后追踪了解,其妻在 1997 年 6 月已有身孕。

来源:孙在典,李慧. 中医男科名家验案精选[M]. 北京:人民军医出版社,2010.

按语:知柏地黄丸出自清代名医吴谦的《医宗金鉴》,多用于阴虚火旺所致病证,具有滋阴清热之功效。方中熟地甘温滋腻、山茱萸酸收、山药性涩益脾,佐以泽泻配熟地宣泄肾浊,防其滋腻,丹皮配山茱萸凉肝火,茯苓配山药淡渗脾湿。用知母、黄柏清下焦之火,更防毒火内生。本证患者因由肾阴虚致膀胱久蕴湿热,浸淫精室,故患者会阴部闷胀不适,小便黄浊,时有不畅,或尿后尿道口有黏液,舌质暗红,苔黄略干,脉弦。方以《医宗金鉴》知柏地黄丸加味,以滋肾养阴,清热利湿,活血化瘀为主。加地肤子、蛇床子清热利湿,加益母草以助滋阴。

约言:此为补益肝肾、滋阴清热之良方。

(二)湿热兼肾虚痰湿证

八正散(右归丸)治验

病例资料:乔某,男,36岁,2003年10月6日初诊。患者主述无任何不适,但婚后6年未育。四处求医问药,均无疗效。李老师经详细询问和体检未发现阳性体征。化验精液常规示:精液量2 mL,精液1小时内不液化,精子浓度70×10^6/mL,存活率65%,活动率10%,活动力5%,畸形率25%,余项正常。西医诊断为精液不液化,中医诊断为精瘀,此为湿热下注之证,当以清热利湿,益肾化痰祛湿为治,方以八正散加减。

方药:蒲公英30 g、紫花地丁20 g、萹蓄20 g、瞿麦20 g、车前子(包煎)15 g、栀子10 g、滑石(包煎)20 g、薏苡仁20 g、王不留行15 g、石菖蒲10 g、益智仁10 g、甘草6 g。15剂,水煎服,每日1剂,早晚分服。

二诊:金银花20 g、黄柏10 g、龟甲(先煎)30 g、生地黄10 g、熟地黄10 g、玄参10 g、山茱萸10 g、山药10 g、菟丝子10 g、枸杞子15 g、茯苓10 g、石菖蒲10 g、丹参15 g、王不留行15 g。15剂,水煎,每日一剂,早晚分服。2周后复查精液常规示:精液已液化。两个半月后复查精液常规已全部正常。后其妻怀孕生一女婴。

来源:孟志富. 李海松治疗男性精液不液化不育症经验[J]. 中医杂志,2005(09):662-663.

按语:八正散出自《太平惠民和剂局方》,多用于热淋,有清热泻火,利水通淋之功效。方中滑石清热利湿,利水通淋;木通上清心火,下利湿热,使湿热之邪从小便而去,共为君药。萹蓄、瞿麦、车前子均为清热利水通淋要药,合滑石、木通则利尿通淋之效尤彰,同为臣药。山栀子仁清热泻火,清利三焦湿热;大黄荡涤邪热,通利肠腑,亦治"小便淋沥"(《本草纲目》),合诸药可令湿热由二便分消,俱为佐药。甘草调和诸药,兼以清热缓急,故有佐使之功。煎加灯心则更增利水通淋之力。诸药合用,既可直入膀胱清利而除邪,又兼通利大肠导浊以分消,务使湿热之邪尽从二便而去,共成清热泻火、利水通淋之剂。本证患者湿热较重,故见口干苦不欲饮,大便干结,小便黄赤,舌苔黄腻等湿热之象,故以八正散加减清热泻火,利水通淋加蒲公英、瞿麦、紫花地丁等清利下焦湿热,加王不留行行瘀散结以通窍。

约言:本方为治疗热淋之代表方。

(三)肾虚夹湿证

萆薢分清饮合五苓散治验

病例资料:刘某,男,30岁,2006年2月3日初诊。婚后半年不育,来本院就诊。精液检查24小时不液化,平素时有腰酸膝软无力,食纳可,大便正常,小便余沥不尽,舌淡,苔白,脉细。既往有无菌性慢性前列腺炎病史。西医诊断为精液不液化,中医诊断为精瘀,此为湿热下注,经络受阻,膀胱气化不利之证,当以清热利湿,通利气机为治,方以丹溪萆薢分清饮加减。

方药:萆薢15 g、益智仁10 g、石菖蒲10 g、台乌药10 g、龟甲25 g、枸杞子10 g、车前子(包煎)15 g,泽泻10 g、桑寄生30 g、茯苓10 g。28剂,水煎,每日1剂,早晚分服。同时服用保精片以治疗前列腺炎。

二诊:悉病情无明显进退,舌淡苔白,脉细无力。以上方加减,再进萆薢15 g、益智仁10 g、石菖蒲10 g、台乌药10 g、猪苓15 g、桂枝6 g、车前子(包煎)10 g,泽泻10 g、黄芪20 g、甘草5 g、茯苓15 g。28剂,水煎,每日1剂,早晚分服。

三诊:行精液常规检查,精液已正常液化,精子活动度80%,精子浓度正常。

来源:徐福松.男科临证指要[M].北京:人民卫生出版社,2008.

按语:萆薢分清饮,出自南宋医家杨倓的《杨氏家藏方》,原名"萆薢分清散",至元代《丹溪心法》收载此方,改名为"萆薢分清饮"。多用于湿热白浊所致病症,有清热利湿、分清化浊之功用。方中萆薢味苦性平,可利湿祛浊,为治疗白浊、膏淋之要药,故为君药。益智仁温补肾阳,涩精缩尿,为臣药。石菖蒲辛香苦温,化浊祛湿,兼祛膀胱之寒,以助萆薢分清化浊;乌药温肾散寒,行气止痛,能除膀胱冷气,治小便频数,为佐药。加盐同煎,则取其咸以入肾,引药直达下焦,为使药。诸药合用,共奏温肾祛湿、分清化浊之功。五苓散出自《伤寒论》,本方原治伤寒太阳病之"蓄水证",后世用于多种水湿内停证候,具有利水渗湿、温阳化气之功,可用于治疗肾阳不足型前列腺炎。五苓散由桂枝、猪苓、泽泻、茯苓、白术组成,白术补气健脾以运化水湿,合茯苓既可彰健脾制水之效,又可奏输津四布之功,佐以桂枝温阳化气以助利水,且可辛温发散以祛表邪,一药而表里兼治。诸药相伍,共奏淡渗利湿,健脾助运,温阳化气,解表散邪之功。本证患者平素时有腰酸膝软无力乃肾气不足不能气化所致,食纳可,大便正常。除精液不液化外,既往有无菌性慢性前列腺炎病史,湿热下注则小便余沥不尽,舌淡,苔白,脉细均为湿热下注，经络受阻，膀胱气化不利之象予萆薢分清饮以清热利湿，予五苓散进行利水渗湿，先以分化湿浊为主，兼以补肾，不应。后合五苓散之意，竟获全功。与“温阳化饮”之法类似。

约言：五苓散为利水化气之代表方，萆薢分清饮治疗男性下焦湿热淋浊之常用方。

第四节 畸形精子症

畸形精子症指精液中异常形态精子数增多，是引起男性不育症的重要原因之一。中医古籍中无“畸形精子症”的名称。因其结果为引起不育，故属“无子”“不育”范畴。中医认为此病的病因病机有以下：热病伤阴或纵欲过度，肾阴亏虚，阴虚火旺，煎熬精液，灼伤精子，致畸形精子增加；先天不足，禀赋薄弱，或房劳过度，以致肾阳亏虚；下焦虚寒，温煦不足，精失所养，畸形率增高；饮食不节，嗜烟酒、辛辣之品，损伤脾胃，内生湿热，蕴结精室，伤及精子；平素精神压力大，情志不畅，肝失疏泄，肝气郁结，气郁则血行不畅，气滞血瘀，瘀阻精室，伤及精子。常见中医证型有肾阴亏虚、肾阳不足、阴虚火旺、湿热下注、气滞血瘀等。目前，精子形态学评价存在样本处理方法各异，评价标准不统一，评价方法主观性强，人工判读差异等，使得精子形态学评价出现因实验室不同而导致评价标准及结果各异。部分医家认为畸形精子数超过40%，即为畸形精子症。目前使用的评价标准主要为2010年世界卫生组织的《人类精液检查与处理实验室手册》中的标准，但是该标准较为严格，诊断标准为正常精子形态大于4%即可。

（一）命门火衰证

赞育丹治验

病例资料：黄某，男，28岁，1984年8月2日初诊。婚后同居，6年不育。其妻妇科检查未发现明显异常。腰酸不适，手足冰冷，婚前手淫频繁，舌淡苔薄白，脉沉弱。外生殖器无异常。精液常规：精子浓度30×10^6/mL，活动率40%，活动力一般，精子畸形率50%。西医诊断为畸形精子症，中医诊断为不育，此为命门火衰之证，当以温壮命门为治，方以赞育丹加减。

方药：淫羊藿15 g、巴戟天10 g、仙茅10 g、肉苁蓉10 g、韭菜子6 g、附子

5 g、肉桂粉(冲)3 g、熟地黄 12 g、当归 10 g、枸杞子 10 g、山茱萸 10 g、鹿角胶 10 g、菟丝子 10 g、龟甲胶 10 g。7 剂,水煎,每日 1 剂,早晚分服。

二诊:患者服后症状有所改善,以原方继续服用 70 剂。

三诊:腰酸不适和手足冰冷基本解除,排精量增多,精液复查:精子浓度 500×10^6/mL,活动率 50%,活力良好,精子畸形率 25%。嘱再服前方,并配以六味地黄丸,每次 8 丸,每日 2 次,2 个月后患者查精液常规正常,病告痊愈。

来源:孙在典,李慧. 中医男科名家验案精选[M]. 北京:人民军医出版社,2010.

按语:赞育丹出自《景岳全书·痿证论》,主治阳痿精衰,虚寒无子等病症,具有温肾壮阳之功效。方中仙茅、杜仲补肾壮阳;韭子、山茱萸温肾固精。上四味均为补肾壮阳之品,今集于一方,其补肾壮阳作用较为强大。阴阳互根,补肾宜于温润,故配以熟地、当归、枸杞补阴益精。阳明(胃)总宗筋之会,虚者宗筋弛纵,治通补阳明;重用一味白术以健运脾胃,运化精微,使肾精得到补充,宗筋弛缓自会好转,实寓脾肾并治之意。诸药合用,对命门火衰,虚寒无子之证确有赞助生育之功。畸形精子主要因发育不完善和贮存期间受到伤害。本证患者婚前手淫频繁,耗伤肾之阳气,因命门火衰,精室寒冷,精子自然难全其形,腰府不得温养则腰酸不适,肾阳乃一身之阳,肾阳不足则手足冰冷,舌淡苔薄白,脉沉弱必温煦和缓方可解其困厄,与种子于秋冬收藏,于春始发相似。

约言:本方为治疗命门火衰,精气虚寒之良方。

(二)肾阴亏损证

知柏地黄丸合五子衍宗丸治验

病例资料:刘某,男,30 岁,1987 年 4 月 5 日初诊。婚后 3 年不育,1 年前在某医院检查精液常规:乳白色,质稠,精子浓度 98×10^6/mL,活动率 70%,活动力尚好,精子畸形率 75%,服温补肾阳之品半年不效而转我院。腰酸不适,耳鸣,口干,舌淡苔少津,有裂纹,脉细弦数。西医诊断为畸形精子症,中医诊断为不育,此为肾阴亏损,生精乏源之证,当以滋阴补肾,兼去相火为治,方以知柏地黄丸合五子衍宗丸加减。

方药:知母 9 g、黄柏 6 g、生地黄 12 g、熟地黄 12 g、茯苓 15 g、山药 10 g、山茱萸 10 g、牡丹皮 10 g、泽泻 10 g、女贞子 10 g、枸杞子 10 g、菟丝子 10 g、五味子 10 g、车前子 10 g、覆盆子 10 g、牛膝 10 g。30 剂,每日 1 剂,水煎,早

晚分服。

二诊：1987 年 5 月 18 日。患者腰酸耳鸣之症大减，口亦不干，舌淡苔薄，脉细。精液复查活动率 40%，活力好，畸形率 50%，精子浓度 50×10^6/mL，再守前方加淫羊藿 15 g、杜仲 10 g。40 剂，每日 1 剂，水煎，早晚分服。

三诊：1987 年 6 月 16 日。患者无特殊不适，舌淡苔薄，脉弦缓。精液复查：精液量 2 mL，灰白色，活动力良好，活动率为 70%，精子浓度 30×10^6/mL，畸形率为 35%。嘱服成药六味地黄丸，每次 8 丸，每日 2 次，并配服聚精丸，每日 2 次，每次 10 g。2 个月后，其妻已孕 50 天。

来源：徐福松. 男科临证指要[M]. 北京：人民卫生出版社，2008.

按语：五子衍宗丸出自唐《悬解录》，是治疗男性不育的古方，有补肾填精、疏利肾气、种嗣衍宗之功效。方中枸杞子滋肾填精、菟丝子温肾益精，共为君药；覆盆子温肾而不燥、固精而不凝，五味子益气补虚，强阴涩精，共为臣药；车前子清肝肺风热，导膀胱水邪，利水而不动气，用为佐药。全方不凉不燥，共奏补肾填精、疏利肾气、种嗣衍宗之功。本证患者精子畸形率为 75%，服温补肾阳之品半年不效，温补肾阳之药多辛温燥烈伤阴耗精，口干，舌淡苔少津，有裂纹，脉细弦数均为肾精不足之象，肾精不足则腰府失养而腰酸，肾开窍于面，肾精不足则耳鸣。

故配以知柏地黄丸合五子衍宗丸滋阴补肾填精，治疗不育多用子药确有奇效，无论精子形态异常，还是数量或质量异常皆可参考使用。据相关药理书载，子类药富含脂类及微量元素，对精子发生、成熟、获能、酶活性都有帮助。

约言：五子衍宗丸是古今“种子第一方”。

第五节　无精子症

无精子症是指多次射出的精液离心沉淀后，经过显微镜检查仍无法检测到精子。本病因先天禀赋不足，发育失常，天癸不充，肾阴阳不足，肾精亏虚，或后天失养，后天之精亏虚，无以充养先天之精，肾精不足，命门火衰，精失温煦而致无精；跌仆损伤，手术外伤、子系筋瘤、子痈导致瘀血内停，耗伤肾气，冲任不和，精窍被阻而不育；素食肥甘厚腻、辛辣之品，损伤脾胃，痰湿内生，蕴湿成热，湿热下注精室精窍，蕴久化热化毒，而致无精；思虑过度、劳倦伤心而致心气不足，心血耗伤；大病久病之后，元气大伤，气血两虚，血虚不能化生肾精而致无精。故无精子症以肾精亏虚为本，在本虚的基础上，受到湿热毒瘀等实邪侵袭，耗伤正气，不能驱邪外出，致使湿热毒瘀积聚，病程日久，耗气伤血，气血亏虚，终致肾精亏虚、湿热毒瘀兼杂的虚实夹杂之证。

（一）脾肾气虚证

水陆二仙丹治验

病例资料：肖某，男，30 岁，2002 年 11 月 6 日初诊。患者 2000 年 4 月 8 日因“右阴囊内肿大伴疼痛 3 个月余”于江苏省人民医院住院治疗。查体阴囊内右侧触及 10 cm×5 cm×4 cm 大小包块，质韧界清，有沉重感；左侧未见异常。B 超提示右睾丸肿瘤伴鞘膜积液。腹部 CT 示腹膜后淋巴结未见肿大。术前精液检测：精液量 2.5 mL，pH 7.6，液化正常，精子浓度 22×10^6/mL，活动率 48%，其中 A 级 12%，B 级 24%，精子畸形率 30%，果糖(Fru)1.8 g/L，α-葡萄糖苷酶(αGLU)53 U/mL。术前诊断：右睾丸肿瘤伴鞘膜积液。2000 年 4 月 11 日行“右睾丸切除术”，术中见右睾丸体积为 10 cm×5.5 cm×5 cm，剖开切面有一肿瘤，8 cm×5 cm×5 cm，切面灰白，灰红相间，有灰黄结节，直径 0.5 cm，在肿瘤一端见残存组织，3.5 cm×1.5 cm。术后病理提示“右睾丸精原细胞瘤，精索切缘未见肿瘤残留”。术后患者于 2000 年 5 至 6 月在江苏省肿瘤医院 2 次住院放疗，腹主动脉旁淋巴结照射，D_T26Gy/16f/21d。

2002 年 11 月 6 日，因“右睾丸精原细胞瘤切除术及放疗后 2 年，多次精液检查无精子”就诊。夫妇同居，性生活正常，未采取避孕措施，女方各项检查无异常。体格检查：左侧睾丸约 20 mL，弹性可，左侧精索静脉无曲张，附睾及输精管正常可及。实验室检查：肝肾功能及血、尿、大便常规检查未见异常。精液常规：精液量 3 mL，pH 7.4，液化正常，Fru 2.0 g/L，a-GLU 43 U/mL。多次检查精液离心沉淀后显微镜下未见精子。性激素检查：睾酮(T)11.86 nmol/L，雌二醇(E_2)172.02 pmol/L，黄体生成素(LH)3.87 U/L，尿促卵泡素(FSH)9.19 U/L，催乳素(PRL)0.48 nmol/L。抗原(AFP，HCG)正常范围。无肝肾疾病及其他传染疾病史，无腮腺炎病史。治疗经过：患者肥胖，面色无华，自感疲劳乏力，腹泻，大便 2～3 次，舌质淡红，苔薄白，脉细。西医诊断为睾丸肿瘤、无精子症，中医诊断为精冷，此为脾肾两虚之证，当以脾肾同治为治，方以加味水陆二仙丹加减。

方药:金樱子 10 g、芡实 10 g、鸡内金 10 g、炒麦芽 10 g、怀山药 30 g、猪苓 10 g、茯苓 10 g、广木香 10 g、车前子 10 g、桑寄生 10 g、青皮 10 g、陈皮 10 g、苍术 10 g、川朴 10 g、白术 10 g、白芍 10 g、龙骨(先煎)20 g、牡蛎(先煎)20 g、薏苡仁 30 g。21 剂,水煎,每日 1 剂,早晚分服。

二诊:肠胃功能康复。继而治以健脾补肾,益气生精,补后天之源以充先天之本,并辅以清热解毒之品。仍用加味水陆二仙丹为主方,参以参苓白术散加减,辅以白花蛇舌草 20 g、蛇莓草 20 g;并服聚精丸、六味地黄丸。

三诊:患者服药后,身体转佳,精力旺盛,性功能恢复到手术前水平。但多次复查精液仍无精子。

四诊:患者一直坚持服药,仍以前方加减,从未中断。终于 2005 年 3 月 12 日检查精液偶见精子,精子浓度为 2×10^6/mL,活动率 18%,A 级 4%,B 级 8%,精子畸形率 70%。方药在前方基础上,加用黄精、川续断、紫河车、沙苑子、何首乌、制水蛭、荔枝核等补肾活血之品;继续服用聚精丸、六味地黄丸等补肾之品。妻子于 2005 年 10 月 6 日在江苏省人民医院生殖中心行 ICSI 治疗,并于 2006 年 6 月 15 日剖宫产 1 男婴。

来源:徐福松. 男科临证指要[M]. 北京:人民卫生出版社,2008.

按语:水陆二仙丹出自《洪氏集验方》,多用于肾气不足,固摄不行所致的病症,具有益肾滋阴、收敛固摄之功效,由金樱子、芡实组成。名曰"水陆"者,是指方中二味药品的生长环境。芡实,是水生草本植物芡的成熟种仁,是芡禀水土之气以生,故可补脾益肾,金樱子生于山林,是常绿攀缘灌木植物金樱子的成熟的假仁,有固精缩尿之功效。其二药,一生于水,一生于陆,脾肾双补,二天互生,配伍精当。连治三载,重启生精,其功力神奇,效似仙方,故名"水陆二仙丹"。本证患者无精的主要原因在于辐射的影响。生精细胞对其特别敏感,而间质细胞相对耐受,单次照射 6.0 Gy 以下,引起睾丸生精细胞可逆性损害,超过这个剂量则可造成永久损害。单次接受剂量 2.0 Gy,恢复生精功能需要 2~3 年,血清 FSH 值增高反映了精子生成障碍,一旦睾丸功能恢复,精子生成将正常化,FSH 亦可逆转至正常。该患而立之年,不幸罹患子岩(睾丸精原细胞瘤)迭经手术、放疗,而致无精不育。大便常溏,查无精虫,凸显脾肾两虚,先后天匮竭,故用水陆二仙丹加味以治。本例用此方可谓药证相合,其临床症状完全消失。

约言:此方为益肾滋阴、收敛固摄之良方。

(二)肾虚火衰,精关不固证

左归丸合右归丸治验

病例资料:吉某,男,39 岁,1971 年 3 月 10 日初诊。患者婚后 15 年未育。泌尿科检查左侧睾丸略小,其他无器质性病变。女方妇产检查正常。双方性生活无异,性高潮时能射精,但精液稀薄,经常有梦遗。2 次检验精液无精子,先后用丙酸睾酮、绒促性素治疗,未见好转。患者形体消瘦,常头晕目眩耳鸣,面色㿠白无华,纳差口淡,四肢乏力,下肢畏寒,腰脊酸软,梦遗频作,便稀溲数,舌质淡白,脉细数。西医诊断为无精子症,中医诊断为精冷,此为肾虚命门火衰,精气虚弱,封藏失司之证,当以温补肾阳固精为治,方以左归丸合右归丸加减。

方药:①生地黄 15 g、熟地黄 15 g、怀山药 15 g、炒党参 12 g、炒白芍 9 g、白术 9 g、杜仲 12 g、全当归 12 g、枸杞子 15 g、菟丝子 12 g、金樱子 12 g、蛇床子 9 g、生酸枣仁 6 g、龟鹿二仙膏(冲)12 g。15 剂,水煎服,每日 1 剂,早晚分服。②急性子 30 g、韭菜子 30 g、阳起石 45 g、红参 15 g、鱼鳔胶 15 g。上药研粉,每次 9 g,吞服,每日 2 次,15 天为 1 个疗程。

二诊:药后眩晕、耳鸣、目眩、畏寒、心悸均有好转。梦遗消失。惟腰脊酸痛,口淡纳差仍在,舌淡红,脉细软,再以上法治疗。上方去龟鹿二仙膏,加豆蔻 30 g、焦六曲(包)12 g。服 30 剂,散剂继服 15 天。

三诊:药后诸症消失。泌尿科查精液常规:精液量 3.5 mL,色灰白,精子浓度 300×10^6/mL,存活率 76%。1974 年随访,其妻已生一女婴。

来源:许彦来,谢文英. 男科病名医验案解析[M]. 北京:中国科学技术出版社,2018.

按语:左归丸出自《景岳全书》,多用于真阴不足所致病症,有滋阴补肾,填精益髓之功效。方中重用大熟地滋肾阴,益精髓,以补真阴之不足,为君药。用山茱萸补养肝肾,固秘精气;山药补脾益阴,滋肾固精;龟板胶滋阴补髓;鹿角胶补益精血,温壮肾阳,配入补阴方中,而有"阳中求阴"之义,皆为臣药。枸杞子补肝肾,益精血;菟丝子补肝肾,助精髓;川牛膝益肝肾,强筋骨,俱为佐药。右归丸出自《景岳全书》,多用于肾阳不足,命门火衰所致病症,有温补肾阳,填精益髓之功效。方中附子、肉桂温壮元阳,鹿角胶温肾阳、益精血,共为君药。熟地黄、山茱萸、枸杞子、山药滋阴益肾,填精补髓,并养肝补脾,共为臣药。佐以菟丝子、杜仲,补肝肾,强腰膝;当归养血补肝,与补肾之品相合,共补精血。诸药合用,温壮肾阳,滋补精血。本证患者形体消瘦，常头晕目眩耳鸣，面色㿠白无华，纳差口淡，四肢乏力，下肢畏寒，腰脊酸软，梦遗频作，便稀溲数，舌质淡白，脉细数。属肾虚火衰、精关不固，方药以左归丸、右归丸两方，取平补阴阳，使"阴生阳长"，从而达到治疗效果。方中急性子、蛇床子均有补肾温阳之功。鱼鳔胶甘平入肾，《本草新编》认为有"入肾补精益血"之功。

约言：左归丸为治疗真阴不足证之常用方，右归丸为治疗命门火衰证之常用方。

（三）肝郁阳虚，精血失养证

小建中汤合当归补血汤治验

病例资料：崔某，男，34岁，1995年6月17日初诊。主诉婚后9年未育，性生活正常，精子化验多次无精虫。症见：面色萎黄，沉默少言，肢体乏力欠温，时常感冒出汗，阴囊寒凉不舒，舌质淡，舌苔白滑，脉象沉细。西医诊断为无精子症，中医诊断为精冷，此为肝郁阳虚，精血匮乏失养之证，当以温补肝阳，益血生精，佐以疏利为治，方以小建中汤合当归补血汤加减。

方药：黄芪30 g、当归12 g、桂枝10 g、红参10 g、白芍12 g、肉苁蓉12 g、紫河车粉12 g、沉香6 g、炙甘草6 g、鱼鳔胶15 g、生姜15 g、大枣7枚。60剂，水煎，每日1剂，早晚分服。

二诊：诸症俱减，在此原方中加入冬虫夏草，蛤蚧，菟丝子，鹿茸，枸杞，炒白术，制香附，五味子改制为丸药，服用半年，精子密度及活动率基本接近正常值，1998年4月其妻怀孕。

来源：刘天安，沈玉屏．从肝论治男性不育症举隅[J]．河南中医，2001，(04)：62.

按语：小建中汤出自《伤寒论》，多用于中焦虚寒，肝脾失调，阴阳不和所致病症，有温中补虚，和里缓急之功效。本方由桂枝汤倍芍药加饴糖而成，方中重用甘温质润入脾之饴糖，一者温中补虚，二者缓急止痛，一药而两擅其功，故以为君。臣以辛温之桂枝，温助脾阳，祛散虚寒。饴糖与桂枝相伍，辛甘化阳，温中益气，使中气强健，不受肝木之侮。正如《成方便读》所言："此方因土虚木克起见，故治法必以补脾为先"。更臣以酸苦之芍药，其用有三：一者滋养营阴，以补营血之亏虚；二者柔缓肝急止腹痛，与饴糖相伍，酸甘化阴，养阴缓急而止腹痛拘急；三者与桂枝相配，调和营卫、燮理阴阳。佐以生姜，助桂枝温胃散寒；佐以大枣，助饴糖补益脾虚。生姜、大枣合用，又可调营卫，和阴阳。佐使炙甘草，一则益气补虚；二则缓急止腹痛；三则助君臣以化阴阳;四则调和诸药。诸药合用,可使脾健寒消,肝脾调和,阴阳相生,中气建立,诸症痊愈。正如《金匮要略心典》所云:“是方甘与辛和而生阳,酸得甘助而生阴,阴阳相生,中气自立。”本方重在温补中焦,建立中气,故名“建中”。当归补血汤出自《内外伤辨惑论》,多用于血虚发热所致病症亦治妇人经期、产后血虚或疮疡溃后,久不愈合者。有补气生血之功效。方中重用黄芪,取其量大力宏,补气固表,以急固浮阳而使热退,且补气又助生血,使阳生阴长,气旺血生,故以之为君。配以少量当归养血和营,并得黄芪生血之助,使阴血渐充,则浮阳秘敛,虚热自退。至于妇人经期、产后血虚发热头痛,属血虚发热者,用此方益气补血,其症自解。疮疡溃后,久不愈合者,亦为气血不足,用本方补气生血,托疮生肌,疮自收口愈合。本证患者形瘦脉虚,面色欠华,乃是血虚见证,当从补血论治,遂采用《辨证录·种嗣门》之当归补血汤。肝藏血,肾藏精,已癸同源,精血互生,共主生殖。一旦肝郁失疏,条达生发之用不足,既可致肝阳虚衰,出现肢体欠温乏力,畏寒等症,又可令肾阳同郁而气结,精虫匮乏而不育。本证患者虽累服温肾壮阳药物而无效,皆未能求本调治,忽略了肝郁阳虚所致。结合舌脉,选用黄芪、当归、小建中汤培土温肝,加入血肉有情之品益肾填精,妙用沉香,辛甘相合,生阳化气,加强暖肝生精之功,使精子迅速增长,得以孕育生子。

约言:小建中汤为治疗中焦虚寒,肝脾失调,阴阳不和证之常用方。当归补血汤为补气生血之常用方,亦体现李杲“甘温除热”之法。

第六节 男性免疫性不育

男性免疫性不育是指以精子作为抗原,在体内激发免疫反应所引起的不育症。男女同居未避孕一年以上,男方性功能及射精功能正常,在至少一份精液样本中的活动精子被抗体包裹时,可以诊断为免疫性不育症。中医学没有免疫性不育的命名,但历代中医文献中对不育症的病因论述与西医学所认识的免疫因素造成的不育症有着相似之处。《医方集解》说:无子皆由肾冷精衰造成。《石室秘录》还具体说:“男子不能生子有六病……一精寒也,一气衰也,一痰多也,一相火盛也,一精少也,一气郁也。”所以免疫性不育的中医病因病机集中体现为以下几点:①先天禀赋不足,肾气亏虚,体虚易感。②房事不节,损耗肾精,抵抗力下降。③饮食不节,过食肥甘辛辣,湿热蕴生。④情志不舒，气机不畅，肝失疏泄。原因不明的不育夫妇中，约10%为免疫因素所致，不育男子中有6%～10%可在血或精液中查到抗精子抗体（AsAb）。

（一）肝气郁滞证

四逆散治验

病例资料：成某，男，30岁，1994年5月11日初诊。主诉婚后4年未育，患者性情善疑多虑，新婚失谐，分居年余，后经亲朋相劝，破镜重圆，但房事早泄不坚，性欲淡漠，小腹拘急不舒，胸闷气短，烦躁失眠。症见舌质暗红、舌苔薄白、脉象弦细，血清抗精子抗体（+），精子活动率35%，西医诊断为免疫性不育，中医诊断为精瘀，此为气郁血虚，封藏失职之证。当以疏肝解郁，养血固精为治，方以四逆散加减。

方药：醋柴胡12 g、杭白芍20 g、枳壳12 g、蛇床子12 g、枸杞子15 g、鹿角胶12 g（烊化）、炒酸枣仁12 g、炙甘草6 g。7剂，水煎，每日1剂，早晚分服。

二诊：患者症状有所改善，效不更方，嘱继续服用21剂。

三诊：诸症悉减，按上方去酸枣仁加当归12 g、潼蒺藜12 g、党参15 g。继服2月，早泄痊愈，血清抗精子抗体（-），精子液化正常，活动率65%，数月之后，其妻已怀孕。

来源：刘天安，玉屏. 从肝论治男性不育症举隅[J]. 河南中医，2001(04)：63-64.

按语：四逆散出自《伤寒论》，多用于阳郁厥逆、肝脾不和所致病症，有透邪解郁，疏肝理脾之功效。方中柴胡入肝胆经，升发阳气，疏肝解郁，透邪外出，为君药。白芍敛阴，养血柔肝，为臣药，与柴胡合用，以补养肝血，条达肝气，可使柴胡升散而无耗伤阴血之弊；且二者恰适肝体阴用阳之性，为疏肝法之基本配伍。佐以枳实理气解郁，泄热破结，与柴胡为伍，一升一降，增舒畅气机之功，并奏升清降浊之效；与白芍相配，又能理气和血，使气血调和。甘草调和诸药，益脾和中。四药配伍，共奏透邪解郁、疏肝理脾之效，使邪去郁解，气血调畅，清阳得伸，四逆自愈。原方用白饮（米汤）和服，亦取中气和则阴阳之气自相顺接之意。肝为五脏之首，体阴用阳，藏泄结合，刚柔并用，一有拂郁，则诸病生焉。本证患者性情善疑多虑，新婚失谐，分居年余，后经亲朋相劝，破镜重圆，但房事早泄不坚，性欲淡漠，长期精神忧虑，所欲不遂，气机失调，则见烦躁失眠，小腹拘急，性欲低下，气郁血虚，精无所充，封藏不固，则精子异常，早泄不坚，故宜用四逆散疏肝达木，调理气血，先后加入枸杞子、鹿角胶、蛇床子、当归等药，柔肝养血固精，俾肝气舒，精血充，早泄痊愈而有子。经一个生精周期治疗后，患者精液已正常，抗精子抗体逐渐下降。

约言：本方原治阳郁厥逆之证，后世拓展用作疏肝理脾之基础方。

（二）肝肾阴虚证

六味地黄丸治验

病例资料：张某，男，35 岁，1995 年 12 月 8 日初诊。自述婚后 3 年不育，夫妻同居，性生活正常。女方检查未见异常。精液检查在正常范围，血清抗精子抗体(+)。精神萎靡，时有耳鸣，口干，腰膝酸软，舌红苔少，脉细数。西医诊断为免疫性不育，中医诊断为精瘀，此为肝肾阴虚之证。当以滋补肝肾为治，方以六味地黄丸合大补阴丸加减。

方药：生地黄 10 g、熟地黄 10 g、泽泻 10 g、牡丹皮 10 g、山茱萸 10 g、枸杞子 10 g、黄精 10 g、山药 10 g、知母 10 g、鳖甲 30 g、牡蛎 30 g、瘪桃干 15 g、碧玉散(包煎)15 g。7 剂，水煎，每日 1 剂，早晚分服。

二诊：患者症状有所改善，且无不适，以上方药加减原方续服 4 个月。

三诊：复查精液常规、血清抗精子抗体 2 次均正常，以此巩固治疗 2 个月，其妻受孕。

来源：徐咏健，王劲松. 徐福松教授辨治男子免疫性不育经验[J]. 新中医，1997，(10)：589-590.

按语：六味地黄丸出自《小儿药证直诀》，多用于肾阴精不足所致病症，有填精滋阴补肾之效。原方重用熟地黄为君，填精益髓，滋补阴精。臣以山萸肉补养肝肾，并能涩精；山药双补脾肾，既能补肾固精，又补脾以助后天生化之源。此三药补肝脾肾，即所谓"三阴并补"。佐以泽泻利湿去浊，牡丹皮清泻相火，茯苓健脾祛湿，此三药泻湿浊而降相火，此所谓"三泻"。大补阴丸出自《丹溪心法》，主治由肝肾阴虚，相火亢盛所致病症，有滋阴降火之效。方用熟地滋补真阴，填精益髓；龟板滋阴潜阳，补肾健骨。二药相须，补阴固本，滋水亦可制火，共为君药。相火既动，必资清降，故以黄柏之苦寒降泄，"专泻肾与膀胱之火"(《药品化义》)；

知母味苦性寒质润，既能清泄肺、胃、肾三经之火，又能滋三经之阴。知母、黄柏相须为用，知母滋阴清热，黄柏虽无滋阴之功，确属"坚阴"之品，二者善能清降阴虚之火，用以为臣。丸用猪脊髓补髓养阴，蜂蜜补中润燥，共增滋补真阴之效，是为佐药。合而成方，既滋阴，又降火，但龟板、熟地用量略多，以滋阴培本为主，故曰“大补阴丸”。本证患者肝肾阴虚症状明显，见精神萎靡，时有耳鸣，口干，腰膝酸软，舌红苔少，脉细数。治疗以六味地黄丸为基础加减，生、熟地同用，加强滋阴凉血，鳖甲引药入阴。现代药理学研究表明，六味地黄丸系统汤剂有免疫调节作用。当阴平阳秘之时，抗精子抗体转阴则易。

约言：六味地黄丸为补肾填精之基础方。

（三）肝郁阳虚瘀阻证

四逆散、海蛤汤、桂枝茯苓丸合方治验

病例资料：杨某，男，31岁，2008年1月8日初诊。结婚4年，在2年前检查精子凝集试验、精子制动试验、免疫珠试验，诊断为免疫性不育，服用中西药，可未能达到预期治疗目的，近经其朋友介绍前来诊治。刻诊：婚久不育，急躁易怒，口淡不渴，手足不温，畏寒怕冷，早泄，大便溏泄，舌质暗淡夹瘀紫、苔薄白，脉沉弱涩。西医诊断为免疫性不育，中医诊断为精瘀，此为肝郁阳虚瘀阻之证，当以疏肝解郁、温补阳气、活血化瘀为治，方以四逆散、海蛤汤与桂枝茯苓丸合方加减。

方药：柴胡12 g、枳实12 g、白芍12 g、海马10 g、蛤蚧1对，桂枝12 g、茯苓12 g、桃仁12 g、牡丹皮12 g、沉香2 g、巴戟天12 g、附子10 g、炙甘草12 g。6剂，水煎服，每日1剂，每日3次。

二诊：手足温和，减附子为6 g、以前方6剂。

三诊：大便正常，以前方6剂。

四诊：急躁易怒好转，以前方6剂。

五诊：诸证明显减轻，以前方6剂。

六诊：诸证较前又有减轻，以前方6剂。

七诊：诸证悉除，以前方6剂。之后，以前方治疗30剂余，经复查：抗精子抗体阴性。为了巩固疗效，以前方变汤剂为散剂，每次6 g，每日3次，治疗3个月。随访6个月，其妻已怀孕。

来源：何国安.四逆散、海蛤汤等治疗不育症临床2例[J].河南中医，2010.

按语：四逆散出自《伤寒论》。多用于阳郁厥逆、肝脾不和所致病症，有透邪解郁，疏肝理脾之功效。方中柴胡入肝胆经，升发阳气，疏肝解郁，透邪外出，为君药。白芍敛阴，养血柔肝，为臣药，与柴胡合用，以补养肝血，条达肝气，可使柴胡升散而无耗伤阴血之弊；且二者恰适肝体阴用阳之性，为疏肝法之基本配伍。佐以枳实理气解郁，泄热破结，与柴胡为伍，一升一降，增舒畅气机之功，并奏升清降浊之效；与白芍相配，又能理气和血，使气血调和。甘草调和诸药，益脾和中。四药配伍，共奏透邪解郁、疏肝理脾之效，使邪去郁解，气血调畅，清阳得伸，四逆自愈。原方用白饮（米汤）和服，亦取中气和则阴阳之气自相顺接之意。桂枝茯苓丸出自《金匮要略》，有活血化瘀，缓消癥块之功效，原用于瘀阻胞宫证，现多用于男科诸多瘀阻病证。方中桂枝辛甘而温，温通血脉，以行瘀滞，为君药。瘀

结成癥，不破其血，其癥难消，故配伍桃仁、丹皮活血破瘀，散结消癥，且漏下之症用行血之品，亦含通因通用之意；丹皮又能凉血以清瘀久所化之热，共为臣药。芍药养血和血，使破瘀而不伤正，并能缓急止痛；癥块的形成，与气滞、血瘀、痰结、湿阻密切相关，尤其以瘀血痰湿互结最为多见，配伍茯苓甘淡渗利，渗湿健脾，以消痰利水，配合祛瘀药以助消癥，并健脾益胃，以扶正气，为佐药。以白蜜为丸，取蜜糖之甘缓，并用丸药，“丸者缓也”，以缓和诸破泄药之力，为使药。诸药合用，共奏活血化瘀、缓消癥块之功。本证患者根据急躁易怒辨为肝郁，再根据手足不温、口淡不渴辨为阳虚，因舌质暗淡夹瘀紫辨为瘀血，又因脉沉弱涩辨为气虚夹瘀，以此辨为肝郁阳虚瘀阻证。方以四逆散疏肝解郁，调理气机；以海蛤汤温补肾阳；以桂枝茯苓丸活血化瘀；加沉香降气纳肾；巴戟天温补肾阳；附子温壮阳气。方药相互为用，以奏其效。

约言：本方原治阳郁厥逆之证，后世拓展用作疏肝理脾之基础方。

第七节 死精子症

死精症是指精子的成活率下降，死亡精子超过40%的病症，其发病率约占男性不育症的1.3%。中医典籍未见“死精子症”病名，相当于“肾虚”“精寒”“精热”“精浊”等症。精液检查显示精子的成活率下降，死亡精子超过40%者，称为死精子症。死精子症不是指所有的精子都是死精子，而是指精子的成活率低，所以本病又称死精子过多症。而且一般镜检诊断的死精子并不一定都是真正的死亡精子，需要进行特殊的染色分析。死精子症的临床表现颇不一致，有的伴有睾丸炎、附睾炎、前列腺炎、精囊炎，有的则无任

何临床症状，所以本症多在婚后不育进行精液检查时发现。本症与少精子症、弱精子症及免疫性不育症等关系密切。死精子症是造成男性不育症的重要原因之一，据统计，死精子症约占男子不育症的1% ~2%。临床常见证型有阴虚火旺、肾气不足、湿热内蕴、肝郁气滞等。中医认为，本症多由禀赋素弱，先天不足，或后天失调，早婚房事不节，频繁手淫，致伤肾气，肾气虚致命门火衰，阴寒内生，则为肾阳虚。肾为生精藏精之所，肾气不足，肾阳虚衰，其生精养精功能失常，致使死精子增多。若素体阴血不足或房劳所伤，或久病入肾，或过用温燥劫阴之品，或情志内伤，阴精暗耗等引起肾阴不足，阴虚火旺，热灼肾精，也可致死精增多。脾阳根于肾阳，肾阳虚可致脾阳亦虚，故脾肾阳虚往往同时并见，也有脾阳虚而致肾阳虚者。若素体脾胃虚弱，或饮食不节，或劳倦、忧思伤脾，脾胃受纳运化功能失职，气血精生化之源不足，肾精失养而致死精过多。还有素嗜辛辣酒醇厚味，湿热内生，熏蒸精宫，肾精伤残；或精神抑郁，肝失疏泄，木郁化火，反侮肾水，肾精受损等，也可引起死精症。一般来说，属生殖道炎症者，以阴虚火旺，湿热下注，肝郁气滞者居多；健康状况欠佳，生精功能缺陷者，以肾气不足，肾阳虚衰或阴阳两虚者居多。

（一）肾气不足证

1. 金匮肾气丸治验

病例资料：杨某，男，26 岁，初诊时间2004 年4 月28 日。主诉于2002 年2 月结婚，婚后 2 年未育，今来我院就诊，诉女方生殖系统正常，月经正常，查男方精液：精子活动力 Ⅰ 级，死亡精子超过 40%，少许红细胞，精液酸碱度 pH 7.0。查体：外生殖器发育正常，舌质淡，苔白，脉沉弱，体瘦，面白。追问病史无男性生殖道感染史，无阳痿、早泄、不排精等病史，少年时有手淫频史，肛门指诊前列腺无触痛。主要症状表现为婚后 2 年不育，全身症状有腰膝酸软，周身无力，头晕耳鸣，畏寒肢冷，时有自汗，举阳不坚，射精无力。西医诊断为不育症（精子活力低下，死精子症），中医诊断为精寒，此为肾气不足，肾精亏虚之证，当以补益肾气为治，方以金匮肾气丸加减。

方药：熟地 20 g、山药 20 g、山茱萸 20 g、泽泻 15 g、茯苓 15 g、牡丹皮15 g、车前子 15 g、牛膝 20 g、桂枝 10 g、炙附子 10 g、五味子 15 g、菟丝子20 g、枸杞子 20 g、覆盆子 15 g、女贞子 15 g、杜仲 20 g、巴戟天 20 g、淫羊藿15 g。7 剂，水煎，每日 1 剂，早晚分服。

二诊：诉腰膝酸软，周身乏力，头晕耳鸣诸症明显减轻，合房时，举阳较前坚挺，射精有力，舌质淡红，苔薄白，脉沉缓，效不更方，继服12剂。

三诊：自诉房事和谐，诸症消失，做精液实验室检查，精子活动力介于Ⅱ级和Ⅳ级之间，精液分析死精子为23%，未检出红细胞，精液酸碱度升至7.3，考虑该患生育能力已恢复近正常，继服前方5剂嘱其停药，节制房事，有变化随诊。于2004年11月告之妻子已孕3月，于2005年9月产1男婴。

来源：袁家群. 男科病治验举隅[J]. 吉林中医药，2007，(05)：31.

按语：金匮肾气丸，又名肾气丸、崔氏八味丸，出自《金匮要略》。多用于肾阳气不足所致病症以及痰饮，水肿，消渴，脚气，转胞等。有补肾助阳，化生肾气之功。方用干地黄（今多用熟地黄）为君，滋补肾阴，益精填髓。《本草经疏》谓："干地黄乃补肾家之要药，益阴血之上品。"臣以山茱萸，补肝肾，涩精气；薯蓣（山药）健脾气，固肾精。二药与地黄相配，补肾填精，谓之"三补"。臣以附子、桂枝，温肾助阳，生发少火，鼓舞肾气。佐以茯苓健脾益肾，泽泻、丹皮降相火而制虚阳浮动，且茯苓、泽泻均有渗湿泄浊、通调水道之功。三者配伍，与"三补"相对而言，谓之"三泻"，即补中有泻，泻清中之浊以纯清中之清，而益肾精，且补而不滞。诸药相合，非峻补元阳，乃阴中求阳，微微生火，鼓舞肾气，即"少火生气"之意。本证患者平素体质差，致使肾精不充，即使偶尔满溢，也会由于体质问题，而导致精子成活率低下，肾主宗筋，该患少时手淫频繁，加之婚后房劳过度，致肾气不足，宗筋不振，故而举阳不坚，射精无力。肾腑失养则腰膝酸软，周身乏力，肾开窍于耳，其窍不充，则头晕耳鸣，肾藏精，主生殖，肾气不足，其精失养，则死精过多，活力下降。故治以滋阴补肾之品，补益肾阴，使阴津得充，则其病自愈。

约言：本方为补肾助阳，化生肾气之代表方。

2. 附桂八味丸治验

病例资料：宋某，男，30岁，1983年1月19日初诊。婚后5年，经中西医多方治疗，至今尚未生育。同房时有早泄现象，曾先后4次作精液常规检查，均提示精子活动率低，最近一次精液检查提示75%为死精，且活动力较差，精子浓度80×10^6/mL。时感头晕神疲，腰酸膝软；外生殖器检查，阴茎、输精管、睾丸、附睾等无明显异常。舌苔薄白，舌质淡红，脉细。西医诊断为死精子症，中医诊断为精寒，此为肾气不足之证，当以补益肾气为治，方以附桂八味丸加减。

方药：附桂八味丸。日服3次，每次8 g。服至3月23日，自觉早泄现象好转。复查精液，活动率已上升为50%，精子浓度达190×10^6/mL。予原方续服。不久爱人怀孕，于1985年1月30日产一女婴，母女均安。

来源:戚广崇.金匮方治疗男女不育症举隅[J].北京中医杂志,1985,(06):58-59.

按语:附桂八味丸即金匮肾气丸肉桂易桂枝,熟地易生地而成,加强了温肾填精的功效。方中六味滋养肾阴,桂附温补肾阳。金匮肾气丸,又名肾气丸、崔氏八味丸,出自《金匮要略》。有补肾助阳,化生肾气之功。多用于肾阳气不足所致病症,具有补益肾气,温肾填精之功。腰痛脚软,身半以下常有冷感,少腹拘急,小便不利,或小便反多,入夜尤甚,阳痿早泄,舌淡而胖,脉虚弱,尺部沉细;以及痰饮,水肿,消渴,脚气,转胞等。方用干地黄(今多用熟地黄)为君,滋补肾阴,益精填髓。臣以山茱萸,补肝肾,涩精气;薯蓣(山药)健脾气,固肾精。二药与地黄相配,补肾填精,谓之"三补"。臣以附子、桂枝,温肾助阳,生发少火,鼓舞肾气。佐以茯苓健脾益肾,泽泻、丹皮降相火而制虚阳浮动,且茯苓、泽泻均有渗湿泄浊、通调水道之功。三者配伍,与"三补"相对而言,谓之"三泻",即补中有泻,泻清中之浊以纯清中之清,而益肾精,且补而不滞。诸药相合,非峻补元阳,乃阴中求阳,微微生火,鼓舞肾气,即"少火生气"之意。本证患者时感头晕神疲,为肾气不足,不能充脑所致,肾气不足腰府失养则腰酸膝软,舌苔薄白,舌质淡红,脉细均为肾精亏虚,肾气不足之象。故以附桂八味丸补肾气、填肾精,肾气肾精充足了,则诸病痊愈。

约言:本方为温肾填精之代表方。

(二)血虚证

当归补血汤治验

病例资料:贺某,男,30岁,1967年3月4日初诊。婚后5年未育。多次精液检查:精子死亡率在70%~90%,异型精子占20%~50%,且活动率差。曾服补肾填精益髓之品,历时7个月,点效未见。患者形瘦脉虚,面色欠华,西医诊断为死精子症,中医诊断为精寒,此为气血不足之证,当以补气生血为治,方以当归补血汤加减。

方药:黄芪15 g、当归身30 g、熟地黄16 g。7剂,水煎,每日1剂,早晚分服。

二诊:患者服后症状有所改善,效不更方,之后坚持服药两个月,其妻怀孕,次年生一子。

来源:孙在典,李慧.中医男科名家医案精选[M].北京:人民军医出版社,2010.

按语：当归补血汤出自《内外伤辨惑论》，多用于血虚发热所致病症，亦治妇人经期、产后血虚发热头痛，或疮疡溃后，久不愈合者，有补气生血之功效。方中重用黄芪，取其量大力宏，补气固表，以急固浮阳而使热退，且补气又助生血，使阳生阴长，气旺血生，故以之为君。配以少量当归养血和营，并得黄芪生血之助，使阴血渐充，则浮阳秘敛，虚热自退。至于妇人经期、产后血虚发热头痛，属血虚发热者，用此方益气补血，其症自解。疮疡溃后，久不愈合者，亦为气血不足，用本方补气生血，托疮生肌，疮自收口愈合。本证患者形瘦脉虚，面色欠华，乃是血虚见证，当从补血论治，遂采用当归补血汤。

约言：本方为补气生血之常用方，亦体现李杲"甘温除热"之法。

（三）痰瘀凝聚外肾精室证

枸橘汤治验

病例资料：张某，男，27岁，1999年8月25日初诊。结婚2年不育，婚后性生活正常，未采用任何避孕措施，有附睾炎病史。检查：双附睾头部增厚，睾丸大小质地均正常，无精索静脉曲张。精液常规显示：液化正常，精子浓度50×10^6/mL，成活率0，活力0级。血清抗精子抗体（+），舌淡红，苔薄白，脉细弱。西医诊断为无精子症，中医诊断为精冷，此为痰瘀凝聚外肾精室之证，当以软坚化痰，活血化瘀，清热解毒为治，方以枸橘汤加减。

方药：枸橘10 g、青皮、陈皮各10 g、川楝子10 g、延胡索10 g、海藻10 g、昆布10 g、牡蛎10 g、续断10 g、秦艽10 g、防风10 g、防己10 g、赤苓10 g、赤芍10 g、泽兰10 g、泽泻10 g。7剂，水煎，每日1剂，早晚分服。另给服麒麟丸和季德胜蛇药片。

二诊：服药后患者病情有所减轻，按原方继服90剂。

三诊：服药3个月后复查精液示：精子浓度55×10^6/mL，成活率65%，活力Ⅲ级，血清抗精子抗体（-）。1年后随访，其妻已生育一女婴。

来源：戴宁. 徐福松男科验案4则[J]. 安徽中医临床杂志，2003，15(6)：465-466.

按语：枸橘汤出自《外科证治全生集》卷四，多用于子痈，湿热下注厥阴之络所致病症，具有疏肝理气，化湿清热之功效。方中枸橘辛苦而温，功善疏肝理气止痛，为方中君药。泽泻清利下焦湿热，秦艽止痛消胀通络，共为方中臣药，川楝子引药入肝，疏利厥阴之逆气，陈皮理气化湿，共为佐，赤芍活血化瘀为使。全方既清湿热，复护阴津，使附睾之管道通畅，精有出路，故而取效。死精症在不育症门诊中经常可遇到，由于多系生殖道炎性感染所致,故而治疗颇不容易。本证患者由于长期慢性附睾炎导致死精,且出现自身抗精子抗体,徐福松教授运用枸橘、青皮、陈皮、川楝子、延胡索,意在疏肝气;海藻、昆布、牡蛎软坚散结;赤芍、泽兰活血化瘀;赤苓、泽泻、防风、防己、秦艽、季德胜蛇药祛风除湿解毒,并清除抗体;麒麟丸、续断温补肾气。整体用药虽显庞杂,但药证相合,故取得较好疗效。

约言:本方为治疗软坚化痰,活血化瘀之常用方。

第八节 脓精症

正常情况下,精液中没有脓细胞,白细胞计数少于(等于)1×10^6/mL。如果精液中发现脓细胞,而且白细胞计数大于1×10^6/mL,且伴不育者,称为脓精症或精液白细胞过多症。脓精症是男性不育中的常见病,约占男性不育总数的17%,其主要因生殖系统感染所致。中医学中虽无"脓精症"之名称,但认为本病与"精浊""淋证""精热"等证有关。湿、热、毒是其主要病因,基本病机为湿热积毒,疫邪不除,内蕴精室,日久不去,化腐成脓而致脓精。因此,治宜清热除湿,解毒化脓。本病的病机特点是湿热之邪久郁不清,邪伏精室,化毒成腐,甚至引起瘀浊阻滞的病理改变。或湿热不清,日久常易伤阴,出现阴虚火旺,灼精炼液,化腐成脓。湿热或阴虚,引起邪伏精室,化腐成脓是其基本病机,虚实夹杂是本病的病机特点。

脓精症(精液白细胞过多症)的诊断主要是依靠病史及实验室检查,症状和体征主要体现在生殖系统炎症方面的表现。

(一)湿热积毒证

1. 五味消毒饮治验

病例资料:花某,男,32岁,1999年2月7日初诊。结婚5年,4年前生育1女,欲生二胎已2年多未育,平时嗜烟酒。自觉肢体乏力,尿道及会阴部不适感。精液检查:外观微黄,黏稠,成活率40%,活动力弱,精子浓度30×10^6/mL,液化时间2小时,精液总量5.5 mL,白细胞(+++)。舌黯苔白而腻,脉沉细而数。西医诊断为脓精症,中医诊断为淋证,此为湿热积毒之证,当以清热化湿解毒为治,方以五味消毒饮加减。

方药:金银花30 g、连翘30 g、蒲公英15、紫花地丁15 g、滑石20 g、黄柏

12 g、当归 15 g、白芍 15 g、生地黄 15 g、天花粉 15 g、甘草 10 g、穿山甲 10 g、皂角刺 10 g。15 剂，水煎，每日 1 剂，早晚分服。

二诊：自觉尿道及会阴部不适感解除。精液复查白细胞(+)，精子浓度 50×10^6/mL，颜色仍微黄，成活率 55%，液化时间正常，精液量约 3 mL，原方再服 14 剂后，自觉症状解除，复查精液白细胞消失，舌苔薄白，脉沉缓。前方再服 10 剂巩固疗效善后。

来源：徐福松. 男科临证指要[M]. 北京：人民卫生出版社，2008.

按语：五味消毒饮出自《医宗金鉴》，多用于火毒结聚所致的病症，如疔疮等，有清热解毒，消散疔疮之功效。疔疮初起，发热恶寒，疮形似粟，坚硬根深，状如铁钉，以及痈疡疖肿，局部红肿热痛，舌红苔黄，脉数。方中金银花清热解毒，清宣透邪，为君药。蒲公英长于清热解毒，兼能消痈散结，《本草正义》言其"治一切疔疮痈疡红肿热痛诸证"；紫花地丁清热解毒，凉血消痈。二者助君药清热解毒、消散痈肿之力，共为臣药。佐以野菊花、紫背天葵子清热解毒而治痈疮疔毒，其中野菊花尤专于治"痈肿疔毒，瘰疬眼瘜"(《本草纲目》)，而紫背天葵子则能"散诸疮肿，攻痈疽，排脓定痛"(《滇南本草》)。加酒少量，是行血脉以助药效。诸药合用，共奏清热解毒、消散疔疮之功。本证患者属于脓精症，多与前列腺炎或精囊炎或附睾炎有较大关系，患者平时嗜烟酒湿热内生，湿热循经下注，蕴结于精室，故见尿道及会阴部不适感，湿困四肢故自觉肢体乏力。故清热的同时加滑石黄柏等清热祛湿之药。

约言：本方为治火热疔毒之常用方。

2. 萆薢分清饮合茯菟丸治验

病例资料：李某，男，30 岁，1982 年 6 月 5 日初诊。患者婚后 3 年未育。患者结婚 3 年来，每年同居 2 个月，性生活正常；近 2 年来，常感少腹会阴部胀痛，尿末滴白。刻诊：精神尚可，少腹微胀，尿黄、尿痛，尿末滴白，尿道口痒痛不已，口干，盗汗，苔薄白，脉弦数。前列腺液常规(EPS)：SPL +++/HP，PC ++/HP。精液常规：精子浓度 33×10^6 个/mL，活动率 60%。西医诊断为脓精症，中医诊断为淋证，此为湿热下注，精离本位之证，当以清利益肾为治，方以萆薢分清饮合茯菟丸加减。

方药：萆薢 15 g、乌药 6 g、益智仁 6 g、石菖蒲 3 g、黄柏 6 g、生地黄 12 g、天花粉 10 g、赤芍 10 g、菟丝子 10 g、沙苑子 10 g、煅牡蛎(先煎)20 g、碧玉散(包煎)12 g。7 剂，水煎，每日 1 剂，早晚分服。

二诊：上药服后证情缓解，停药 2 个月，又感少腹会阴部疼痛，尿道疼痛，尿末滴白，时有时无，尿黄，口干，苔薄白，脉细。原方去沙苑子、煅牡蛎、生地黄、赤芍，加茯苓 10 g、车前子(包煎)10 g、川楝子 10 g，7 剂，水煎，每日 1 剂，早晚分服。

三诊：服上药 7 剂后，少腹会阴部疼痛减轻，滴白减少，但口干、尿黄依然，大便日行 1 ~2 次，苔薄白，脉细弦。湿热得治，通利不宜太过，少佐固涩。原方加金樱子 10 g。14 剂，水煎，每日 1 剂，早晚分服。

四诊：临床症状基本消失，前列腺液常规(EPS)：SPL +++/HP，白细胞偶见。

1983 年 3 月 12 日随他人就诊时告知，其妻已怀孕 3 个月。

来源：许彦来，谢文英. 男科病名医验案解析[M]. 北京：中国科学技术出版社，2018.

按语：萆薢分清饮，出自南宋医家杨倓的《杨氏家藏方》，原名“萆薢分清散”，至元代《丹溪心法》收载此方，改名为“萆薢分清饮”。多用于湿热白浊等病症，有清热利湿、分清化浊之功用。方中萆薢味苦性平，可利湿祛浊，为治疗白浊、膏淋之要药，故为君药。益智仁温补肾阳，涩精缩尿，为臣药。石菖蒲辛香苦温，化浊祛湿，兼祛膀胱之寒，以助萆薢分清化浊；乌药温肾散寒，行气止痛，能除膀胱冷气，治小便频数，为佐药。加盐同煎，则取其咸以入肾，引药直达下焦，为使药。诸药合用，共奏温肾祛湿、分清化浊之功。茯菟丸出自《太平惠民和剂局方》卷五(续添诸局经验秘方)。多用于心气不足，思虑太过所致病症，具有镇益心神，补虚养血，清小便之功效。本方药味即前小菟丝子丸减山药，茯苓加三倍易名为茯菟丸。以白茯苓为衰弱强壮的四时神药，补心脾，调脏气，伐肾邪，安魂养神为主药；菟丝子强心、补肝脾肾、滋阴生精益髓，止遗泄为辅；石莲肉补心肾脾，交心肾，固精气，厚肠胃，补虚损，固下焦，其同涩之性，最宜滑泄之家，治赤白浊，多寐遗精为佐使；下焦得固而遗浊止，精髓相应得到补益，三药均有补脾作用，气血阴精之生化大启，心肾虚损，得水谷精微不断充养而复康。本证患者湿热为患，下扰精室，复因每年同居 2 个月，故会阴部出现胀痛不适，尿道疼痛，尿末滴白，婚后 3 年未育。今从张子和之说：“或白物如精，随溲而下，久而得于房事所伤及邪术所使，已从清心之际下之。”方用萆薢分清饮合清利之剂泻肾浊，茯菟丸益肾固涩，通涩并用，相反相成，而育胎珠。

约言：萆薢分清饮治疗男性下焦湿热淋浊之常用方。茯菟丸为镇益心神，补虚养血，清小便之常用方。

(二)阴虚火旺证

知柏地黄丸治验

病例资料:刘某,男,23 岁,1989 年 10 月 5 日初诊。述婚后 1 年半未育。查精液质量正常。唯精液量少黄稠,白细胞数超过正常值。患者体瘦,盗汗,手足心热,尿频多,排尿灼热感。舌红,少苔,脉细弦数。既往有前列腺症炎病史。曾多次服用抗生素治疗,仍无好转。经多方辗转来我院求治。西医诊断为脓精症,中医诊断为淋证,此为阴虚火旺之证,当以滋阴泄火为治,方以知柏地黄丸加减。

方药:知母 10 g、黄柏 10 g、青龙齿 15 g、熟地黄 12 g、怀山药 15 g、牡丹皮 12 g、金银花 15 g、蒲公英 15 g、土茯苓各 15 g、地骨皮 10 g、生地黄 10 g、广木香 10 g。28 剂,水煎服,每日 1 剂,早晚分服。

二诊:症状消失。但精液量仍少,因要到外地常驻,遂嘱服六味地黄丸及五子补肾丸续后。又 2 个月后,复查精液全部指标正常。

来源:徐福松. 男科临证指要[M]. 北京:人民卫生出版社,2008.

按语:知柏地黄丸出自清代名医吴谦的《医宗金鉴》,多用于阴虚火旺所致病证,具有滋阴清热之功效。方中熟地甘温滋腻、山茱萸酸收、山药性涩益脾,佐以泽泻配熟地宣泄肾浊,防其滋腻,丹皮配山茱萸凉肝火,茯苓配山药淡渗脾湿。用知母、黄柏清下焦之火,更防毒火内生。本证患者因由肾阴虚致膀胱久蕴湿热,浸淫精室,故患者会阴部闷胀不适,小便黄浊,时有不畅,或尿后尿道口有黏液,舌质暗红,苔黄略干,脉弦。方以《医宗金鉴》知柏地黄丸加味,以滋肾养阴,清热利湿,活血化瘀为主,患者体瘦,盗汗,手足心热,为阴虚之证,阴虚火旺,火下移小肠则尿频多,排尿灼热感,舌红,少苔,脉细弦数,为明显阴虚火旺象,且患者既往有前列腺症炎病史,加金银花、蒲公英、土茯苓、地骨皮等清热利湿。

约言:此为补益肝肾、滋阴清热之良方。

第九节　精液量异常

精液量异常,是指精浆量异常。一次排精量少于 2 mL 或多于 6 mL 者,称为精液量异常。前者称为精液量过少症,后者称为精液量过多症。精液量的多少与性交频度、体位、时间、性兴奋强弱及精神因素、体质状况、季节的变化等密切相关。精液量过少症约占男子不育的1.8%，精液量过多症则相对少见，两者都是导致男性不育症的原因之一。

《诸病源候论》载："虚劳精少"、《辨证录》载："精少"，大致相当于精液量过少症。"精清""精寒"与精液量过多症的相类似。中医治疗效果比较理想。中医认为，精液量过少多由先天不足，禀赋薄弱；或者房事不节，色欲过度，耗损肾精所致；或者由久病不愈，气血俱伤，或者先天不足，后天失养，素体虚弱，或思虑过度，劳伤心脾所致；亦有素体内热，或者饮食不节，过食辛辣厚味，或外感湿热之邪，湿热内生，致热盛伤阴所致者；若湿热下注，熏蒸精室，精液成浊，瘀阻精脉；或者房事忍精不泄，火伏精室，败精瘀阻而成。精液量过多的主要原因是先天不足，禀赋薄弱；或者房室不节，色欲过度；或者大病久病初愈而犯房禁，以致肾气虚弱，固摄无权；或者屡犯手淫，阴损及阳；或者素体肾阳不足，命门火衰，阴寒内生。

（一）气血不足证

八珍汤治验

病例资料：史某，男，29岁，2006年9月2日初诊。结婚2年，未避孕1年未育。自觉射精不畅快，精液量少，每次1 mL左右。平时神疲乏力，形体稍胖，胸闷气短，面色淡白。时有大便溏薄，舌淡苔白，脉细弱。西医诊断为精液量异常，中医诊断为精少，此为气血不足之证，当以补益气血为治，方以八珍汤加减。

方药：太子参15 g、茯苓10 g、白术12 g、甘草6 g、薏苡仁15 g、当归12 g、熟地黄10 g、白芍9 g、川芎6 g、黄芪12 g、肉桂3 g、煨木香10 g、炮姜2 g。25剂，水煎服，每日1剂，早晚分服。

二诊：症状大减。前方继续出入服用，同时加用聚精丸。连服4个月复查精液常规，一切正常。

来源：徐福松. 男科临证指要[M]. 北京：人民卫生出版社，2008.

按语：八珍汤（原名八珍散）出自《瑞竹堂经验方》，多用于气血两虚所致的病症，有益气补血之功效。本方为四君子汤与四物汤合方而成。方中人参与熟地黄为君药，人参甘温，大补五脏元气，补气生血，熟地黄补血滋阴。臣以白术补气健脾，当归补血和血。佐用茯苓健脾养心，芍药养血敛阴；川芎活血行气，以使补而不滞。炙甘草益气和中，煎加姜枣，调和脾胃，以助气血生化，共为佐使。诸药相合，共成益气补血之效。本证患者虽以不育就诊,但其平时神疲乏力,形体稍胖,胸闷气短,面色淡白。时有大便溏薄,舌淡苔白,脉细弱,病机是气血不足,其治以健其运化,补气生血为主,稍佐以补肾填精。加薏苡仁以健脾渗湿,以煨木香温胃行气。

约言:本方为治疗气血两虚之基础方。

(二)阴虚火旺证

大补阴丸治验

病例资料:刘某,男,32岁,1989年3月8日初诊。结婚4年未育。于3年前曾孕流产。近1年半来未避孕。查:精液量过少,往往只有几滴,自以为羞。手足心发热多汗,口燥咽干喜冷饮。心烦躁,失眠多梦。舌红少苔,脉细弦数。西医诊断为精液量异常,中医诊断为精少,此为阴虚火旺之证,当以滋阴清热,养阴生精为治,方以大补阴丸加减。

方药:知母9 g、黄柏6 g、熟地黄12 g、龟甲10 g、生地10 g、天麦冬10 g、玄参10 g、五味子10 g、酸枣仁10 g、干子石斛10 g、紫河车10 g、陈皮10 g、茯苓10 g。28剂,水煎服,每日1剂,早晚分服。

二诊:症状减轻。几度增减其方,前后服用5个月而愈。

来源:徐福松. 男科临证指要[M]. 北京:人民卫生出版社,2008.

按语:大补阴丸出自《丹溪心法》,多用于阴虚火旺所致的病症,有滋阴降火之功效。方中熟地滋补真阴,填精益髓;龟板滋阴潜阳,补肾健骨。二药相须,补阴固本,滋水亦可制火,共为君药。相火既动,必资清降,故以黄柏之苦寒降泄,"专泻肾与膀胱之火"(《药品化义》);知母味苦性寒质润,既能清泄肺、胃、肾三经之火,又能滋三经之阴。知母、黄柏相须为用,知母滋阴清热,黄柏虽无滋阴之功,确属"坚阴"之品,二者善能清降阴虚之火,用以为臣。丸用猪脊髓补髓养阴,蜂蜜补中润燥,共增滋补真阴之效,是为佐药。合而成方,既滋阴,又降火,但龟板、熟地用量略多,以滋阴培本为主,故曰"大补阴丸",实乃补泻并施之方。本证患者以阴虚内热见症,阴虚内热则手足心发热多汗,阴虚津液不足则口燥咽干,内热则喜冷饮,心烦躁,失眠多梦。舌红少苔,脉细弦数均为阴虚内热所致。患者阳偏胜明显,以大补阴气为主,直折病势,以扶其虚而制其亢。"壮水之主以制阳光"是也。

约言:本方为治疗阴虚火旺证之常用方。

(三)命门火衰证

赞育丹治验

病例资料:吴某,男,26岁,2006年1月8日初诊。今不惑之年而不育。述精液量多而清稀,早泄,性事稀少。小便频数清长,尿后余沥不尽,腰酸神疲,虽夏月亦觉手足发凉。舌淡,脉细弱。西医诊断为精液量异常,中医诊断为精少,此为命门火衰之证,当以温补命门为治,方以赞育丹加减。

方药:鹿角霜10 g、制附子5 g、肉苁蓉10 g、阳起石10 g、巴戟天10 g、韭菜子10 g、赤石脂10 g、金樱子、芡实各10 g、莲须10 g、茯苓9 g、台乌药10 g、小茴香6 g。15剂,水煎服,每日1剂,早晚分服。

二诊:患者自觉觉手足大温,精力较甚,晨间阳物蠢蠢欲动。前方去附子、鹿角霜,加二仙、锁阳。又50余剂而愈。

来源:徐福松.男科临证指要[M].北京:人民卫生出版社,2008.

按语:赞育丹出自《景岳全书·痿证论》,用于命门火衰,精气虚冷所致病症,具有补肾壮阳,养血生精之效。方中附子、肉桂峻补下焦元阳;肉苁蓉、巴戟天、淫羊藿、蛇床子、仙茅、杜仲补肾壮阳;韭子、山茱萸温肾固精。上十味均为补肾壮阳之品,今集于一方,其补肾壮阳作用较为强大。阴阳互根,补肾宜于温润,故配以熟地、当归、枸杞补阴益精。阳明(胃)总宗筋之会,虚者宗筋弛纵,治惟通补阳明;重用一味白术以健运脾胃,运化精微,使肾精得到补充,宗筋弛缓自会好转,此实寓脾肾并治之意。诸药合用,对命门火衰,虚寒无子之证确有赞助生育之功,故名赞育丹。畸形精子主要因发育不完善和贮存期间受到伤害。本证患者因命门火衰,精室寒冷,精子自然难全其形,必温煦和缓方可解其困厄,与种子于秋冬收藏,于春始发相似。本例病人虽处酷暑,而身若寒冬,遂饮温热之品应手而效。“三因制宜”与“治病求本”不可偏也。

约言:本方为治疗命门火衰,精气虚寒之良方。

第十节 精子过多症

中医典籍中未见类似记载。大约相当于“精瘀”病。精子浓度超过250×10^6/mL,造成男子不育,即可称为精子过多症。此症临床上极为少见,国外报道该症约占男性不育症的0.2%。精子过多引起不育,主要归咎于精子质量问题。临床上,精子过多症患者多伴有精子成活率低,活动力差,或畸形率高,形态小,或伴有精液不液化。中医认为,该症的病因主要为:先天禀赋不足,膏粱厚味,湿热内生,下注肝肾,或感受湿热之邪,循经上沿,结于精室。精子增多症在数量上属太过之疾,而在质量上则属不足之病。其病机症结为"肾虚湿阻",生殖之精生长异常。不足表现于肾虚,太过表现于湿阻。标易治而本难图,故太过可治而不足难医。加上湿为阴邪,其性黏腻,给精子增多症的治疗带来更大困难。中医常见证型有肾气亏虚、湿热下注、痰湿内阻证。

（一）肾气亏虚证

右归丸治验

病例资料:朱某,男,30岁,1988年3月15日初诊。婚后3年,夫妇同居不育。配偶健康,性生活正常,未采用避孕措施,伴有腰膝酸软,头昏耳鸣,乏力自汗,胃纳佳,大便正常,小便清长,面色黯黑,睡眠好,脉沉细,舌淡红,苔薄白。前列腺液常规(EPS):SPL ++/HP,WBC +/HP,解脲支原体(-),第一次精液常规检查,7天未排精,用电按摩取样,精液量0.4 mL,呈灰白色,pH 7.6,液化时间20分钟,黏稠度(++),精子浓度302×10^6/mL,活动率18%,畸形率10%,精子动力分级:0级82%,1级18%,2级0,3级0,4级0。第二次精液常规检查:精液量1.2 mL,呈乳黄色,液化时间10分钟,pH 7.4,黏稠度(+),精子浓度318×10^6/mL,活动率40%,畸形率10%。以上两次化验,活动力分级中3、4级均为零,西医诊断为精子增多症,中医诊断为精寒,此为肾气亏虚之证,当以温补肾气为治,方以右归丸加减。

方药:鹿角胶10 g、吴茱萸2 g、菟丝子10 g、生地黄10 g、当归10 g、枸杞子10 g、肉桂5 g、制附子5 g、生米仁15 g、枳壳6 g、甘草5 g、仙灵脾10 g。15剂,水煎服,每日1剂,早晚分服。

二诊:患者服药后症状均有所减轻,效不更方,按原方继服1个月。

三诊:1988年4月30日复查,腰膝酸软消失,无头昏耳鸣,面色正常,精液常规:精液量1.4 mL,灰白色,液化时间20分钟,pH 7.4,黏稠度(++),精子浓度252×10^6/mL,活动率75%,畸形率5%,精子动力分级:0级25%,1级10%,2级10%,3级30%,4级25%,白细胞少许。病已基本痊愈。

来源:徐福松.男科临证指要[M].北京:人民卫生出版社,2008.

按语:右归丸出自《景岳全书》,多用于肾阳不足,命门火衰所致病症,有温补肾阳，填精益髓之功效。方中附子、肉桂温壮元阳，鹿角胶温肾阳、益精血，共为君药。熟地黄、山茱萸、枸杞子、山药滋阴益肾，填精补髓，并养肝补脾，共为臣药。佐以菟丝子、杜仲，补肝肾，强腰膝；当归养血补肝，与补肾之品相合，共补精血。诸药合用，温壮肾阳，滋补精血。本证患者见肾虚腰府失养则腰膝酸软，气虚无力升阳则头昏耳鸣，气虚不敛则乏力自汗，此为肾气不足之甚，非常规补肾之品所能胜任，故方中加入吴茱萸，肉桂，附子等药以振奋肾中阳气，收藏漫散之真元。

约言：右归丸为治疗命门火衰证之常用方。

（二）阴阳俱虚，肝气郁结证

龟鹿二仙胶、海蛤汤、金铃子散与四逆散合方治验

病例资料：杨某，男，34 岁，2016 年 12 月 8 日初诊。结婚 6 年，在 4 年前经男科检查：精子成活率低，活动力差，精子计数 260×10^6/mL，诊断为精子增多症，服用中西药已年余，可精子增多症未能达到预期治疗目的，故前来诊治。刻诊：婚久不育，倦怠乏力，情绪低落，急躁易怒，口淡不渴，手足不温，舌红少苔，脉沉弱涩。西医诊断为精子过多症，中医诊断为精清，此为阴阳俱虚，肝气郁结之证，当以滋补阴阳、行气解郁为治，方以龟鹿二仙胶、海蛤汤、金铃子散与四逆散合方加减。

方药：枸杞子 10 g、鹿角 18 g、龟甲 18 g、红参 15 g、海马 10 g、蛤蚧 1 对，川楝子 15 g、延胡索 15 g、柴胡 12 g、枳实 12 g、白芍 12 g、炙甘草 12 g。6 剂，水煎服，每日 1 剂，每日 3 次。

二诊：药后诸症略有改善，以前方 6 剂。

三诊：盗汗减轻，以前方 6 剂。

四诊：急躁易怒好转，以前方 6 剂。

五诊：诸症大减，以前方 6 剂。

六诊：诸症基本解除，以前方 6 剂。

七诊：经复查，精子成活率、活动力较前均有改善，其中精子计数 210×10^6 个，以前方 6 剂。之后，为了巩固疗效，以前方变汤剂为散剂，每次 6 g、每日 3 次，治疗 6 个月。

八诊：精子成活率、活动力、精子计数均已恢复正常。随访 6 个月，其妻已怀孕。

来源：许彦来，谢文英. 男科病名医验案解析［M］. 北京：中国科学技术出版社，2018.

按语:龟鹿二仙胶出自《医便》,多用于真元虚损,精血不足所致病症,有滋阴填精,益气壮阳之功效,方用鹿角胶甘咸而温,通督脉而补阳,且益精补血;龟板胶甘咸而寒,通任脉而养阴,滋补阴血。二药俱为血肉有情之品,合而用之,能峻补阴阳,填精补髓,滋养阴血,共为君药。配人参大补元气,健补脾胃,以助后天气血生化之源;枸杞子益肝肾,补精血,以助龟、鹿二胶之力,共为臣药。四药相合,壮元阳,填真阴,益精髓,补气血,故又能益寿延年,生精种子。“由是精生而气旺,气旺而神昌,庶几龟鹿之年矣,故曰二仙。”(《古今名医方论》)金铃子散,见于《太平圣惠方》,录自《袖珍方》。多用于肝郁化火所致病症,有疏肝泄热,活血止痛之功效。方中金铃子味苦性寒,疏肝行气,清泄肝火而止痛,用以为君。延胡索苦辛性温,行气活血,擅长止痛,为臣佐药。两药合用,既可行气活血止痛,又可疏肝泄热,为治疗肝郁化火、气滞血瘀诸痛的良方。服用酒下,行其药势,用以为使。对肝郁化火,气滞血瘀之胸腹胁肋疼痛诸症甚合。失笑散来自《太平惠民和剂局方》,多用于瘀血疼痛所致病症,有活血祛瘀,散结止痛之功效。方中五灵脂苦咸甘温,入肝经血分,且用酒研,功擅通利血脉、散瘀止痛;蒲黄甘平,《神农本草经》谓其“消瘀血”,炒用并能止血,二者相须为用,化瘀散结止痛。调以米醋,或用黄酒冲服,乃取其活血脉,行药力,化瘀血,以增活血止痛之功,且制五灵脂气味之腥臊。二药合用,药简力专,共奏祛瘀止痛、推陈出新之功,使瘀血除,脉道通,则诸症自解。吴谦释用本方“不觉诸证悉除,直可以一笑而置之矣”,故以“失笑”名之。四逆散,出自《伤寒论》。多用于阳郁厥逆,肝脾不和所致病症,有透邪解郁,疏肝理脾之功效。方中柴胡入肝胆经,升发阳气,疏肝解郁,透邪外出,为君药。白芍敛阴,养血柔肝,为臣药,与柴胡合用,以补养肝血,条达肝气,可使柴胡升散而无耗伤阴血之弊;且二者恰适肝体阴用阳之性,为疏肝法之基本配伍。佐以枳实理气解郁,泄热破结,与柴胡为伍,一升一降,增舒畅气机之功,并奏升清降浊之效;与白芍相配,又能理气和血,使气血调和。甘草调和诸药,益脾和中。四药配伍,共奏透邪解郁、疏肝理脾之效,使邪去郁解,气血调畅,清阳得伸,四逆自愈。原方用白饮(米汤)和服,亦取中气和则阴阳之气自相顺接之意。本证患者倦怠乏力,情绪低落,急躁易怒,口淡不渴,手足不温,舌红少苔,脉沉弱涩。辨为阴阳俱虚,肝气郁结证,故以四逆散加减四逆散疏肝解郁,调理气机;以海蛤汤温补肾阳;以龟鹿二仙胶滋阴填精,益气壮阳。方药相互为用,以奏其效。

约言:四逆散原治阳郁厥逆之证,后世拓展用作疏肝理脾之基础方。龟鹿二仙胶为阴阳并补之常用方。海蛤汤为温补肾阳之常见方。

第十一节　其他原因导致的男子不育

(一)元阳不固之阳虚精冷不育

固本健阳丹治验

病例资料:刘某某,男,40岁。患者年40仍无子,平素房事不兴,精液稀冷,多次求医无效,患者年轻时沉溺酒色,其两寸脉洪,两尺沉微无力。西医诊断为不育症,中医诊断为精冷,此为真元虚衰之证,当以培养元神,坚固精血,暖肾壮阳为治,方以固本健阳丹加减。

方药:固本健阳丹加人参6 g、附子6 g、枸杞子6 g、覆盆子6 g。上为细末,炼蜜为丸,如梧桐子大。每服五七十丸,空心盐汤送下,酒亦叮,临卧再进一服。

二诊:服药一剂后,感觉下腹部和年轻时一样温暖,嘱其继续再继一剂。

三诊:服第二剂时,服至一半,妻子就怀孕,生一儿子,非常高兴,感情很融洽,之后就将此方传给刘柏亭、刘敏庵,此二人服后,妻子均怀孕生子。

方药(固本健阳丹):菟丝子(酒煮)4.5 g、杜仲(酒洗,去皮,酥炙)3 g、当归身(酒洗)3 g、肉苁蓉(酒浸)3 g、五味子(去梗)3 g、益智仁(盐水炒)3 g、嫩鹿茸(酥炙)3 g、热地(酒蒸)9 g、山茱萸(酒蒸,去核)9 g、川巴戟(酒浸,去心)9 g、续断(酒浸)4.5 g、远志(制)4.5 g、蛇床子(炒,去壳)4.5 g、加人参6 g、枸杞子9 g。上为细末,炼蜜为丸,如梧桐子大。每服五七十丸,空心盐汤送下,酒亦叮,临卧再进一服。若妇人月候已尽,此是种子期也,一日可服3次无妨。如精不固,加龙骨、牡蛎,火煅,盐酒淬3~5次,各一两二钱,更加鹿茸五钱。

来源:覃湛,陈慰填,洪志明. 大国医经典医案诠解 · 病症篇 · 男科病[M]. 南京:江苏科学科技出版社,2016.

按语:固本健阳丹出自《万病回春》卷六。多用于精血清冷或禀赋薄弱之不育症;或身体壮盛,但房劳过甚,以致肾水欠旺,不能直射子宫所致之男性不育症。具有培养元神,坚固精血,暖肾壮阳之功效。方中鹿茸、蛇床子、巴戟天、山萸肉、肉苁蓉、菟丝子等药温补肾阳;人参大补元气,配合山药、茯苓补气养后天;熟地、枸杞、当归补益肾阴;五味子、益智仁补肾固精;牛膝引诸药入肾。龚廷贤云:“凡人无子,多是精血清冷,或禀赋薄弱;间有壮盛者,亦是房劳过甚,以致肾水欠旺,不能直射子宫,故令无子。不可尽归咎于血之不足与虚寒。”本证实乃阳虚精冷不育,观其脉象,寸洪尺沉,乃元阳不固之本案实乃阳虚精冷不育,观其脉象,寸洪尺沉,乃元阳不固之象,遂以固本健阳丹加人参、附子等固其元阳。西医学认为男性的生精周期一般要3个月左右,古人制丹或丸治疗不育症,有其科学性,因为长期煎煮服药不便,而炼蜜为丸后服用方便,能提高患者的依从性。

约言:固本健阳丹为培养元神,坚固精血,暖肾壮阳之名方。

(二)脾肾气虚阳痿性不育

四君子汤合当归补血汤(助气仙丹)治验

病例资料:患者在与妻子同房时,妻子兴致正浓,而患者却还未射精就突然阴茎痿软,不能完成房事,平时阴茎勃起时亦不坚挺,伴有射精无力,以致至今没有孩子。西医诊断为勃起功能障碍、男性不育症,中医诊断为阳痿、无嗣,此为脾肾气虚之证,当以补脾益气、气血双补为治,方以四君子汤加减。

方药:人参15 g、黄芪30 g、当归9 g、茯苓6 g、白术30 g、破故纸9 g、杜仲15 g、山药9 g。7剂,水煎服,每日1剂,早晚分服。连服4剂,气旺;再服4剂,气大旺。自然久战,可以壮阳,泄精可以射远,玉燕投怀矣。

来源:覃湛,陈慰填,洪志明. 大国医经典医案诠解. 病症篇·男科病[M]. 南京:江苏科学科技出版社,2016.

按语:四君子汤出自《太平惠民和剂局方》,多用于脾胃气虚所致病症,具有益气健脾之功效。方中人参甘温,能大补脾胃之气,故为君药。臣以白术健脾燥湿,与人参相须,益气补脾之力更强。脾喜燥恶湿,喜运恶滞,故又以茯苓健脾渗湿,合白术互增健脾祛湿之力,为佐助。炙甘草益气和中,既可加强人参、白术益气补中之功,又能调和诸药,故为佐使。四药皆为甘温和缓之品,而呈君子中和之气,故以“君子”为名。四药合力,重在健补脾胃之气,兼司运化之职,且渗利湿浊,共成益气健脾之功。当归补血汤出自《内外伤辨惑论》,主治血虚发热,亦治妇人经期、产后血虚发热头痛,或疮疡溃后,久不愈合,有补气生血之功效。方中重用黄芪,取其量大力宏,补气固表,以急固浮阳而使热退,且补气又助生血,使阳生阴长,气旺血生,故以之为君。配以少量当归养血和营,并得黄芪生血之助,使阴血渐充,则浮阳秘敛,虚热自退。至于妇人经期、产后血虚发热头痛,属血虚发热者,用此方益气补血，其症自解。疮疡溃后，久不愈合者，亦为气血不足，用本方补气生血，托疮生肌，疮自收口愈合。本证患者形瘦脉虚，面色欠华，乃是血虚见证，当从补血论治，遂采用《辨证录·种嗣门》之当归补血汤。本证患者为阳痿性不育，古代医家认识到阳痿是不育的原因之一，这与西医学的观点一致。当代医家治疗阳痿常以阳虚立论，罔补命门之火，而忽视扶阳的本质。《医心方》："玉茎不怒，和气不至；怒而不大，肌气不至；大而不坚，骨气不至；坚而不热，神气不至。"这说明了正常勃起与五脏气至的关系。本案补气以平补，方用助气仙丹，方中用四君子汤合当归补血汤方意，气血双补，动静结合，加怀山药、杜仲及补骨脂而有阴平阳秘之功，补五脏之气以助命门之火。此方补气，绝不补阴，因病成于阳衰，则阴气必旺，若兼去滋阴，则阳气无偏胜矣。方又不去助火，盖气盛则火自生，若兼去补火，则阳过于胜而火炎，复恐有亢烈之忧，反不种子矣，此立方之所以妙也。

约言：四君子汤为补气之基础方。当归补血汤为补气生血之常用方，亦体现李杲"甘温除热"之法。

(三)肾精亏虚之阳痿性不育

河车大造丸治验

病例资料：骆某，男，27岁，1986年5月8日初诊。患者婚后4年未育，多次精液常规正常，阳痿日久，屡治无效。刻诊：精神较萎，腰酸无力，纳食及二便正常，舌淡红，苔薄白，脉细滑。患者诉同房时紧张，阴器勃起不坚，且不能持久，临门即痿。追问病史，刚结婚时房事尚可，婚后生活拮据，过度辛劳所致。西医诊断为勃起功能障碍，中医诊断为阳痿，此为肾精亏虚之证，当以补肾生精为治，方以河车大造丸加减。

方药：紫河车10 g、制何首乌10 g、沙苑子10 g、枸杞子10 g、生地黄10 g、熟地黄10 g、制黄精10 g、金樱子10 g、女贞子10 g、太子参12 g、当归10 g、白芍10 g、薏苡仁15 g。7剂，水煎服，每日1剂，水煎服。另服五子补肾丸5 g、每日2次。嘱其同房时不要紧张，近阶段注意休息，增加营养，15天内不要同房。

二诊：1987年10月10日前来报喜称，服上药15天后即成功同房，后每次均能成功。其妻于去年年底怀孕，今生双胞胎男婴，已满月。

来源：许彦来，谢文英. 男科病名医验案解析[M]. 北京：中国科学技术出版社，2018.

按语：河车大造丸出自《诸证辨疑》，多用于肝肾阴虚所致病症，具有滋补肝肾，填精养血之功效。方剂由紫河车、牛膝、肉苁蓉、天门冬、黄柏、五味子、锁阳、当归、熟地黄、生地黄、枸杞子、杜仲组成。方中紫河车甘、咸、温，为血肉有情之品，大补气血，填精补肾，为君药。熟地、枸杞益阴填精，为臣药。天门冬滋补肺肾而止咳，生地、黄柏降火滋阴而退虚热，杜仲、锁阳、肉苁蓉、牛膝补肾助阳而强壮筋骨，五味子敛肺止咳，当归和血养阴。俱为佐药。诸药合用，共奏滋阴填精，补肾益精之功。本证患者久劳辛苦，营养不良，肾精匮乏，复加房事时精神紧张，故痿而不起以至不育，予河车大造丸以益气养血，补肾生精，使人阳事兴自能有子。患者肾虚精亏，故又加制首乌、制黄精、金樱子、沙苑子等补肾、益精、固精之品以助药效。

约言：本方为治疗虚损劳伤，精血亏虚之常用方。

第七章 尿路感染与尿石症

第一节 淋 证

淋之名称，始见于《内经》，相当于西医的尿路感染。《金匮要略·消渴小便不利淋病脉证并治》曰："淋之为病，小便如粟状，小腹弦急，痛引脐中。"本病病位在肾与膀胱，病机为肾虚和膀胱湿热。本病证初起多实，久则由实转虚，亦可呈现虚实并见的证候。感受湿热之邪，或过食辛辣肥腻食物酿成湿热，下注膀胱，影响膀胱气化而发生热淋；膀胱湿热煎熬尿液，日积月累，尿中杂质结为砂石则成石淋；湿热损伤膀胱血络，迫血妄行则成血淋；湿热蕴结膀胱，气化不利，清浊部分，脂液随小便而出则成膏淋；劳累过度，或久病之后，或年老体弱，致肾脏虚弱而成劳淋；中气下陷，膀胱气化无力则为气淋。

一、常证

（一）湿热蕴结证

1. 八正散治验

病例资料：赵某，男，32岁，1987年7月12日初诊。患者来诊时症见小便短数，尿时灼热刺痛，尿色黄赤，少腹拘急胀痛，口苦，苔黄腻，脉滑数。患者素食辛热肥甘之品，饮酒成瘾。西医诊断为尿路感染，中医诊断为淋证，此为湿热之邪下注膀胱而致之热淋证，当以清利湿热，利尿通淋为治，方以八正散加减。

方药：木通15 g、车前子（包煎）30 g、萹蓄15 g、栀子15 g、滑石30 g、甘草6 g、瞿麦15 g、石韦15 g、连翘15 g、金银花30 g、黄芩15 g、赤小豆30 g。

3剂,水煎,每日1剂,早晚分服。

二诊:7月16日复诊,服药3剂后,热淋诸症皆消,为巩固疗效,继守原方3剂。

三诊:7月20日复诊,病告痊愈。6个月后询访,未见复发。

来源:梁家清,刘振伟.梁家清临证医案选粹[M].北京:人民军医出版社,2012.

按语:八正散出自《太平惠民和剂局方》,主治湿热下注,蕴于膀胱所致热淋证,具有清热泻火,利水通淋之功效。方中滑石清热利湿,利水通淋;木通上清心火,下利湿热,使湿热之邪从小便而去,共为君药。萹蓄、瞿麦、车前子均为清热利水通淋要药,合滑石、木通则利尿通淋之效尤彰,同为臣药。栀子清热泻火,清利三焦湿热,为佐药。甘草调和诸药,兼以清热缓急,故有佐使之功。诸药合用,既可直入膀胱清利而除邪,使湿热之邪尽从小便而去,共成清热泻火、利水通淋之剂。本证由湿热下注,蕴于膀胱所致。膀胱湿热,气化不利,则排尿灼热涩痛、淋沥不畅、少腹拘急胀痛;湿热蕴蒸,则尿色黄赤;湿热内蕴,则口苦、舌苔黄腻、脉滑数。本证患者素食肥甘厚味,饮酒成瘾,体内湿热尤甚,故加连翘、金银花、黄芩以清热泻火解毒,再加石韦、赤小豆以利水通淋,使热邪从小便而泻。湿热之邪尽去,则病愈。

约言:此乃清利通淋之良方。

2.白头翁汤治验

病例资料:黎某,男,49岁,1989年6月5日初诊。患者尿频、尿急、尿痛、淋漓不尽10天,有时尿血,伴畏寒发热,头晕头痛,口苦口干不欲饮,胸闷恶心,腰背酸痛。刻下症舌质红苔白厚腻,脉濡滑数。尿常规示:浑浊,PRO+,WBC +/HP,PC ++++/HP。西医诊断为泌尿系感染,中医诊断为淋证,此为湿热蕴结之证,当以清热解毒,凉血通淋为治,方以白头翁汤加减。

方药:白头翁8 g、黄连6 g、黄柏6 g、秦皮10 g、川木通10 g、车前子(包煎)10 g、茯苓10 g、六一散(包煎)10 g。7剂,水煎,每日1剂,早晚分服。

二诊:服上药3剂后,尿频尿急尿痛好转,但脘腹胀满不适,大便2日未解。守上方加大腹皮10 g、厚朴10 g。3剂后小便淋漓涩痛明显好转,脘腹胀闷减轻。大便正常,舌淡红苔白,脉细弦。

三诊:继服4剂,尿常规检查未见异常,病愈。

来源:王继平.白头翁汤治疗泌尿系感染验案[J].江西中医药,1991,22(6):33.

按语:白头翁汤出自《伤寒论》,主治热毒深陷血分,下迫大肠所致之热毒痢，具有清热解毒，凉血止痢之功效。方用苦寒而入“阳明血分”之白头翁为君，清热解毒凉血效卓。黄连泻火解毒，黄柏清下焦湿热，二者助君药清热燥湿而为臣。秦皮清热解毒用为佐使。四药合用，共奏清热凉血之功。本证患者热毒炽盛，迫血妄行，故见尿血。湿热蕴结，故胸闷恶心、口苦口干而不欲饮。小便淋漓涩痛，故加木通、车前子以清热利尿，使热从小便而泻。加茯苓以利水渗湿，而六一散由滑石、甘草调和而成，方中滑石甘淡性寒，质重而滑，寒能清热，淡能渗利，重能走下，滑能利窍，善清解暑热、通利水道，令暑热水湿从小便而去，故为君药。甘草生用，甘平偏凉，清热泻火，益气和中，与滑石相配，防寒凉伐胃。二药合用，共奏清暑利湿之效，乃利湿之要方。全方清热解毒的同时，又兼顾了渗湿、利尿之效。二诊时病情好转，但脘腹胀满，乃气滞之象，故加大腹皮、厚朴以行气宽中。湿热得消，气滞得行，故病愈。

约言：此乃清热解毒，凉血通淋之良方。

3. 滋肾丸治验

病例资料：刘某某，男，38岁，1958年6月13日初诊。患者平素饮酒无度，贪食生冷，而病小便频数涩痛。近7日来，服六一散，寸效未显，反而溺时灼痛，状若火燎。小便红赤，大便秘结，少腹膨胀，腰脊酸痛。脉细数无力，舌苔白腻，舌尖红赤。西医诊断为尿路感染，中医诊断为淋证，此为湿热蕴结下焦之证，当以清热降火，通关利水为治，方以滋肾丸加减。

方药：知母9 g、黄柏9 g、肉桂1.5 g。7剂，水煎，每日1剂，早晚分服。

二诊：上方连服3剂，小便频数灼痛，均减大半，少腹膨胀亦瘥。郑钦安云：“滋肾丸一方，乃利水之方，亦纳肾气之方也”。上方既见效果，仍宗上方加味。

方药：知母9 g、黄柏9 g、肉桂1.5 g、猪苓18 g、鲜白茅根30 g、阿胶（烊化）12 g。煎服法同上。上药连服6剂诸症悉平，恢复工作。

来源：孙鲁川. 孙鲁川医案[M]. 北京：人民卫生出版社，2009.

按语：滋肾丸（又名通关丸）出自《兰室秘藏》，多用于热蕴膀胱所致病症，具有滋肾清热，化气通关之功用。方用苦寒之黄柏清肾中伏热，补水润燥以为君，以知母之苦寒，滋肺经之化源，泻肾火，故以为佐。两药合用能清湿热、滋肾阴以泻下焦相火，同时用少许辛热肉桂，寒热并用以为引使助命门之火，增强膀胱的气化作用，以通关使热清湿去，气化得司，则壅闭自开，小便自然畅通。诸药合用，有泻热化气利水之功。本证患者平素饮酒无度，贪食生冷，湿热郁结于下焦膀胱气化不行，故溲溺涩痛，少腹膨胀。热迫血溢，故小便红赤。脉与舌象亦属湿热内蕴之候。前贤有云："醇酒厚味者，酿成湿热也，积热既久，热结下焦，所以小便淋漓作痛……"故当以清热降火，通关利水为治，方用滋肾丸加减。患者二诊先以滋肾丸通关利水，以澄其源。继配猪苓、白茅根、阿胶清热利水，养阴止血，以畅其流。组方简洁，药不芜杂。先后两诊，环环相扣，故疗效显著。

约言：此乃通关利水之良方。

(二)肾阳虚衰，湿浊下注证

萆薢分清饮治验

病例资料：朱某，男，64岁，1976年4月2日初诊。患者腰酸，尿频数，入暮尤甚，尿时余沥不清，浑浊有沉淀，如米泔样而黄。脉濡涩，苔白腻。西医诊断为尿路感染，中医诊断为淋证，此为肾阳虚衰，湿浊下注之证，当以温肾利湿，分清别浊为治，方以萆薢分清饮加减。

方药：萆薢9 g、益智仁9 g、石菖蒲4.5 g、乌药6 g、滑石9 g、补骨脂12 g、茯苓12 g、甘草6 g、苍术4.5 g。5剂，水煎，每日1剂，早晚分服。

二诊：4月7日复诊，腰酸、尿频较前减少，沉浊减消。上方裁滑石、苍术，再5剂，病渐愈。

来源：何任，浙江中医学院《何任医案选》整理组．何任医案选[M]．杭州：浙江科学技术出版社，1981.

按语：萆薢分清饮出自《杨氏家藏方》，多用于下焦虚寒，湿浊不化所致病症，有温肾利湿，分清化浊之功效。方中萆薢味苦性平，可利湿祛浊，为治疗白浊、膏淋之要药，故为君药。益智仁温补肾阳，涩精缩尿，为臣药。石菖蒲辛香苦温，化浊祛湿，兼祛膀胱之寒，以助萆薢分清化浊；乌药温肾散寒，行气止痛，能除膀胱冷气，治小便频数，为佐药。加盐同煎，则取其咸以入肾，引药直达下焦，为使药。本证乃由下焦虚寒，湿浊不化所致。肾司开阖，若肾阳亏虚，气化失权，膀胱失约，则小便频数；元阳不足，封藏失司，清浊不分，败精垢物渗于溺道，则小便混浊如米泔。法当温暖下元，分清化浊。再加茯苓、苍术以利水渗湿，滑石以利窍通浊，补骨脂以增补肾助阳之功，甘草调和诸药。诸药合用，利温相合，通中寓涩，分清别浊，诸症减消。

约言：此乃温肾利湿，分清化浊之良方。

(三)脾气亏虚证

四君子汤治验

病例资料:张某某,男,50岁,1985年7月21日诊。小便淋漓不爽,反复发作3年,加重半个月。自罹患以来,频服苦寒清利方药,疗效平平。证兼小便不尽之感,少气懒言,头晕,面浮而肿,肢体困倦,舌体胖紫,苔薄白,脉濡细而缓。西医诊断为尿路感染,中医诊断为淋证,此为脾气亏虚,血瘀水滞之证,当以益气健脾、化瘀利水为治,方以四君子汤加减。

方药:党参20 g、茯苓18 g、白术15 g、炙甘草5 g、炙黄芪20 g、赤芍20 g、益智仁15 g、瞿麦15 g、泽泻15 g、巴戟天12 g、木通10 g。7剂,水煎服,每日1剂,每日3次。

二诊:3剂后,小便已畅。更予5剂,诸症乃消。

来源:聂天义. 水血相关论治淋证[J]. 实用中医内科杂志,1991,5(01):21-22.

按语:四君子汤出自《太平惠民和剂局方》,多用于脾胃气虚所致病证,具有益气健脾之功效。方中党参补益脾胃之气,为君药。臣以白术健脾燥湿,与党参相须,益气补脾之力更强。脾喜燥恶湿,喜运恶滞,故以茯苓健脾渗湿,合白术互增健脾祛湿之力,为佐助。炙甘草益气和中,既可加强党参、白术益气补中之功,又能调和诸药,故为佐使。四药皆为甘温和缓之品,重在健补脾胃之气,兼司运化之职,且渗利湿浊,共成益气健脾之功。本证患者久服苦寒之药,伤及脾胃,脾胃气虚,气血生化不足,水液失司,故面浮肿;脾为肺之母,脾气虚则肺气亦虚,故少气懒言;脾主肌肉,脾胃气虚,四肢肌肉失养,故肢体困倦乏力;脾胃气虚,气化不利,膀胱失于温煦,故小便淋漓。本证中加瞿麦、泽泻、木通以利尿通淋;黄芪为补气要药,且有利尿之功效;气得温则行,故加益智仁、巴戟天温补脾肾之阳;加赤芍以清热凉血,防补益药温燥太过。脾胃健运,气血充足,水液得布,则诸症消。

约言:此乃健脾益气,利尿通淋之良方。

(四)肾虚不固证

六味地黄汤治验

病例资料:周某,男,68岁,1979年6月3日初诊。患者小便泄浊如膏脂月余,近2日加重,尿呈米泔样,上浮似油,其色晶莹,并伴有腰膝酸软,体倦乏力,排尿时有阻塞感而不痛。脉弱无力,舌润无苔。西医诊断为尿路感染,中医诊断为淋证,此为肾虚下元不固,脂液下泻之证,当以固肾填精,利湿去浊为治,方以六味地黄汤加减。

方药:熟地黄15 g、山药15 g、山茱萸12 g、茯苓20 g、黄柏10 g、萆薢12 g、桑螵蛸20 g、菟丝子12 g、沙苑子10 g。共3剂,水煎,每日1剂,早晚分服。

二诊:药后症状悉见好转。继服5剂。药后尿液清白,诸症皆除。患者惟恐再发,守前方继服10剂而愈。

来源:孙润斋.孙润斋医案医话[M].北京:人民军医出版社,2012.

按语:六味地黄汤出自《小儿药证直诀》,多用于肾阴精不足所致病证,具有填精滋阴补肾之功效。方中熟地黄为君药,填精益髓,滋补阴精。臣以山萸肉补养肝肾,并能涩精;山药双补脾肾,既补肾固精,又补脾以助后天生化之源。君臣相伍,补肝脾肾,即所谓"三阴并补"。凡补肾精之法,必当泻其"浊",方可存其"清",而使阴精得补。且肾为水火之宅,肾虚则水泛,阴虚而火动。故佐以泽泻利湿泄浊,并防熟地黄之滋腻;牡丹皮清泄相火,并制山萸肉之温涩;茯苓健脾渗湿,配山药补脾而助健运。此三药合用,即所谓"三泻",泻湿浊而降相火。六药合用,补泻兼施,泻浊有利于生精,降火有利于养阴,诸药滋补肾之阴精而降相火。本证患者肾虚不固,下元虚衰,致脂液下泻,故小便呈米泔样,浊如膏脂。脉弱,体倦乏力,故加桑螵蛸、菟丝子、沙苑子以补肾助阳,固精缩尿;加黄柏以滋阴清热,防助阳药温燥太过;加萆薢以增利湿去浊之效。上方合用,肾元得固,肾阴得养,湿浊得泻,诸症乃消。

约言:此乃固肾填精,利湿去浊之良方。

(五)阴虚火旺证

理血汤治验

病例资料:戴某某,男,74岁,1979年2月11日初诊。患者自诉小便来血7年,成条成块,茎中疼痛如刀割,血条血块解出后痛减。舌质嫩红,脉弦细数,口苦,不思饮食。形瘦,面色晦暗,解出血条呈紫黑色,有腥臭味。西医诊断为尿路感染,中医诊断为淋证,此为阴虚火旺,血热妄动所致之血淋证,当以滋阴降火,清热解毒,凉血止血为治,方以理血汤加减。

方药:生山药30 g、生龙骨20 g、生牡蛎20 g、乌贼骨12 g、白头翁10 g、白芍10 g、茜草6 g、阿胶10 g、木通10 g。2剂,水煎,每日1剂,早晚分服。

二诊:患者尿血、尿痛俱消失,但仍有小便不畅之意。舌淡无苔,脉沉弱。上方加党参 30 g、续服 2 剂。随访半年,未复发。

来源:李昌达.疑难杂病治验录[M].成都:四川科学技术出版社.1986.

按语:理血汤出自《医学衷中参西录》上册,多用于血热血液妄行所致病症,具有清热解毒,活血祛瘀,凉血止血之功效。方中山药、阿胶补肾脏之虚为君,白头翁清肾脏之热为臣药,茜草、乌贼骨化其凝滞而兼能固其滑脱,龙骨、牡蛎固其滑脱而兼能化其凝滞,芍药利小便而兼能滋阴清热共为佐使药。血淋之症,大抵出之精道也。其人或纵欲太过而失于调摄,则肾脏因虚生热。或欲盛强制而妄言采补,则相火动无所泄,亦能生热,以致血室中血热妄动,与败精溷合化为腐浊之物,或红或白,成丝成块,溺时杜塞牵引作疼。本证患者形瘦,舌红,脉弦细数为阴虚火旺之象,血热破血妄行则出血,所以方用理血汤,并在此基础上,加木通以通利小便。二诊时患者脉沉弱,为气虚之象,故无力运化水液而致小便不畅,故加党参以增补中益气之功。

约言:此乃热致血淋之奇方。

二、变证

(一)膀胱蓄血证

桃核承气汤治验

病例资料:李某,男,26 岁,于 2001 年 3 月初诊。患者 1 年前曾出现尿频、尿急症状,用抗生素治疗后缓解,但仍时感腰腹隐痛。半个月前复发,曾服用石韦散、知柏地黄丸和金钱草等,效果不佳。刻下症见小腹连及尿道有急胀、烧灼感,小便频急,尿色清,大便干,口苦咽干。患者形体偏瘦,面色萎黄,痛苦病容,舌上有瘀点,苔薄黄而干,脉沉细。西医诊断为尿路感染,中医诊断为淋证,此为瘀热互结于膀胱之膀胱蓄血证,当以因势利导,逐瘀泻热为治,方以桃核承气汤加减。

方药:桃仁 15 g、芒硝 6 g、大黄 6 g、甘草 6 g、桂枝 12 g、丹皮 15 g、石韦 15 g、淡竹叶 12 g。共 5 剂,每日 1 剂,水煎服。

二诊:自诉药后大便通畅,下腹及尿道烧灼感、尿频、尿急、腰痛均已消失,尚有疲乏感。舌干少津,瘀点色淡,脉沉弱,乃瘀热去而气阴已上。上方加知母、黄柏、太子参。继服 5 剂,水煎服。药后诸症消失,继服上方 3 剂以巩固。

来源:苏凤哲,张维俊,卢世秀.路志正经方验案集萃[M].北京:中国医药科技出版社,2021.

按语:桃核承气汤出自《伤寒论》,多用于瘀热互结下焦所致病症,具有逐瘀泻热之功效。方中桃仁苦甘平,活血破瘀;大黄苦寒,下瘀泻热。二者合用,瘀热并治,共为君药。芒硝咸苦寒,泻热软坚,助大黄下瘀泻热;桂枝辛甘温,通行血脉,既助桃仁活血祛瘀,又防硝黄寒凉凝血之弊,共为臣药。桂枝与硝、黄同用,相反相成,桂枝得硝、黄则温通而不助热;硝、黄得桂枝则寒下而不凉遏。炙甘草护胃安中,并缓诸药之峻烈,为佐使药。诸药合用,共奏破血下瘀之功。本证由瘀热互结下焦所致的膀胱蓄血证。瘀热互结于下焦,故少腹及尿道有急胀、烧灼感。下焦瘀热互结,津液不能上承,故见口苦咽干;津液输布失常,故大便干、小便频。故加丹皮以清热凉血,活血化瘀,加石韦、淡竹叶以清热利尿,导湿热从小便而出。二诊时症状大减,疲乏感、舌红少津乃气阴两伤之象,故再加知母、黄柏、太子参以益气养阴,清余热。全方因势利导,破血下瘀泻热以祛除下焦之蓄血,后期兼益气养阴以固本,病乃愈。

约言:此乃破血下瘀,清热通淋之良方。

(二)阴虚水热互结证

猪苓汤治验

病例资料:王某,男,68岁,2008年5月20日初诊。患者小便不通,经西医导尿出现尿血,伴小便不畅,腹胀,大便不通,心烦闷,舌红,苔黄,脉沉数。此为热结膀胱,伤及血络,出现尿血,伴腹部不适症状,称为血淋。热传阳明,故大便不通,因患者为老年人,原有前列腺肥大,本肾阴虚之体,复出现尿血,辩证为阴虚水热互结。西医诊断为尿少、便秘,中医诊断为淋证,此为热结膀胱,伤及血络之血淋证,当以利水清热,泻下通便,润燥软坚,养阴止血为治,方以猪苓汤加减治疗。

方药:猪苓15 g、茯苓20 g、泽泻15 g、阿胶(烊化)12 g、滑石20 g、芒硝(后下)15 g。3剂,水煎,每日1剂,早晚分服。

药后大便即通,尿血止,小便仍不通畅,上方加车前草20克,石苇15克。7剂,水煎服,药后诸症消失,病情缓解。

来源:苏凤哲,张维俊,卢世秀. 路志正经方验案集萃[M]. 北京:中国医药科技出版社,2021.

按语:猪苓汤出自《伤寒论》,多用于水热互结伤阴所致病症,具有利水渗湿,养阴清热之功效。方中猪苓归肾与膀胱经,专以淡渗利水,乃方中诸利水药中"性之最利者",故为君药。泽泻、茯苓助君药利水渗湿,且泽泻兼可泄热,茯苓兼可健脾,同为臣药。滑石清热利水;阿胶滋阴止血,既益已伤之阴,又防诸药渗利重伤阴血,俱为佐药。本证由伤寒之邪传里化热,与水相搏所致。水热互结,气化不利,热灼阴津,则小便不通;阴虚生热,内扰心神,则心烦闷;热结膀胱,伤及血络,则有尿血;热传阳明,则大便不通。法当利水清热为主,兼以养阴止血。本证患者大便不通,为阳明热盛,故加芒硝以清大肠实热,泻下通便,润燥软坚。3剂后大便通,尿血止,但小便仍不通畅,故加车前草、石韦以通利小便。诸药配伍,甘寒淡渗,寓养血于清利之中,利水而不伤阴,诸症乃消。

约言:此为泻热滋阴,利水通淋之良方。

(三)心经热盛证

导赤散治验

病例资料:赵某某,男,11岁,1966年3月29日初诊。患者感冒风温后,治疗10余日病减而未愈。近3天尤觉小便赤涩淋痛,心中烦热,口渴喜饮。舌尖生疮,脉细数,舌质红,苔薄黄,经检查西医诊断诊断为急性泌尿系感染,中医诊断为淋证,此为心经移热于小肠之热淋证,当以清心利水养阴为治,方以导赤散加减。

方药:木通6 g、生地黄18 g、甘草梢6 g、淡竹叶3 g、连翘9 g、萹蓄12 g、蝉蜕6 g、黄芩9 g、车前子(包煎)12 g、琥珀末1.5 g。7剂,水煎,每日1剂,早晚分服。

二诊:上方连服3剂,小便赤涩淋痛均减大半。继服3剂,尿转淡黄,淋痛遂止。上方去木通、蝉蜕、黄芩、车前子,加玄参、天花粉、石斛、麦冬。服药6剂病愈。

来源:孙鲁川.孙鲁川医案[M].北京:人民卫生出版社,2009.

按语:导赤散出自《小儿药证直诀》,多用于心经火热所致病证,具有清心利水养阴之功效。方中生地甘凉而润,入心、肾经,凉血滋阴以制心火;木通苦寒,入心与小肠经,上清心经之火,下导小肠之热,两药相配,滋阴制火而不恋邪,利水通淋而不伤阴,共为君药。竹叶甘淡,清心除烦,淡渗利窍,导心火下行,为臣药。甘草梢清热解毒,尚可直达茎中而止淋痛,并能调和诸药,且防木通、生地之寒凉伤胃,用为佐使。四药合用,共收清热利水养阴之效。本证患者,心火循经上炎,而见心中烦热、口舌生疮;火热内灼,阴已不足,故见口渴喜饮;心与小肠相表里,心热下移小肠,泌别失职,乃见小便赤涩淋痛;舌红,脉数,均为内热之象。因前感冒风温,故加蝉蜕以疏散风热。加连翘、黄芩、萹蓄、车前子以清热利尿通淋,助蕴热从小便而泄。考虑清热利尿药易耗伤阴液,故四诊时去木通、蝉蜕、黄芩、车前,加石斛、麦冬、天花粉、玄参以养阴生津。津气来复,余热得清,故病痊愈。

约言:此乃清心利尿之良方。

（四）肝郁化火证

丹栀逍遥散治验

病例资料:傅某某,男,32岁,1990年2月8日初诊。患者3个月前与人争吵后即感小便时阴茎涩痛,有时刺痛。兼有目眩,口苦不适,时有胸胁胀满,少腹胀。舌苔薄黄,脉沉弦。西医诊断为尿路感染,中医诊断为淋证,此为肝郁化火之证,当以疏肝行气,利水通淋为治,方以丹栀逍遥散加减。

方药:丹皮9 g、山栀子9 g、白芍12 g、柴胡9 g、茯苓12 g、白术12 g、炙甘草3 g、薄荷6 g、冬葵子12 g、海金沙15 g。7剂,水煎,每日1剂,早晚分服。服3剂时小便涩痛缓解,5剂后小便疼痛消失,7剂后诸症皆除。

来源:钱松如. 小便异常从肝论治验案3则[J]. 北京中医,1993(02):51.

按语:丹栀逍遥散(又名加味逍遥散)出自《内科摘要》多用于肝郁血虚内热所致病症,具有养血健脾,疏肝清热之功效。肝性喜条达,恶抑郁,为藏血之脏,体阴而用阳。若情志不畅,肝木不能条达,则肝体失于柔和,以致肝郁血虚,则两胁作痛、头痛目眩;郁而化火,故口燥咽干。本方由逍遥散加丹皮、栀子化裁而来。方中以柴胡疏肝解郁,使肝郁得以条达,为君药。当归甘辛苦温,养血和血,且其味辛散,乃血中气药;白芍酸苦微寒,养血敛阴,柔肝缓急;归、芍与柴胡同用,补肝体而助肝用,使血和则肝和,血充则肝柔,共为臣药。木郁则土衰,肝病易传脾,故以白术、茯苓、甘草健脾益气,非但实土以御木乘,且使营血生化有源,共为佐药。用法中加薄荷少许,疏散郁遏之气,透达肝经郁热;烧生姜降逆和中,且能辛散达郁,亦为佐药。柴胡引药入肝,甘草调和药性,二者兼使药之用。肝郁血虚日久,则生热化火,故加丹皮以清血中之伏火,加炒山栀清肝热、泻火除烦,并导热下行。全方深合《素问·脏气法时论》"肝苦急,急食甘以缓之……脾欲缓,急食甘以缓之……肝欲散,急食辛以散之"之旨,可使肝郁得疏,血虚得养,脾弱得复,气血兼顾,肝脾同调,立法周全,组方严谨,故为调肝养血健脾之名方。本证患者除目眩,口苦,胸胁胀满,少腹胀等肝郁化火之象外,尚有小便时尿道涩痛,故在上方基础上,再加冬葵子、海金沙以利水通淋,全方共奏疏肝行气,利水通淋之功。7 剂病除,对症而已。

约言:此乃疏肝降火,利水通淋之良方。

(五)肝失疏泄证

当归芍药散治验

病例资料:徐某,男,45 岁,1978 年 9 月 20 日诊。患者 2 天前与人争吵,大怒之后,始觉小便淋漓不爽。证兼心烦易怒,抑郁不乐,善叹息,纳呆食少,少腹胀满,苔薄白,脉弦。西医诊断为尿路感染,中医诊断为淋证,此为大怒伤肝,厥阴之气失之疏泄所致,当以疏肝活血,利尿通淋为治,方以当归芍药散加减。

方药:当归 12 g、香附 12 g、白芍 24 g、茯苓 18 g、泽泻 18 g、海金沙 18 g、代赭石(先煎)20 g、石韦 20 g、栀子 9 g、柴胡 9 g、川芎 9 g、琥珀 6 g、甘草 5 g。3 剂,水煎服,每日 1 剂,每日 4 次。

二诊:3 剂后,诸证好转。更予 2 剂,小便如常。

来源:聂天义. 水血相关论治淋证[J]. 实用中医内科杂志,1991(01):21-22.

按语:当归芍药散出自《金匮要略》,多用于肝脾两虚,血瘀湿滞所致病证,具有养肝和血,健脾祛湿之功效。方中重用白芍以泻肝木,利阴塞,以予川芎补血止痛;又佐茯苓渗湿以降于小便也;白术益脾燥湿,茯苓、泽泻行其所积,从小便出。在此基础上,再加香附、柴胡以增疏肝行气止痛之功,加海金沙、石韦以增利尿通淋之功,加代赭石、琥珀以降逆安神,气郁而化热,故加栀子以清热凉血,再以甘草调和诸药。本证患者大怒伤肝,肝失疏泄,血循不畅,水道滞通,故小便淋漓。对此,《赤水玄珠》指出:"治当开郁火,养阴血,兼以导气之药"。方以疏肝理气解郁清热,养血活血以利尿通淋。《素问·灵兰秘典论》曰:"膀胱者,州都之官,津液藏焉,气化则能出矣。"淋证乃排尿功能障碍,总缘于膀胱气化不利,甚或气化无权,致尿液不能正常出矣。盖湿热蕴结膀胱,胞络痹阻,气化失常,甚或遏伤胞络或逼溢脂液,或煎熬尿液,或耗伤气血,发为诸淋。《临证指南医案·淋浊》:"用滑利通阳,辛咸泄急,佐以循经入络之品。"淋证病变中存在水血相关病理,故在辨证施治中常加入活血与利水药物。活血助利尿,利尿可除湿,湿去热能泄,活血并能引血归经而止血,或导脂液重归其道,或逐瘀排石。利尿擅通淋,故活血利尿法可泛治淋证。

约言:此乃清肝泻火,利尿通淋之良方。

(六)肾气虚衰证

补中益气汤治验

病例资料:李某,男,46岁,1989年6月来诊。患者一个半月前住旅馆有性交史。事后不久即小便涩痛,尿频,尿急,直至血尿。并伴有小腹胀满,三四日即出现尿浊如膏脂,发热微恶寒。经用西药氨基苄青霉素及黄苄青霉素等药治疗,症状基本消失。但见形体消瘦,面容憔悴,营养欠佳,食少纳呆,精神萎靡,头晕无力,腰膝酸软,内裤屡见分泌物污染,结痂,但无不适感。查外尿道口肿胀外翻,挤压后有脓性分泌物溢出,化验后有淋球菌。舌淡苔腻,脉细弱无力。此病迁延日久,致使中气不足,肾虚下元不固,脂液下泄,故见淋出如脂,形瘦,头晕无力,腰膝酸软等虚证。西医诊断为淋菌性尿道炎,中医诊断为淋证,此为肾气虚衰之证,当以益气补中,除湿化浊为治,方以补中益气汤加减。

方药:炙黄芪40 g、炙甘草10 g、升麻7 g、白参15 g、柴胡10 g、当归15 g、苍术15 g、菟丝子20 g、附子8 g、肉桂6 g、炒山药25 g、泽泻10 g。取8剂,水煎,每日1剂,早晚分服。

二诊:尿浊大减,全身症状有所改善,脉缓弱。守前方,去升麻、柴胡、苍术、肉桂、泽泻,加白术20 g、金樱子20 g。再进6剂。

三诊:诸证皆除,舌淡无苔,脉缓有力,化验检查一切正常,恐其复发,以善其后。

方药:山茱萸15 g、炒山药20 g、茯苓15 g、泽泻8 g、熟地黄20 g、车前子(包煎)8 g、鹿角胶10 g(化服)、菟丝子20 g、肉苁蓉15 g。10剂,水煎,每日1剂,早晚分服。服毕,追访至今,未见复发。

来源:孙在典,李慧. 中医男科名家验案精选[M]. 北京:人民军医出版社,2010.

按语:补中益气汤出自《内外伤辨惑论》,多用于脾胃气虚证、气虚下陷证及气虚发热证,有补中益气、升阳举陷之功效。本方重用黄芪为君,其性甘温,入脾、肺经,而补中气,固表气,且升阳举陷。党参补中益气,炙甘草补脾和中为臣药。黄芪补表气,白参补里气,炙甘草补中气,可大补一身之气。佐以苍术补气健脾,助脾运化,以资气血生化之源。其气既虚,营血易亏,故佐用当归以补养营血。更加少量升麻、柴胡,升阳举陷,助益气之品升提下陷之中气。本证患者由于病程过长,缠绵不愈,体质愈虚,而致中气不足,肾气虚损,出现淋浊如脂如膏从小便流出而毫无知觉,此气亏肾虚至极也,故加肉桂、附子以引火归元，补火助阳，再配菟丝子、山药以补益肝肾，配泽泻以利湿化浊，收效甚佳。

约言：此为益气化浊之良方。

第二节 尿石症

石淋，又称"砂淋"，华佗《中藏经》中已有记载，相当于西医学中的尿石症。《诸病源候论·石淋候》曰："石淋者，淋而出石也。肾主水，水结则化为石，故肾客砂石。肾虚为热所乘，热则成淋。其病之状，小便则茎里痛，尿不能卒出，痛引少腹，膀胱里急，沙石从小便道出。甚者塞痛，令闷绝。"本病病位在肾、膀胱和溺窍（输尿管），多因饮食不节，损伤脾胃，或肾虚膀胱气化不利，尿液生存与排泄失常，湿热蕴结下焦，煎熬尿液，从而结为砂石。

（一）湿热蕴结证

石韦散治验

病例资料：阿某，男，40岁，1962年4月14日初诊。患者腰痛，经泌尿系统静脉造影及腹部平片多次检查证实，右侧输尿管第二、第三狭窄部之间有结石1块。予石韦散加减。西医诊断为尿石症，中医诊断为石淋，此为湿热蕴结之证，当以清热利湿，通淋排石为治，方以石韦散加减。

方药：石韦9 g、木通9 g、车前子12 g、瞿麦9 g、滑石15 g、冬葵子9 g、茯苓12 g、金钱草60 g、海金沙9 g、甘草梢9 g。10剂，水煎服，每日1剂。上方服10剂余，结石排出，诸症霍然，X射线摄片检查，结石阴影消失。自此后，未再有不适感。

来源：岳美中. 岳美中全集[M]. 北京：中国中医药出版社，2012.

按语：石韦散出自《普济本事方》，主治石淋，其他诸淋，有清热利湿，通淋排石之功效。方中石韦、金钱草，奏清热利湿、通淋止痛之效共为君药。冬葵子、滑石善滑窍，利膀胱之壅塞以化砂石为臣药；瞿麦、木通、茯苓、甘草梢、车前子、海金沙可清热利湿通淋，导下焦湿热从小便而出，共为佐使药。本证由湿热下注，蕴于膀胱，煎熬尿液所致。膀胱湿热，气化不利，则尿频尿急、排尿涩痛、淋沥不畅，甚则癃闭不通、少腹急满；湿热蕴蒸，则尿色浑赤；津液不布，则口燥咽干；湿热内蕴，则舌苔黄腻、脉来滑数。法当清热利水通淋。全方皆为清热利湿，利尿通淋之品，清热利湿以通利小便，则小便通而砂石自下。

约言：此为利尿排石之良方。

(二)肾阳不足证

真武汤治验

病例资料：蒋某，男，33岁，1995年12月26日初诊。患者反复出现左侧腰腹部疼痛2年余，加重5天，经泌尿外科检查诊断为左侧输尿管结石。本人不愿手术而更服中药治疗。现症见：左侧腰腹部阵发性绞榨样疼痛，痛引少腹，窘迫难忍；面色白，轻度浮肿；畏寒肢冷，小便滴沥不畅，大便稀溏；舌质淡胖，苔白滑；脉沉细无力。腹部平片示：左侧输尿管下段有约0.6 cm×0.5 cm致密阴影。B超检查诊断意见：左侧输尿管下段结石，左肾盂积水。辩证为肾阳不足，寒水凝结之石淋。西医诊断为尿石症，中医诊断为石淋，此为肾阳不足之证，当以温肾壮阳，排石止痛为治，方以真武汤加味。

方药：制附子15 g、茯苓30 g、白术15 g、白芍30 g、生姜12 g、石韦30 g、金钱草30 g。2剂，水煎服，每日1剂。进服2剂，疼痛缓解，继服此方治疗1周，排出结石1枚。经X线摄片复查结石阴影消失。

来源：唐茂清. 真武汤临床运用举隅[J]. 北京中医，1999(1)：55.

按语：真武汤出自《伤寒论》，主治阳虚水泛证，有温阳利水之功效。方中君以大辛大热之附子，温肾助阳以化气行水，暖脾抑阴以温运水湿。茯苓、白术补气健脾，利水渗湿，合附子可温脾阳而助运化，同为臣药。佐以辛温之生姜，配附子温阳散寒，伍苓、术辛散水气，并可和胃而止呕。配伍酸收之白芍，其意有四：一者利小便以行水气；二者柔肝缓急以止腹痛；三者敛阴舒筋以解筋肉瞤动；四者防止附子燥热伤阴，亦为佐药。本方治疗脾肾阳虚，水湿泛滥证；亦可治疗太阳病发汗太过，阳虚水泛证。脾阳虚则水湿难运，肾阳虚则气化不行，脾肾阳虚则水湿泛溢。肾阳虚衰，气化失常，水气内停则小便不利；水湿内停，溢于肌肤，则四肢沉重疼痛，甚则浮肿；湿浊内生，流走肠间，则腹痛下利；上逆肺胃，则或咳或呕。若太阳病发汗太过，既过伤其阳，阴不敛阳而浮越，则见仍发热；又伤津耗液，津枯液少，阳气大虚，筋脉失养，则身体筋肉动、振振欲擗地；阳虚水泛，上凌于心，则心悸不宁；阻遏清阳，清阳不升，则头目眩晕；舌淡胖，苔白滑，脉沉细为阳虚水泛之象。法当温肾助阳，健脾利水。本证患者脾肾阳虚，肾阳温煦功能减弱，故面色白，畏寒肢冷；肾阳不足，寒水凝结为砂石，堵塞尿道，故小便滴沥不畅。因此在温补肾阳的同时,加石韦、金钱草以利尿通淋,助砂石排出。全方泻中有补,标本兼顾,共奏温阳利水通淋之功。

约言:此乃温阳利水,通淋排石之良方。

(三)气阴两虚证

四君子汤治验

病例资料:黄某某,男,32岁,1970年5月4日初诊。患者3个月前左腰突发剧痛,小便浑黄。经医院检查,确诊为左肾结石。建议服中药治疗,因此迭进清热利湿、通利小便之剂,愈服则腰痛愈剧,同时更兼恶心食少,眼胞微肿,小便亦更黄少、浑浊。最近经医院检查,有血尿(+)。患者就诊时,精神萎顿,面黄无泽,表情痛苦。既往有睡眠多梦,时发头胀,偶尔心累,全身乏力等症。经服通利小便中药后,诸证均有加剧。目前头部昏胀,心累,心跳加快,白天短气乏力,晚上不思睡眠。脉浮细而微,舌质淡红,苔黄腻。西医诊断为尿石症,中医诊断为石淋,此为气阴两虚之证,当以益气健脾为治,方以四君子汤加味。

方药:党参12 g、茯苓9 g、白术9 g、甘草3 g、生地9 g、泽泻9 g、菟丝子12 g、牛膝9 g、车前子(包煎)9 g、茵陈9 g、知母9 g、白茅根12 g。4剂,水煎服,每日1剂。

二诊:服上方4剂后,患者腰疼、呕恶缓解,余症仍在。考虑气阴易耗难养,嘱其做长期服药准备。仍按上方,愈服愈效。

三诊:服至100剂时,忽感腰部牵引左侧小腹胀痛难忍,尿意窘迫,小便淋漓不畅,忽有两物随小便冲出,如藏青果大小,小便随即畅快排除,自觉一身轻快。后经随访,未再复发。

来源:孙鲁川. 孙鲁川医案[M]. 北京:人民卫生出版社,2009.

按语:四君子汤出自《太平惠民和剂局方》,主治脾胃气虚证,有益气健脾之功效。方中党参甘补脾胃之气,为君药。臣以白术健脾燥湿,与党参相须,益气补脾之力更强。脾喜燥恶湿,喜运恶滞,故又以茯苓健脾渗湿,合白术互增健脾祛湿之力,为佐助。炙甘草益气和中,既可加强人参、白术益气补中之功,又能调和诸药,故为佐使。四药合力,重在健补脾胃之气,兼司运化之职,且渗利湿浊,共成益气健脾之功。本证患者乃由禀赋不足,或由饮食劳倦,损伤脾胃之气,使其受纳与运化无力所致。《灵枢·营卫生会篇》谓“人受气于谷,谷入于胃,以传于肺,五脏六腑皆以受气”,故云脾胃为后天之本,气血生化之源。脾胃气虚,气血生化不足,气血不能上荣于面,故面色萎白；脾为肺之母，脾气虚则肺气亦虚，故语声低微、气短；脾主肌肉，脾胃气虚，四肢肌肉失养，故乏力；脾主运化，胃主受纳，胃气虚弱，则纳差食少；脾运不健，湿浊内生，则大便溏薄；舌淡苔白，脉虚缓，均为脾胃气虚之象。正如《医方考》所说："夫面色萎白，则望之而知其气虚矣；言语轻微，则闻之而知其气虚矣；四肢无力，则问之而知其气虚矣；脉来虚弱，则切之而知其气虚矣。"其治当补益脾胃之气，脾胃健旺，则诸症除矣。脾胃气虚，气血生化不足，气血不能上荣于面，故面黄无泽；脾为肺之母，脾气虚则肺气亦虚，故有短气；脾主肌肉，脾胃气虚，四肢肌肉失养，故乏力；早期因过服通利之品，致阴液受损，阴虚而生内热，故见苔黄腻；阴液已伤，故愈服通利之品病情愈重。于本证而言，应以健脾益气为本，同时兼顾清热、养阴、通利。加生地、知母以清热滋阴，泽泻、牛膝、茵陈、车前子、白茅根以利水通淋，而菟丝子健脾的同时，又能通淋。上方合用，气阴得补，虚热得消，水湿得运，共助砂石从小便排出，诸症乃消。

约言：此乃气阴双补，通利石淋之良方。

（四）表虚饮停证

五苓散治验

病例资料：李某，男，47岁，1975年7月27日初诊。患者自感上腹有肿物2个月余，左上腹疼痛1个月余。查体：上腹左右均可触及拳头大实性肿物，表面不光滑，轻度压痛。怀疑肿瘤，术前患者要求服中药一试。刻下症见左腹胀痛，头晕心悸，汗出恶风，口干欲饮，饮后渴仍不止，而心下水响，尿频、尿涩痛，舌苔白，脉浮数，心率100次/分。西医诊断为尿石症，中医诊断为石淋，此为表虚饮停之证，当以温阳化气为治，方以五苓散加味。

方药：泽泻15 g、猪苓9 g、茯苓12 g、白术9 g、桂枝9 g、阿胶9 g、滑石30 g、生大黄3 g、薏苡仁30 g。2剂，水煎，每日1剂。服药2剂后，小便增多，尿中排除绿豆大结石。3剂服完后，连续四五天均排除细砂样结石，腹部肿物消失，其他症状也全部消失。随访5年，未见复发。

来源：胡希恕，冯世纶. 中国百年百名中医临床家丛书·经方专家卷[M]. 北京：中国中医药出版社，2013.

按语：五苓散出自《伤寒论》，主治水湿内停、蓄水证，有利水渗湿，温阳化气之功效。方中重用泽泻为君，利水渗湿。臣以茯苓、猪苓助君药利水渗湿。佐以白术补气健脾以运化水湿，合茯苓既可彰健脾制水之效，又可奏输津四布之功。膀胱之气化有赖于阳气之蒸腾，故又佐以桂枝温阳化气以助利水，且可辛温发散以祛表邪，一药而表里兼治。诸药相伍，共奏淡渗利湿，健脾助运，温阳化气，解表散邪之功。本方原治伤寒太阳病之“蓄水证”，后世用于多种水湿内停证候。所谓“蓄水证”，即太阳表邪不解，循经传腑，以致膀胱气化不利，而成太阳经腑同病之证。表邪未解，故头痛微热，脉浮；膀胱气化失司，故小便不利；水蓄下焦，津液不得上承于口，故渴欲饮水；饮入之水不得输布而上逆，故水入即吐，又称“水逆证”。若因脏腑功能失调，水湿内盛，泛溢肌肤，则为水肿；下注大肠，则为泄泻；水湿稽留，升降失常，清浊相干，则霍乱吐泻；水停下焦，水气内动，则脐下动悸；水饮上犯，阻遏清阳，则吐涎沫而头眩；水饮凌肺，肺气不利，则短气而咳。诸症之候虽然各异，但皆属膀胱气化不利、水湿内停而以湿盛为主。法当利水渗湿，兼以温阳化气。本证患者乃太阳表邪不解，循经传腑，以致膀胱气化不利，而成太阳经腑同病之证。表邪未解，故脉浮；膀胱气化失司，故小便不利；水蓄下焦，津液不得上承于口，故渴欲饮水；饮入之水不得输布，故饮后渴仍不止。水湿内停，故心下水响、心悸。水液不运，凝为肿物，故加滑石以利窍，引水湿从小便而出。渗利之药易伤阴液，故加阿胶以滋阴。加薏苡仁以增健脾利水之效。生大黄苦寒，可通利水液、破症瘕积聚。诸药配伍，俾水湿去，邪热清，阴津复，积聚破，则诸症可痊。

约言：此乃温阳利水，化积行聚之良方。

(五)肾虚腰痛，气阴两亏证

芍药甘草汤治验

病例资料：黄某，男，40岁，1974年6月29日初诊。患者于1974年3月突发腰部绞痛，诊断为左侧输尿管上段结石。曾先后服“排石汤”二十余剂及成药“石淋通”1瓶无效。患者1周来左侧肾绞痛反复发作，有时1日发作数次，需注射杜冷丁加静脉封闭才能稍缓解。现仍持续腰痛，不能稍快步行走。有时痛引少腹即心悸、自汗、面色苍白。精神倦怠，纳呆，失眠，四肢冷，脉弦细，舌苔薄白。西医诊断为尿石症，中医诊断为石淋，此为肾虚腰痛，气阴两亏，气逆奔豚之证，当以缓急止痛为治，方以芍药甘草汤加减。

方药：白芍30 g、甘草10 g、檀香10 g、莪术10 g、元胡10 g、茴香10 g、条参15 g、麦冬15 g、茯苓15 g、珍珠母30 g。6剂，水煎服，每日1剂。

二诊：饮食、睡眠转佳，精神大振。脉弦滑，苔薄白。气逆已平，专主温化。方药：附子30 g、白芍30 g、甘草6 g、檀香10 g、茯苓15 g、元胡10 g、降香10 g。6剂，水煎服，每日1剂。

三诊：突觉腰部有下坠感，旋即发作绞痛，出冷汗，但尚可忍受。绞痛发作2次后，腰痛顿觉轻松，出现尿痛、排尿困难等膀胱气郁之象。温化见功，宜温通并进。以四逆汤合五苓散方加车前草、降香、萆薢。

四诊：又服2剂后突发晕眩，全身出冷汗，恶心，并呕吐1次，少腹疼痛，缓解后用力排尿，排出0.5 cm×0.6 cm结石1粒。

来源：王金城.温肾法治疗泌尿系结石的体会[J].中医杂志，1979(10)：36-37.

按语：芍药甘草汤出自《伤寒论》，主治津液受损，阴血不足，筋脉失濡所致诸证，有调和肝脾，缓急止痛之功效。方中芍药酸寒，养血敛阴，柔肝止痛；甘草甘温，健脾益气，缓急止痛。二药相伍，酸甘化阴，调和肝脾，有柔筋止痛之效，共为君药。患者腰部疼痛为甚，故加檀香、莪术、元胡、茴香、以行气止痛；精神倦怠，脉弦细为气阴两虚之象，故加条参、麦冬以补气养阴；患者有纳呆，故加茯苓以健脾；最后加珍珠母以镇定安神解痉以平气逆。二诊时患者症状好转，故在上方基础上改用檀香、元胡、降香以行气止痛，重用附子以温化。三诊时改用四逆汤以温化，因有排尿困难，故加五苓散以治疗膀胱气化不利之蓄水证，加车前草、萆薢以利下焦水气，仍用降香以理气止痛。治疗过程以芍药甘草汤为基础以滋阴补血，缓急止痛，初始患者疼痛剧烈，急则治其标故以行气止痛为主；待疼痛减轻后，缓则治其本，故以温化为主；再根据症状辩证实施，故能效非常。

约言：此为滋阴补血，缓急止痛之良方。

（六）湿热蕴结证

八正散治验

病例资料：余某，男，32岁，1996年7月12日初诊。患者曾有多次肾区绞痛病史。晨起运动后，突感左上腹拘急绞痛呕吐清水，并伴有尿频、尿急、排尿痛，肉眼血尿。望诊：急性病容，痛苦貌，舌质偏红，苔薄黄。脉弦细数。经尿常规、B超及X线摄片检查，西医诊断为左侧输尿管结石，中医诊断为石淋，此为湿热蕴结之证，当以清热利湿，通淋排石为治，方以八正散加减。

方药：金钱草30 g、萹蓄10 g、瞿麦10 g、栀子10 g、海金沙15 g、鸡内金15 g、蒲公英20 g、小蓟10 g、车前子（包煎）10 g、滑石粉10 g、大黄8 g、泽兰10 g、麻黄6 g、甘草梢6 g。3剂，水煎服，每日1剂。

二诊：诸症减轻，左上腹仅觉闷胀隐痛，尿色已清，尿急尚存，舌淡苔薄，脉弦细。热象已减，应重点放在排石。上方去蒲公英、小蓟、甘草梢，加麻黄

10 g、琥珀 10 g。嘱大量饮水，多进行跳跃式运动。当服方第二剂时，突感左腹部疼痛加剧，并向会阴部放射，尿急，尿刺痛。在尿中段挣努后，随尿流冲出一粒约黄豆大小形状不规则之结石，所有症状随之消失，经 B 超复查，结石消失。

来源：孙在典，李慧. 中医男科名家验案精选[M]. 北京：人民军医出版社，2010.

按语：八正散出自《太平惠民和剂局方》，主治热淋，有清热泻火，利水通淋之功效。方中滑石清热利湿，利水通淋，为君药。萹蓄、瞿麦、车前子均为清热利水通淋要药，合滑石、木通则利尿通淋之效尤彰，同为臣药。栀子清热泻火，清利三焦湿热，为佐药。甘草调和诸药，兼以清热缓急，故有佐使之功。诸药合用，既可直入膀胱清利而除邪，使湿热之邪尽从小便而去，共成清热泻火、利水通淋之剂。本证由湿热下注，蕴于膀胱所致。膀胱湿热，气化不利，则尿频尿急、排尿涩痛、淋沥不畅，甚则癃闭不通、少腹急满；湿热蕴蒸，则尿色浑赤；湿热下注，尿液煎熬成结石。经气受阻，水道不畅，故腹痛较甚，尿频、尿急、排尿痛；湿热偏盛，则见舌红苔黄，脉弦滑数。八正散清热利湿，通淋排石。加金钱草、海金沙、鸡内金能增强排石的功能；加蒲公英、小蓟可清热止血；加琥珀、麻黄利水排石。湿热之邪尽去，则病愈。

约言：此乃通淋排石之良方。

第八章 精索、精囊腺疾病

第一节 筋疝

筋疝，亦称“筋瘤”，最早载于《素问》，相当于西医的精索静脉曲张。《儒门事亲·疝本肝经宜通勿塞状十九》卷二：“筋疝，其状阴茎肿胀，或溃或脓，或痛而里急筋缩，或茎中痛，痛极则痒，或挺纵不收，或白物如精，随溲而下，久而得于房室劳伤，……宜以降心火之剂下之。”《外科正宗》云：“筋瘤者，坚而色紫，垒垒青筋，盘曲甚者结若蚯蚓。”本病病位在阴囊脉道（精索），涉及肝脾肾三脏，多因寒滞肝脉，阻塞气血，或饮食不节，湿热蕴结下焦，或久站久行，肝脉受损，或肝肾不足，筋脉失养，致淤血凝滞，脉络阻塞而发为筋疝。

一、常证

（一）气滞血瘀证

少腹逐瘀汤治验

病例资料：陈某，男，28 岁，1993 年 3 月 10 日初诊。患者开车 6 余年，整日颠簸劳累，近两年发觉左侧阴囊肿胀疼痛，有坠胀感，每日劳累久立后疼痛加重，婚后两年未育，西医诊断为精索静脉曲张，曾服西药和中成药无效。查体见左侧精索肿胀，触之疼痛，站立时可触及曲张静脉如一团蚯蚓，皮色略暗。舌质暗红有瘀点，脉细涩。乃因劳伤筋脉，血脉瘀阻，日久脉络暴露而发为筋疝。西医诊断为精索静脉曲张，中医诊断为筋疝，此为气滞血瘀证，当以活血祛瘀，行气止痛为治，方以少腹逐瘀汤加减。

方药：小茴香 15 g、延胡索 10 g、川芎 15 g、当归 20 g、官桂 5 g、赤芍

7.5 g、蒲黄 15 g、五灵脂 15 g、牛膝 25 g、丹参 30 g。15 剂，水煎，每日 1 剂，早晚分服。

二诊：服上方 15 剂后精索静脉肿胀消其大半，偶感不适。守原方加菟丝子、淫羊藿、黄芪各 30 g，再进 20 剂，诸证消失。3 月后其妻受孕。

来源：裴军，王君龙. 应用加味少腹逐瘀汤治疗男科疾病验案[J]. 黑龙江中医药，1999(03)：46.

按语：少腹逐瘀汤出自《医林改错》，多用于少腹寒凝血瘀所致病证，具有活血祛瘀、温经止痛之功效。方中蒲黄、五灵脂合为"失笑散"成方，五灵脂苦咸甘温，入肝经血分，且用酒研，功擅通利血脉、散瘀止痛；蒲黄甘平，《神农本草经》谓其"消瘀血"，炒用并能止血，二者相须为用，化瘀散结止痛。调以米醋，或用黄酒冲服，乃取其活血脉，行药力，化瘀血，以增活血止痛之功，且制五灵脂气味之腥臊。二药合用，药简力专，共奏祛瘀止痛、推陈出新之功，使瘀血除，脉道通，则诸症自解。吴谦释用本方"不觉诸证悉除，直可以一笑而置之矣"，故以"失笑"名之。本方独取祛瘀止痛之品，药简力专，善于活血祛瘀而止痛，故为君药。川芎、赤芍、延胡索助君药活血祛瘀止痛，共为臣药。小茴香理气散寒，使血温得行；炮姜、肉桂温经散寒，行瘀而止血；当归补血又能活血，祛瘀生新，以上共为佐药。诸药相合，共奏活血祛瘀，温经止痛之功。本证患者一派血瘀之象，故加牛膝、丹参以增活血之功。二诊时瘀血已消多半。气能行血，故加黄芪补气以推动血行，而菟丝子、淫羊藿补肾填精，助气血化生，瘀去而疝消。

约言：此为化瘀止痛之良方，治少腹血瘀疼痛代表方。

(二)寒滞厥阴证

当归四逆汤治验

病例资料：张某某，男，28 岁，1973 年 5 月 11 日初诊。患者近月余自觉阴囊坠胀发凉，左侧睾丸疼痛，站立过长或步行时间较长则加重，口不渴，小便清长，近一周加重。体检：立位见阴囊皮肤松弛，左侧睾丸低于右侧，左侧精索静脉曲张充血，卧位时曲张静脉即消失。触曲张静脉似软体虫感觉，阴囊发凉。舌质淡，苔薄白润，脉弦细。西医诊断为精索静脉曲张，中医诊断为筋疝，此乃寒滞厥肝经，经脉瘀阻之证，当以温经散寒，养血通脉为治，方以归四逆汤加减。

方药：当归 9 g、桂枝 9 g、白芍 9 g、细辛 6 g、通草 6 g、大枣 6 枚，丹参 9 g、红花 6 g、延胡索 9 g、小茴香 6 g、橘核 9 g、台乌 9 g。10 剂，水煎服，每

日1剂,早晚分服。连服10剂,症状完全消除。1974年春节随访,未再复发。

来源:高德.伤寒论方医案选编[M].长沙:湖南科学技术出版社,1981.

按语:当归四逆汤出自《伤寒论》,多用于营血虚弱,寒凝经脉,血行不利所致病证,具有温经散寒,养血通脉之功效。方中当归甘温,主入肝经,养血和血以补虚;桂枝辛温,温经散寒以通脉,共为君药。细辛温经散寒,增桂枝温通之力;白芍养血和营,既助当归补益营血,又配桂枝以和阴阳,共为臣药。通草通利经脉以畅血行;大枣益气健脾,养血补虚,为佐药。重用大枣,既合归、芍以补营血,又防桂枝、细辛燥烈太过,伤及阴血。全方共奏温经散寒、养血通脉之功。许宏《金镜内台方议》云:"阴血内虚,则不能荣于脉;阳气外虚,则不能温于四末。"素体血虚,营血不能充盈血脉,又经脉受寒,阳气被遏不达四末,则手足厥寒、脉细欲绝,此厥寒仅为指趾至腕踝不温,与少阴心肾阳衰、阴寒内盛之四肢厥逆有别;寒邪凝滞,血行不畅,则腰、股、腿、足、肩臂疼痛;厥阴肝血不足,血虚寒郁,脉道失充,运行不利,故脉细欲绝;口不渴,舌淡苔白,亦为血虚有寒之象。法当温经散寒,养血通脉。本证患者一派寒象,寒滞厥阴致血瘀不行,故加丹参、红花、延胡索、小茴香、橘核、台乌,在温经散寒的同时,又能兼顾活血理气止痛。

约言:此为温经散寒,理气活血之良方。

(三)气虚血瘀证

补中益气汤治验

病例资料:沈某,男,15岁,1987年8月21日初诊。患者左侧阴囊下垂,有下坠感。查体:左侧静脉曲张Ⅰ~Ⅱ度,右侧如常,平素体育活动较剧,诊为精索静脉曲张。西医诊断为精索静脉曲张,中医诊断为筋疝,此为气虚血瘀,阻于阴器之证,当以补中益气、升阳举陷、行气活血为治,方以补中益气汤加减。

方药:黄芪20 g、党参12 g、白术10 g、炙甘草5 g、升麻3 g、柴胡3 g、当归5 g、青皮5 g、丹参12 g、水蛭3 g、橘核5 g。10剂,水煎,每日1剂,早晚温服。嘱其避免剧烈运动。连服月余,病愈。

来源:黄善根.补中益气汤治男性病验案2则[J].河北中医,2002,24(07):539.

按语:补中益气汤出自《内外伤辨惑论》,多用于脾胃气虚所致病证,有补中益气、升阳举陷之功效。本方重用黄芪为君,其性甘温,入脾、肺经,而补中气,固表气,且升阳举陷。党参补中益气,炙甘草补脾和中为臣药。黄芪补表气,党参补里气,炙甘草补中气,可大补一身之气。佐以白术补气健脾,助脾运化,以资气血生化之源。其气既虚,营血易亏,故佐用当归以补养营血,青皮理气效强,使诸药补而不滞。更加少量升麻、柴胡,升阳举陷,助益气之品升提下陷之中气。本方是李杲为治气虚发热而立,谓其证乃由"脾胃气虚,则下流于肾肝,阴火得以乘其土位。故脾胃之证,始得之则气高而喘,身热而烦,其脉洪大而头痛,或渴不止,其皮肤不任风寒,而生寒热。盖阴火上冲,则气高而喘,身烦热,为头痛,为渴,而脉洪大……皆脾胃之气不足所致也"(《内外伤辨惑论》卷中)。即病由饥饱劳役,损伤脾胃,中气虚馁,升降失常,清阳下陷,阴火则上乘土位,泛溢肌腠,故而发热。其热为劳役内伤所致,故李氏明确指出:"惟当以辛甘温之剂,补其中而升其阳,甘寒以泻其火则愈。"至于脾胃气虚证、气虚下陷证,亦皆由饮食劳倦、损伤脾胃所致。所治之脾胃气虚证,当与四君子汤证同类,惟其虚之更甚。脾主升清,脾虚则清阳不升,中气下陷,故见脱肛、子宫下垂及久泄、久痢等症。是方治证虽分三端,然脾气大虚之机属异中之同,故补中益气汤补益中气,乃取法之本。中气下陷者,理当升阳举陷;气虚发热者,当尊东垣独创"甘温除热"之法。本证患者因过劳而伤气,而致气虚,气的推动能力减弱,血瘀阻滞于阴器,而致筋疝。加橘核理气散结,丹参活血祛瘀,而水蛭为走窜之物更增活血祛瘀之效。

约言:此为补中益气,活血散结之良方。

(四)肾阳不足证

右归丸治验

病例资料:陈某,男,42岁,1989年11月20日就诊。患者10天前房事劳累,次日下水犁冬田后,自觉阴囊坠胀发凉,睾丸及少腹抽掣疼痛,站立行走加重,平卧减轻,形寒肢冷,头晕目眩,腰膝酸软冷痛。查体:左侧阴囊肿胀,有触痛,皮质欠温,精索粗肿,局部静脉曲张如蚯蚓状,舌质淡白,脉弦细。西医诊断为精索静脉曲张,中医诊断为筋疝,此为肾阳不足,寒凝血瘀之证,当以温补肾阳,填精益髓,活血化瘀为治,方以右归丸加减。

方药:淮山药18 g、熟地黄24 g、山茱萸10 g、枸杞18 g、川牛膝18 g、菟丝子12 g、鹿角胶(烊化)15 g、当归12 g、川芎12 g、肉桂(研末药汁冲服)8 g、丁香10 g。共4剂,水煎,每日1剂,早晚分服。

二诊:11月24日复诊,患者阴囊坠胀、冷感及睾丸、少腹掣痛减轻。查体:阴囊肿胀触痛消失,精索静脉曲张减轻。改用养血活血,通络消瘀之法。

方药:桃仁 30 g、红花 25 g、熟地黄 50 g、当归 30 g、赤芍 40 g、川芎 20 g、五灵脂 30 g、川牛膝 30 g、桂枝 25 g、鹿角胶 30 g。上方为末,蜜调为丸,每日 3 次,每次 5 g。

嘱其节房事,避风寒,忌生冷。3 个月后门诊随访,诸症告愈。

来源:张德明. 精索静脉曲张发病机理及中医施治验案[J]. 黑龙江中医药,2009,38(03):52.

按语:右归丸出自《景岳全书》,多用于肾阳不足,命门火衰所致病证,具有温补肾阳,填精益髓之功效。方中附子、肉桂温壮元阳,鹿角胶温肾阳、益精血,共为君药。熟地黄、山茱萸、枸杞子、山药滋阴益肾,填精补髓,并养肝补脾,即所谓"善补阳者,必于阴中求阳,则阳得阴助,而生化无穷"(《类经》),共为臣药。佐以菟丝子、杜仲,补肝肾,强腰膝;当归养血补肝,与补肾之品相合,共补精血。诸药合用,温壮肾阳,滋补精血。本证患者因房事过劳,导致肾精亏虚,真阴不足,不能主骨而腰酸腿软;不能生髓,则髓海空虚而头晕目眩。而于冬日下水犁,致寒凝气滞血瘀,故阴囊坠胀发凉,睾丸抽掣疼痛,精索粗肿。因此再加加肉桂、丁香以补肾助阳、散寒止痛,加当归、川芎以活血行气。上方合用,以补为主,共奏滋肾阴,补肾阳,散寒凝,止疼痛之功。本方原"治元阳不足,或先天禀衰,或劳伤过度,以致命门火衰,不能生土,而为脾胃虚寒……总之,真阳不足者,必神疲气怯,或心跳不宁,或四肢不收,或阳衰无子等证。俱宜益火之源,以培右肾之元阳,而神志自强矣"。病由命门火衰,阳气不振,故见气衰神疲、畏寒肢冷、腰膝软弱;火不生土,脾阳不运,故饮食减少、大便不实;肾主封藏,阳虚而精关不固,则为遗精滑泄、阳衰无子、小便自遗。治宜温补命门,填精益髓。二诊时,则加桃仁、红花、当归、赤芍、川芎、五灵脂、牛膝以活血化瘀,桂枝通阳化气,熟地黄、鹿角胶均能益肾补血。养血活血兼顾,故病愈。

约言:右归丸为"纯甘补阳"之剂,重在温补肾阳,治肾阳不足、命门火衰证。

二、变证

(一)经脉受伤,瘀血阻滞证

桃红四物汤治验

病例资料:李某,男,25 岁,1990 年 5 月 7 日初诊。3 个月前因打架伤及会阴部,当即疼痛难忍,局部肿胀,经西医诊治好转,但经常因站立过久或跑步后至阴囊坠胀,疼痛加剧。查体:精索粗大,局部静脉曲张如蚯蚓状,按压精索其痛牵引少腹,舌质淡红,有瘀点,脉细涩。西医诊断为精索静脉曲张,中医诊断为筋疝,此为瘀血阻滞之证,当以活血化瘀为治,方以桃红四物汤加减。

方药:桃仁 15 g、红花 12 g、熟地 20 g、当归 15 g、赤芍 24 g、川芎 15 g、蒲黄 12 g、五灵脂 15 g、牛膝 5 g、丹参 12 g。

二诊:服药 5 剂,诸症减轻,上方剂量加大一倍,研末为丸,每次 5 克,酒为引,药尽病除。半年后随访,诸症悉除。

来源:张德明. 精索静脉曲张发病机理及中医施治验案[J]. 黑龙江中医药,2009,38(03):52.

按语:桃红四物汤(原名加味四物汤)出自《医垒元戎》,多用于血瘀兼血虚所致病证,有养血活血之功用。桃红四物汤是在四物汤的基础上加桃仁、红花,因此偏重于活血化瘀,适用于血瘀诸症,辅以养血、行气。方中以强劲的破血之品桃仁、红花为主,力主活血化瘀;熟地甘温味厚,入肝肾,质润滋腻,为滋阴补血之要药,当归补血和血,与熟地相伍,既增补血之力,又行营血之滞,为臣药。白芍养血敛阴,柔肝缓急,与地、归相协则滋阴补血之力更著,又可缓急止痛;川芎活血行气,与当归相协则行血之力益彰,又使诸药补血而不滞血,二药共为佐药。本证患者有外伤史,舌红有瘀点,脉细涩,皆为一片血瘀之象,故方中在此基础上,再加蒲黄、五灵脂、丹参以活血止痛,加牛膝以引血下行。全方配伍得当,使瘀血祛、新血生、气机畅,化瘀生新是该方的显著特点。

约言:此乃祛瘀止痛之良方。

(二)中焦气虚,营卫不和证

桂枝汤治验

病例资料:孟某,男,27 岁,2015 年 9 月 13 日初诊。主诉阴囊潮湿 6 个月,动则后背出汗,怕冷,疲乏无力,脐下隐痛,舌淡有齿痕、脉沉无力。彩色多普勒检查示深吸气后较宽处内径 0. 25 cm,用力屏气时静脉内血流反流明显。西医诊断为精索静脉曲张Ⅱ度,中医诊断为筋瘤,阴囊潮湿中医称为阴汗,此为中焦气虚,营卫不和证,当以健脾益气,调和营卫为治,方以桂枝汤加减。

方药:桂枝 15 g、白芍 15 g、生姜 15 g、炙甘草 15 g、黄芪 30 g、仙鹤草

15 g、白术 15 g。共 7 剂,水煎,每日 1 剂,早晚分服。

二诊:9 月 20 日复诊,患者诉阴囊潮湿、脐下隐痛减轻,每次持续时间和次数均减少。守原方继服 7 剂。

三诊:10 月 11 日复诊,患者诉效果佳,自服 7 剂。

四诊:10 月 18 日复诊,患者诉阴囊潮湿消失,复查彩色多普勒示左侧精索静脉走行区域未见扩张血管和血液反流。

来源:陈兴强,赵家有,宋春生. 辨治精索静脉曲张验案三则[J]. 中国中医基础医学杂志,2016,22(05):715-716.

按语:桂枝汤出自《伤寒论》,多用于外感风寒表虚及营卫不和所致病证,具有解肌发表、调和营卫之功效。方中桂枝辛温,助卫阳,解肌通络,为君药。芍药酸甘而凉,益阴敛营,敛固外泄之营阴,为臣药。桂枝、芍药等量配伍,既营卫同治,邪正兼顾,相辅相成;又散中有收,汗中寓补,相反相成。生姜辛温,助桂枝散表邪,兼和胃止呕;大枣甘平,协芍药补营阴,兼健脾益气。生姜、大枣相配,补脾和胃,化气生津,益营助卫,共为佐药。炙甘草调和药性,合桂枝辛甘化阳以实卫,合芍药酸甘化阴以益营,功兼佐使之用。发中有补,散中有收,营卫同治,邪正兼顾,阴阳并调。本证为中焦气虚,营卫不和所致。中焦气虚,故见动则汗出、疲乏无力;气虚运化无力,不通则痛,故见脐下隐痛;气虚则血行无力推动,积聚而成筋疝;卫气不能固护营阴,致令营阴不能内守而外泄,故阴囊汗出。故在调和营卫基础上,加黄芪以补气固表,加仙鹤草苦涩收敛以敛阴汗,加白术健脾益气,又能止汗。全方散中有收,阴阳兼顾,营卫并调,诸症乃消。

约言:此为调和营卫,益气敛汗之良方。

(三)脾气亏虚,湿邪阻滞证

参苓白术散治验

病例资料:曹某某,男,2015 年 11 月 1 日初诊。主诉左侧少腹胀痛1 年,阴囊潮海伴有凉感,眼屎多,耳屎黏稠,胸闷,矢气较多,盗汗;舌淡胖齿痕略显,苔薄略黄脉沉无力。体检 Valsalva 实验示精索静脉曲张Ⅱ度,彩色多普勒检查示左侧精索静脉走行区域见扩张血管,深吸气后较宽处内经 0. 25 cm。西医诊断精索静脉曲张Ⅱ度,中医诊断筋瘤,此为脾气亏虚、湿邪阻滞之证,当以健脾益气,利湿化浊为治,方以参苓白术散加减。

方药:党参 15 g、炒白术 15 g、茯苓 30 g、炙甘草 6 g、炒白扁豆 30 g、山药 15 g、莲子肉 15 g、砂仁 6 g、生薏苡仁 30 g、陈皮 6 g、桔梗 10 g、大枣 15 g。

7 剂,水煎,每日 1 剂,早晚分服。

二诊:患者诉诸症如前,上方加荆芥 10 g、乌药 6 g、延胡索 10 g。7 剂,水煎,每日 1 剂,早晚分服。

三诊:患者诉左侧少腹胀痛减轻 80%,矢气增多,排气后舒服,阴囊潮湿凉减轻 50%,仍盗汗,晨起口干。予上方加麦冬 10 g。7 剂,水煎,每日 1 剂,早晚分服。

四诊:患者诉诸症均无,要求复查 B 超。彩色多普勒检查示未见精索静脉曲张。

来源:陈兴强,赵家有,宋春生. 辨治精索静脉曲张验案三则[J]. 中国中医基础医学杂志,2016,22(05):715-716.

按语:参苓白术散出自《太平惠民和剂局方》,多用于脾虚湿盛所致病证,具有益气健脾,渗湿止泻之功效。本证乃由脾胃虚弱,运化失司,湿浊内停所致。脾主运化,胃主受纳,脾胃虚弱,纳运乏力,故饮食不化;脾主运化水湿,脾虚水湿不运,阻滞中焦,气机不畅,则胸脘痞闷,下迫大肠,则肠鸣泄泻;脾主肌肉,脾虚肌肉乏养,故四肢无力,形体消瘦,面色萎黄;舌淡,苔白腻,脉虚缓,为脾虚湿盛之征。治当益气健脾,渗湿止泻。方中党参补脾胃之气,白术、茯苓健脾渗湿,共为君药。山药、莲子肉既能健脾,又有涩肠止泻之功,二药可助参、术健脾益气,兼以厚肠止泻;白扁豆健脾化湿,薏苡仁健脾渗湿,二药助术、苓健脾助运,渗湿止泻,四药共为臣药。佐以砂仁芳香醒脾,行气和胃,既助除湿之力,又畅达气机;桔梗宣开肺气,通利水道,并能载药上行,以益肺气而成培土生金之功;陈皮重在理气祛湿。炙甘草健脾和中,调和药性为使药。诸药相合,益气健脾,渗湿止泻。脾气亏虚内生混邪,阴漏气机,升降失宜,正如《内经》所言:"清阳不升则生飧泄,浊阴不降则生口胀"。故本证患者见眼屎多、耳屎黏稠,胸闷等浊阴不降之症。二诊时患者诸症如前,故认为脾虑生湿,湿邪阻滞气血。于前方加入乌药、元胡以理气活血止痛,效佳。

约言:此乃益气健脾利湿之效方。

(四)肾虚血瘀证

大黄䗪虫丸治验

病例资料:甘某,男,16 岁,2018 年 5 月初诊。双侧阴囊处隐痛、发热,左侧较严重,平素课业繁重,近一年来挑灯学习但成绩未见明显提升,夜寐差,黑眼圈重,眼干涩,常感神疲乏力,偶有腰酸,口稍苦,大便时结,尿少偏黄。

舌红苔薄稍暗,脉弦涩。体检时,患者左侧阴囊肤温较右侧高,Valsalva 试验示站立时屏气加腹压则可扪及左侧曲张的精索静脉。检测 B 超示,左侧睾丸体积为 3.0 cm×2.3 cm×1.6 cm,左侧精索静脉 DR 2.8 mm,TR 3 s,右侧精索静脉 DR 2.3 mm,TR 2 s。西医诊断为左侧精索静脉曲张,中医诊断为筋瘤,此为肾虚血瘀之证,当以滋阴补肾,破血通经为治,方以大黄蛰虫丸加减。

方药:熟大黄 10 g、土鳖虫 6 g、桃仁 10 g、水蛭 3 g、黄芩 6 g、苦杏仁 10 g、熟地黄 15 g、甘草 6 g、菟丝子 10 g、覆盆子 10 g、白芍 10 g。30 剂,采用中药配方颗粒,每日 1 剂,开水冲服,早晚饭后口服。

二诊:患者诉双侧睾丸疼痛,发热较前缓解,无神疲乏力。无明显腰酸,口苦减轻,二便正常,舌红苔薄白,脉稍弦。复查 B 超示:左侧睾丸体积为 3.0 cm×2.4 cm×1.6 cm,左侧精索静脉的 DR 2.5 mm,TR 2.7 s,右侧精索静脉 DR 2.0 mm,TR 1.8 s。病愈。

来源:莫宏芳,等. 王权胜应用大黄蛰虫丸治疗青少年精索静脉曲张经验[J]. 山东中医杂志,2021,40(09):985-988.

按语:大黄蛰虫丸出自《金匮要略》,多用于瘀血内停所致病症,具有活血破瘀,通经消症之功效。方中大黄凉血清热,破积聚,推陈致新;蛰虫咸寒入血,攻下积血,有破瘀血、消肿块、通经脉之功,合大黄通达三焦以逐干血,共为君药。桃仁、干漆、水蛭、蛰虫、蛴螬活血通络,消散积聚,攻逐瘀血;黄芩配大黄,清上泻下,共逐瘀热;桃仁配杏仁降肺气,开大肠,与活血攻下药相配有利于祛瘀血;而地黄、甘草、芍药滋阴补肾,养血濡脉,和中缓急;黄芩、杏仁清宣肺气而解郁热;用酒送服,以行药势。诸药合用共奏祛瘀血、清瘀热、滋阴血、润燥结之效。本证患者由于课业繁重,劳神伤体,日久气虚气滞,气血运行受阻,故瘀血停滞,瘀阻脉络,经脉弯曲成蚯蚓状团块,瘀阻于下则出现腹部坠胀,隐痛,瘀阻于上则疲劳乏力,瘀阻目眶则眼圈发黑、眼睛干涩,瘀久化热导致睾丸肤温升高,大便结,小便黄少。舌红苔薄稍黯、脉弦涩属虚劳干血之证,病位在肝脾肾。以大黄蛰虫丸治之,可达破瘀清热而护正、活血通络兼滋阴之功效。

约言:此乃活血破瘀,通经消症之良方。

第二节 精囊腺疾病

血精之病名,首见于《诸病源候论》,相当于西医的精囊炎。血精的病位主要在精室(精囊腺),正如《诸病源候论·虚劳精血出候》曰:“肾藏精,精者血之所成也,虚劳则生七伤六极,气血俱损,肾家偏虚,不能藏精,故精血俱出也”。本病有虚实之分,实证多由湿热蕴结下焦,熏蒸精室,或瘀血阻络,血不循经,虚症多由阴虚火旺,灼伤血络,或脾肾两虚,气不摄血所致。因精室血络受损,血溢脉外,随精而出而成血精。

一、常证

(一)湿热下注证

龙胆泻肝汤治验

病例资料:李某,男,30 岁,1986 年 5 月 23 日初诊。患者精液中带血 2 天。2 天前在出差时夜间遗精一次,发现精中带血,甚是惊慌。自诉进来饮酒较多,身困无力,口苦而粘,茎中疼热小便黄赤。舌苔黄厚腻,脉沉滑数。西医诊断为精囊炎,中医诊断为血精,此为嗜酒过度,湿热内蕴之证,当以清利湿热,凉血止血为治,方以龙胆泻肝汤加减。

方药:龙胆草 12 g、栀子 12 g、黄芩 12 g、木通 12 g、泽泻 15 g、车前子 20 g、柴胡 10 g、甘草 6 g、当归 12 g、生地 12 g、小蓟 20 g。3 剂,水煎,每日 1 剂,早晚分服。并嘱其勿饮酒,忌肥甘。

二诊:服药后口中黏苦、茎中疼热大减,守原方又取 3 剂。此后一直未见其来就诊。40 天后偶遇患者,言其血精未再复发。

来源:王金洲,王进. 治疗血精验案 3 则[J]. 河南中医,1991,11(02):24.

按语:龙胆泻肝汤出自《医方集解》,主治肝胆实火上炎或肝胆湿热循经下注所致病证,具有清泻肝胆实火,清利肝经湿热之功效。方中龙胆草大苦大寒,能利肝胆湿热,故为君药。黄芩、栀子苦寒泻火,燥湿清热,增君药泻火除湿之力,为臣药。泽泻、木通、车前子渗湿泄热,导肝经湿热从水道而去。用当归、生地养血滋阴,使邪去而阴血不伤;用柴胡疏畅肝胆之气,与生地、当归相伍以适肝体阴用阳之性，并能引药归于肝胆之经，以上皆为佐药。甘草调和诸药，护胃安中，为佐使之用。火降热清，湿浊得利，循经所发诸症皆可相应而愈。肝胆之火循经上冲，则头部、耳目作痛，或听力失聪，旁及两胁则胁痛且口苦；湿热循经下注，则为阴痒、阴肿、筋痿、阴汗；舌红苔黄腻，脉弦数有力，皆为火盛及湿热之象。治宜清泻肝胆实火，清利肝经湿热。本证患者嗜酒过度，湿热内生，湿热之邪循肝经下注精室，从而导致茎中疼热、精液带血，故以龙胆泻肝汤清利下焦湿热；本证伴随出血，故加小蓟以凉血止血。

约言：此为清热下焦湿热之良方。

（二）血瘀气滞证

血府逐瘀汤治验

病例资料：刘某，男，18岁，2005年10月15日初诊。患者因踢球不慎被他人踢伤前阴，当时疼痛难忍，因致情志不畅，抑郁不乐，又因羞于启口而未能及时治疗。1个月后遗精发现为暗红色液体而就诊。诊见：前阴胀痛，胸胁满闷，郁郁寡欢，夜眠不安，心烦易怒，舌质紫暗，苔薄黄，脉弦数。前列腺液常规（EPS）：色暗红，RBC++/HP，WBC-/HP。西医诊断为精囊炎，中医诊断为血精，此为外伤损络，血瘀气滞之证，当以活血化瘀，行气止痛为治，方以血府逐瘀汤加减。

方药：当归15 g、生地15 g、桃仁15 g、红花6 g、枳壳10 g、甘草6 g、赤芍15 g、柴胡15 g、川芎7 g、桔梗6 g、牛膝10 g、郁金15 g、藕节炭30 g、花蕊石（冲服）1 g。5剂，水煎，每日1剂，早晚分服。

二诊：前阴胀痛、胸胁满闷减轻，守上方续服8剂。

三诊：诸症缓解，唯夜卧不安。上方去柴胡、桔梗、枳壳，加茯神15 g、麦冬10 g以宁心安神而收效。

来源：梁显标. 血精症治验三则[J]. 广西中医药，2008(04)：35.

按语：血府逐瘀汤出自《医林改错》，多用于瘀血内阻胸部，气机郁滞所致病证，具有活血化瘀、行气止痛之功效。方中桃仁破血行滞而润燥，红花活血祛瘀以止痛，共为君药。赤芍、川芎助君药活血祛瘀；牛膝入血分，性善下行，能祛瘀血，通血脉，并引瘀血下行，使血不郁于胸中，瘀热不上扰，共为臣药。生地黄甘寒，清热凉血，滋阴养血；合当归养血，使祛瘀不伤正；合赤芍清热凉血，以清瘀热。三者养血益阴，清热活血，共为佐药。桔梗、枳壳，一升一降，宽胸行气，桔梗并能载药上行；柴胡疏肝解郁，升达清阳，与桔梗、枳壳同用,尤善理气行滞,使气行则血行,亦为佐药。甘草调和诸药,为使药。本证患者伤及前阴,前阴为肝经循行之处,肝血瘀滞,疏泄不利,故见胸胁满闷;肝郁化火,故见心烦易怒,夜眠不安;瘀血内阻,精路不畅,故见血精暗红色。再加郁金行气和血而疏肝,藕节炭、花蕊石有止血之功,以防活血太过。诸药合用,血活瘀化气行,则诸证可愈。

约言:此乃活血行气,气血并调之良方。

(三)肾阴亏虚证

知柏地黄汤治验

病例资料:戴某,男,32岁,1974年3月14日初诊。患者素禀阴亏体质,最近一段时间有强中现象,房事过于频繁。进来忽发现精液带血,前列腺液常规(EPS):RBC++/HP,革兰氏阴性杆菌(+),确诊为精囊炎。患者形体消瘦,面白无泽,神态萎靡,体倦,四肢无力,饮食无味。舌苔黄腻,脉细弱而数。西医诊断为精囊炎,中医诊断为血精,此为肾阴亏损,相火偏亢之证,当以滋阴降火,凉血止血为治,方以知柏地黄汤加减。

方药:知母9 g、黄柏9 g、生地9 g、山药9 g、山茱萸9 g、丹皮9 g、茯苓9 g、泽泻9 g、玄参9 g、小蓟15 g、白茅根15 g。共6剂,水煎,每日1剂,早晚分服。

二诊:强中现象消失,自觉一身轻快,精神转佳,饮食亦有改善,舌苔仍黄腻。上方基础上加冬瓜仁12 g、芦根9 g。共6剂,煎服法同上。服后诸症皆消。随访至1975年12月,均未复发,性功能亦完全正常。

来源:孙鲁川.孙鲁川医案[M].北京:人民卫生出版社,2009.

按语:知柏地黄汤出自《医方考》,多用于肝肾阴虚,虚火上炎所致病证,具有滋阴降火之功用。本方由六味地黄丸加知母、黄柏化裁而来。六味地黄丸原为小儿禀赋不足之"肾怯失音,囟门不合,神不足"而设,后世用于肾阴精不足之证。肾为先天之本,主骨生髓,肾阴精不足,骨髓不充,故腰膝酸软无力,牙齿动摇,小儿囟门不合;脑为髓之海,肾精不足则髓海空虚,而病头晕目眩,耳鸣耳聋;肾藏精,为封藏之本,阴精亏虚,封藏不固,加之阴不制阳,相火妄动而病遗精盗汗、潮热消渴、手足心热、口燥咽干等。治宜滋补肾之阴精为主,兼以清降虚火,即王冰所谓"壮水之主,以制阳光"。在此基础上如有阴虚内热,则加知母、黄柏而成知柏地黄汤。本方知母、黄柏滋阴降火,生地黄清热凉血、养阴生津,共为君药。山萸肉补养肝肾、山药补肾固精为臣药。以泽泻利湿泄浊;牡丹皮清泄相火,并制山萸肉之温涩;茯苓健脾渗湿，配山药补脾而助健运，共为佐使药。全方补泻兼施，泻浊有利于生精，降火有利于养阴，诸药滋补肾之阴精而降相火。本证患者因房劳过度，肾精亏耗，阴虚火旺，灼伤精室而成血精。相火亢盛，故加玄参以增清热凉血、滋阴降火，加小蓟、白茅根以凉血止血。二诊时患者舌苔黄腻，为湿热未清之象，故加冬瓜仁、芦根以清热利湿。

约言：此为补泻兼施，滋肾降火之良方。

二、变证

（一）脾虚气陷证

补中益气汤治验

病例资料：倪某，男，32岁，1992年6月10日初诊。血精4年，多方治疗无效，苦恼不堪。诊见面色萎黄，倦怠无力，舌淡、苔白，脉大而虚。血精呈淡红色，时发时止，劳累后小腹坠胀而下血，伴心悸失眠，头晕目眩。西医诊断为精囊炎，中医诊断为血精，此为脾虚气陷之证，当以补中益气，升阳举陷为治，方以补中益气汤加减。

方药：炙黄芪15 g、党参10 g、白术9 g、炙甘草9 g、升麻6 g、柴胡6 g、当归9 g、陈皮9 g、知母3 g、黄柏3 g。7剂，水煎，每日1剂，早晚分服。

二诊：患者服药1月而愈。后以补中益气丸、归脾丸调理善后。随访2年未复发。

来源：刘怀民. 血精验案1则[J]. 新中医杂志，1996(10)：20.

按语：补中益气汤出自《内外伤辨惑论》，多用于脾胃气虚证、气虚下陷证及气虚发热证，具有补中益气、升阳举陷之功效。本方重用黄芪为君，可补中气，固表气，且升阳举陷。臣以党参益气、炙甘草补脾和中。君臣相伍，佐以白术补气健脾，助脾运化，以资气血生化之源。其气既虚，营血易亏，故佐用当归以补养营血，且“血为气之宅”，可使所补之气有所依附；陈皮理气和胃，使诸药补而不滞。升麻、柴胡，升阳举陷，助益气之品升提下陷之中气，故为佐使。炙甘草调和诸药，亦为使药。本证患者脾胃气虚，水谷无力运化，津不上承，故见面色萎黄、头晕目眩；脾主肌肉，脾胃气虚，四肢肌肉失养，故倦怠乏力；脾胃为气血生化之源，脾虚则血脉空虚，故见脉大而虚；脾虚气陷，故见小腹坠胀；脾虚摄血无力，致血溢脉外，故见血精。血精日久，阴液耗伤，故再加知母、黄柏以滋阴固本。诸药合用，既补益中焦脾胃之气，又升提下陷之气，补中寓升，共成虚则补之、陷者升之，病乃愈。

约言:此乃升提中气,健脾益气之良方。

(二)阴虚火旺,热扰精室证

四物汤治验

病例资料:胡某,男,45 岁,1978 年 10 月 6 日初诊。性交时排血样精液 2 年,性交后小便前段亦为血样,后段如常,无尿频、尿急、尿痛。面色潮红,舌红、苔薄白,脉细数。前列腺不肿大,精囊未扣及。前列腺液常规(EPS):RBC+++/HP,WBC +/HP。西医诊断为精囊炎,中医诊断为血精,此为阴虚火旺,热扰精室之证,当以滋阴降火,养血补血为治,方以四物汤加减。

方药:生地 15 g、当归 15 g、白芍 12 g、川芎 3 g、牛膝 5 g、郁金 10 g。7 剂,水煎,每日 1 剂,早晚分服。

二诊:药后血精消失,后用月华丸调治月余,随访 10 年未复发。

来源:陈良春,肖德才. 验案二则[J]. 湖南中医杂志,1990(05):25-26.

按语:四物汤出自《仙授理伤续断秘方》,多用于営血亏虚,冲任虚损,血行不畅所致病症,具有补养营血、调畅血脉之功效。方中熟地甘温味厚,入肝肾,质润滋腻,为滋阴补血之要药,用为君药。当归补血和血,与熟地相伍,既增补血之力,又行营血之滞,为臣药。白芍养血敛阴,柔肝缓急,与地、归相协则滋阴补血之力更著,又可缓急止痛;川芎活血行气,与当归相协则行血之力益彰,又使诸药补血而不滞血,二药共为佐药。四药合用,共成补血调血之功。本证患者为阴虚火旺,热扰精室证,见性交时排血样精液。本证乃为血热,故将原方熟地换为生地,在滋阴补血的同时,又清热凉血。热扰精室,迫血妄行,故加牛膝、郁金以活血,并引血下行。

约言:此乃一切血病通用之方。

(三)心脾两虚,脾不统血证

归脾汤治验

病例资料:李某,男,56 岁,1984 年 4 月 10 日初诊。精液呈淡红色 20 天。因月余前丧偶,加上子女照顾不周,故终日忧愁思虑,闷闷不乐,渐不思饮食,肢倦神疲,气短懒言。望患者形体消瘦,面色少华。舌淡,苔薄白,脉沉细弱。西医诊断为精囊炎,中医诊断为血精,此为心脾两虚,脾不统血之证,当以补益心脾,健脾止血为治,方以归脾汤加减。

方药:白术 15 g、党参 15 g、黄芪 30 g、当归 12 g、炙甘草 3 g、茯神 15 g、远志 9 g、炒酸枣仁 15 g、龙眼肉 15 g、陈皮 9 g、煅龙骨 20 g、赤石脂 15 g。共

3剂,水煎,每日1剂,早晚分服。

二诊:言服药3剂后已思饮食,气力有增。效不更方,又3剂。服药后症状持续减轻,共服12剂,精液已变为乳白色,精神转佳,饮食睡眠正常,但活动多时仍觉气力不支。服归脾丸以善后。两个月后随访,未再复发。

来源:王金洲,王进. 治疗血精验案3则[J]. 河南中医,1991,11(02):24.

按语:归脾汤出自《济生方》,多用于心脾气血两虚及脾不统血所致病证,具有益气补血,健脾养心之功效。方中黄芪甘温,补脾益气;龙眼肉甘平,既补脾气,又养心血,共为君药。人参、白术皆为补脾益气之要药,与黄芪相伍,补脾益气之功益著;当归补血养心,酸枣仁宁心安神,二药与龙眼肉相伍,补心血、安神志之力更强,均为臣药。佐以茯神养心安神,远志宁神益智;更佐理气醒脾之陈皮,与诸补气养血药相伍,可使其补而不滞。炙甘草补益心脾之气,并调和诸药,用为佐使。引用生姜、大枣,调和脾胃,以资化源。本证患者忧思过度,劳伤心脾,气血日耗。心脾气血暗耗,脾虚运化无力,化源不足,气血衰少,而见食少体倦,面色少华,舌质淡,苔薄白,脉细弱。故以归脾汤益气健脾与养血安神兼施。再加煅龙骨、赤石脂以增镇心安神,固摄止血之功。诸药配伍,心脾得补,气血得养,诸症自除。全方心脾同治,重在补脾;气血并补,重在补气,而有兼顾收敛固摄,故效非常。

约言:此乃心脾两虚而致出血之良方。

(四)肾阳虚衰,寒滞肝脉证

暖肝煎合阳和汤治验

病例资料:陈某,男,40岁,1997年9月20日就诊。慢性前列腺炎病史3年,晨起尿道口常有红白相间分泌物滴出。前列腺液常规(EPS):RBC+++ +/HP。面色萎黄,畏寒肢冷,舌淡苔白,脉弱二尺沉细。西医诊断为精囊炎,中医诊断为血精,此为肾阳虚衰,寒滞肝脉之证。当以温补肝肾,行气止痛为治。方以暖肝煎合阳和汤加减。

方药:胡芦巴15 g、补骨脂15 g、附子30 g、肉桂(后下)10 g、仙茅15 g、淫羊藿15 g、女贞子15 g、墨旱莲15 g、生麻黄10 g、白芥子10 g、鹿角片10 g、三棱30 g、莪术30 g、生地黄15 g、熟地黄15 g、三七粉(吞)4 g。7剂,水煎,每日1剂,早晚分服。

二诊:患者口干口渴,则加石斛、北沙参;中脘胀满,则加半枝莲、水线草、蜀羊泉;小便淋沥不畅,则加金钱草、鬼针草、龙葵;心烦不安,则加竹叶、莲子心。经过3个月治疗,诸症恙。

来源:何清湖.男科病名家医案·妙方解析[M].北京:人民军医出版社,2007.

按语:暖肝煎出自《景岳全书》,多用于肝肾不足,寒滞肝脉所致病证,具有温补肝肾,行气止痛之功。方中肉桂辛甘大热,温肾暖肝,祛寒止痛;小茴香味辛性温,暖肝散寒,理气止痛,二药合用,温肾暖肝散寒,共为君药。当归辛甘性温,养血补肝;枸杞子味甘性平,补肝益肾,二药均补肝肾不足之本;乌药、沉香辛温散寒,行气止痛,以去阴寒冷痛之标,同为臣药。茯苓甘淡,渗湿健脾;生姜辛温,散寒和胃,皆为佐药。综观全方,以温补肝肾治其本,行气逐寒治其标,使下元虚寒得温,寒凝气滞得散,则睾丸冷痛、少腹疼痛、疝气痛诸症可愈。阳和汤出自《外科证治全生集》,多用于素体阳虚,营血不足,寒凝痰滞,痹阻于肌肉、筋骨、血脉所致病症,具有温阳补血,散寒通滞之功效。方中重用熟地黄温补营血,填精益髓;鹿角胶温肾阳,益精血。两者合用,温阳补血,以治其本,共为君药。肉桂、姜炭药性辛热,均入血分,温阳散寒,温通血脉,为臣药。白芥子辛温,可达皮里膜外,温化寒痰,通络散结;少量麻黄,辛温达表,宣通毛窍,开腠理,散寒凝,合为佐药。方中鹿角胶、熟地黄得姜、桂、芥、麻之宣通,则补而不滞;麻、芥、姜、桂得熟地黄、鹿角胶之滋补,则温散而不伤正。生甘草为使,解毒并调诸药。全方宣化寒凝而通经脉,补养精血而扶阳气,用于阴疽,犹如离照当空,阴霾自散,化阴凝而布阳气,使筋骨、肌肉、血脉、皮里膜外凝聚之阴邪,皆得尽去,故名"阳和汤"。本证患者为前列腺炎引起的血精,肝肾阳虚为其根本,临床症状表现出肾与膀胱虚冷,寒滞肝脉之证,故加附子、肉桂、仙茅、淫羊藿、补肝肾,温肾阳,化寒凝而通经脉,患者出现尿道时有精血滴出、血色暗淡、小腹拘急等症,故加三棱、莪术、三七粉以破血行气,消积止痛。

约言:暖肝煎为治疗肝肾不足、寒凝气滞之睾丸疝气或少腹疼痛的常用方。阳和汤为治疗阴疽的常用方。

第九章 杂病

第一节 男子乳疬

男子乳疬，又称乳疬，最早记载见于宋朝医家窦汉卿的《疮疡经验全书》，相当于西医学的男性乳房发育症。以男性乳房肥大，单侧或双侧结块，或有胀痛为主要特征。简称"男性女乳"。《外科秘录》指出"男子乳房忽然臃肿如妇人之状"是对本病的最好写照。乳房为厥阴、阳明经络所过之处，阳明胃经受纳及腐熟水谷失常，湿热蕴结，导致肝胃不和，气血壅滞，发为乳疬。西医学认为，肝病降低了雄烯二酮的分解代谢，雄激素在腺外芳香化酶的作用下转化为雌激素，导致乳腺异常发育。中医认为，本病多由先天不足，气血不和，冲任失调，气郁痰凝所致；也可因手术创伤、睾丸外伤、肿瘤病变、药物使用不当诱发。因乳头属肝、乳房属肾，故男子乳疬的发病常与肝肾功能失调有关。余听鸿在《外证医案汇编》中说："乳中结核，虽云肝病，其本在肾。"秦伯未在《中医临证备要》中谓其是由"肾虚肝燥，忧思怒火郁结"，顾伯华在《外科经验选》中则有"乳疬病因，因体质虚弱，血亏肝旺，气郁痰凝而成"的论述。男性乳房发育症在临床上多无明显自觉症状，仅在触压肿块时稍有疼痛感。

一、常证

（一）肝郁痰凝证

1."男妇乳疬方"合二陈汤治验

病例资料：胡某，男，31岁，1974年8月初诊。左乳部肿胀3月余，曾在某医院注射丙酸睾酮，未效。检查：左乳房外观明显隆起，呈成年女性乳房状,左乳晕部有鸡卵大包块,质较硬,边缘光滑,与表皮及基底无粘连,稍有胀痛。平素性情较急躁,有血吸虫性肝脾肿大及血小板减少症。全身乏力,小便黄,脉舌正常。西医诊断为男性乳房发育症,中医诊断为男子乳病,此为肝郁痰凝之证,当以疏肝理气,和胃化痰为治,方用男妇乳疬方合二陈汤加减。

方药:夏枯草 10 g、橘叶 10 g、香附 10 g、青皮 5 g、陈皮 5 g、牡蛎 15 g、制半夏 6 g、茯苓 10 g。5 剂,水煎,每日 1 剂,早晚分服。

二诊:肿胀消退 1/3,核子未缩小,再服 5 剂。

三诊:核子缩小 3/4,质地亦变软。守方续服 15 剂。

四诊:核子消失,乳房恢复男性状态。

来源:徐福松,许履和. 外科医案医话集[M]. 南京:江苏科学技术出版社,1980.

按语:男妇乳疬方,源出于叶天士《种福堂公选良方》,多用于肝郁化火、痰浊凝聚所致病证,具有疏肝化痰之功效。方中香附、青皮、橘叶疏肝理气,夏枯草清肝化痰,药仅四味,组方缜密,正合本证肝郁化火、痰浊凝聚之病机。二陈汤出自《太平惠民和剂局方》,多用于脾失健运,湿聚成痰所致病症,有燥湿化痰,理气和中之功效。方中半夏辛温而燥,燥湿化痰,降逆和胃,散结消痞,橘红辛苦温燥,理气行滞,燥湿化痰,为臣药。茯苓甘淡,渗湿健脾以杜生痰之源,与半夏配伍,体现了朱丹溪"燥湿渗湿则不生痰"之理;生姜既助半夏降逆,又制半夏之毒;少许乌梅收敛肺气,与半夏相伍,散中有收,使祛痰而不伤正,且有"欲劫之而先聚之"之意,均为佐药。炙甘草调和诸药,为使药。本证患者辨证为肝郁痰凝,许履和教授采用叶天士"男妇乳疬方"合二陈汤加减治疗。乳疬方中香附、橘叶、青皮、夏枯草疏肝理气,合二陈汤燥湿化痰,理气和中,再加牡蛎软坚散结,药简效专。

约言:二陈汤为治疗湿痰证之基础方,男妇乳疬方为治疗男子乳疬之妙方。

2. 柴胡疏肝散治验

病例资料:陈某,男,60 岁,1991 年 1 月 29 日初诊。患者发现左乳头周围肿大月余。查患者左侧乳房以乳晕为中心,呈扁圆形,可见 2.5 cm×2.5 cm×0.8 cm 大小之肿块,中等硬度,推之可动,肿块界线清楚,不与皮肤粘连,触压时才感疼痛,局部皮色正常,腋下、颈部未触及肿大的淋巴结,心肺正常,肝脾未触及,舌质淡红,苔白,脉弦滑,伴有忧虑、胸闷,性功能无改变,放射免疫测定 PRL 4.3 μg/L,CEA 1.2 μg/L。西医诊断为男性乳房发育症，中医诊断为男子乳病，此为肝郁气结之证，当以疏肝行气，软坚散结，化痰通络为治，方以柴胡疏肝散加减。

方药：柴胡10 g、陈皮6 g、白芍10 g、枳壳10 g、炙甘草6 g、川芎6 g、香附10 g、黄药子10 g、生牡蛎15 g、法半夏10 g、枸杞子20 g、猫爪草10 g、三棱10 g。15剂，水煎，每日1剂，早晚分服。

二诊：服至15剂时，胸闷消失，乳房肿块变软，大小无变化。守方共服35剂，乳房肿块完全消失，复查PRL 4.2 μg/L，CEA 1.6 μg/L，均属正常范围，局部无压痛。随访1年，未复发。

来源：邹定华，柴胡疏肝散加味治疗男性乳房发育症20例[J]. 广西中医药，1993，(5)：9.

按语：柴胡疏肝散出自《证治准绳》，多用于肝气郁结所致病症，具有疏肝解郁，行气止痛之功效。方中柴胡苦辛而入肝胆，功擅条达肝气而疏郁结，为君药。香附味辛入肝，长于疏肝行气止痛；川芎味辛气温，入肝胆经，能行气活血、开郁止痛。二药共助柴胡疏肝解郁，且有行气止痛之效，同为臣药。陈皮理气行滞而和胃，醋炒以入肝行气；枳壳行气止痛以疏理肝脾；芍药养血柔肝，缓急止痛，与柴胡相伍，养肝之体，利肝之用，且防诸辛香之品耗伤气血，俱为佐药。甘草调和药性，与白芍相合，则增缓急止痛之功，为佐使药。诸药共奏疏肝解郁，行气止痛之功。本证患者左侧乳房以乳晕为中心，呈扁圆形，可见2.5 cm×2.5 cm×0.7 cm大小之肿块，中等硬度，推之可动，肿块界线清楚，不与皮肤粘连，触压时才感疼痛，伴有忧虑、胸闷，证属肝郁气结，选用柴胡疏肝散疏肝理气；方中加黄药子（用量宜适当，因有毒副作用，不可过量）、生牡蛎软坚散结；法半夏、三棱祛湿化痰，活血化瘀；枸杞子滋补肝肾；另外毛茛科植物猫爪草可消肿结。诸药合用，可谓药证相符，故而药后疗效满意。

约言：本方为治疗肝气郁结证之代表方。

（二）湿热蕴结证

茵陈蒿汤治验

病例资料：李某，男，40岁，1990年9月8日初诊。患者患乙肝3年，经中、西药迭治，乙肝虽得以控制，但近4个月两侧乳房渐发育，大如碗口，且胀痛不适，纳差神疲，浑身酸软。舌淡红，苔薄黄，脉细滑，肝功能异常。西医诊断为男性乳房发育症，中医诊断为乳疬，此为湿热蕴结证。当以清热利湿，疏肝散结为治，方以茵陈蒿汤加减。

方药:绵茵陈 20 g、焦栀仁 12 g、贯众 20 g、夏枯草 15 g、荔枝核 15 g、广郁金 15 g、大黄(后下)9 g、白花蛇舌草 15 g、黄芪 30 g、焦三仙 20 g。20 剂,水煎,每日 1 剂,早晚分服。

二诊:服上方 20 剂,乳房肿大消失,肝功能检查正常。效方继服 10 剂,以巩固疗效。

来源:李济仁. 济仁医录[M]. 合肥:安徽科学技术出版社,1996.

按语:茵陈蒿汤,出自《伤寒论》,多用于湿热瘀滞,熏蒸肝胆所致之阳黄,有清热利湿退黄之功效。方中重用茵陈蒿为君药,以其苦寒降泄,长于清利脾胃肝胆湿热,为治黄疸要药。栀子泄热降火,清利三焦湿热,合茵陈可使湿热从小便而去,为臣药。大黄泻热逐瘀,通利大便,伍茵陈则令湿热瘀滞由大便而去,为佐药。本证患者患乙肝已三载,湿热留恋于肝胃,乳房属肝,故两侧乳房渐发育长大如碗口,且胀痛不适,湿热蕴结胃脾,故见纳差神疲,浑身酸软。方用经方茵陈蒿汤清利肝胆,辅以夏枯草、荔枝核、白花蛇舌草消肿散结,郁金疏肝埋气。仲景云:"见肝之病,知肝传脾,当先实脾。"故佐以黄芪、焦三仙扶正实脾。由于诸药肝胃同治,邪正兼顾,故服药不久肝功能恢复正常,乳房肿大消散。

约言:本方为治疗黄疸阳黄之代表方,亦治湿热蕴结诸证。

(三)气滞痰凝证

1. 海藻玉壶汤治验

病例资料:周某,男,59 岁,1999 年 3 月 8 日初诊。左侧乳晕部半圆形肿块 3.0 cm×5.0 cm 大小,质较硬,有触痛。患者既往有慢性肝炎病史。舌质偏红,苔薄腻,脉小弦。西医诊断为男性乳房发育症,中医诊断为乳疬,此为气滞痰凝,肝肾失调之证,当以行气化痰,滋补肝肾为治,方以海藻玉壶汤加减。

方药:海藻 15 g、昆布 15 g、贝母 12 g、陈皮 10 g、连翘 10 g、半夏 10 g、青皮 10 g、独活 10 g、川芎 10 g、当归 10 g、甘草 10 g、淫羊藿 12 g、夏枯草 15 g、牡蛎 30 g。服药 7 剂,肿块消失。

来源:孙在典,李慧. 中医男科名家医案精选[M]. 北京:人民军医出版社,2010.

按语:海藻玉壶汤出自《外科正宗》,多用于气滞痰凝,由气及血,以致气血结聚所致病症,具有化痰软坚,散结消瘿之功效。方用海藻、昆布、海带化痰软坚,散结消瘿,为治瘿瘤之要药,共为君药。青皮、陈皮行气解郁,使气顺则痰消；当归、川芎活血调营。四味相合，活血理气，调畅气血以助散结消瘿，共为臣药。佐以半夏、贝母化痰散结，合君药则化痰散结消瘿之力著；连翘清热散结，独活辛散通络。甘草与海藻相反，取其相反相成，以激发药力，且调和诸药，用为佐使。诸药配伍，化痰、散结、行气、活血并施，以渐消瘿。男子乳房发育外因为六邪入侵，内因为七情过激，使痰湿壅阻，气血郁滞。本证患者左侧乳晕部半圆形肿块3.0 cm×5.0 cm大小，质较硬，有触痛。既往有慢性肝炎病史。舌质偏红，苔薄腻，脉小弦。证属气滞痰凝，肝肾失调。当归、川芎、独活活血祛瘀，通气和血；贝母、半夏清化寒痰、湿痰；青皮、陈皮行气消滞，连翘化结散肿；海藻、昆布、海带消痰散结，其所含的丰富碘元素可促进病理产物和炎性渗出物吸收，并使病态组织崩溃溶解，从而达到散结消积的目的。

约言：本方为治疗瘿瘤之常用方，化痰软坚之中寓行气活血，相反相成。

2. 消瘰丸治验

病例资料：应某，男，70岁，2000年8月1日初诊。患者5个月前偶然发觉右乳房肿块，轻度胀痛。因13年前曾有类似病史，后不治而愈，故并不在意。2个月后其疼痛虽消失，但右乳房逐渐肿大，遂前往某医院外科求治，经化验，肝功能示：总胆红素（TBIL）22.6 mmol/L，碱性磷酸酶（ALP）147 U/L，余各项指标皆在正常范围。该院予丙睾50治疗，然而肌内注射5次后症情仍无好转。顷诊：右乳房肿大，乳晕部有1个2 cm×3 cm大小的扁圆形肿块，边界清楚，表面光滑，推之移动，无触痛，乳头无分泌物。舌淡红、苔薄，脉缓。西医诊断为男性乳房发育症，中医诊断为乳疬，此为肝气郁结、气滞痰凝之证，当以疏肝解郁，行气化痰为治，方以消瘰丸加减。

方药：全瓜蒌30 g、蒲公英30 g、煅牡蛎30 g、茵陈30 g、夏枯草9 g、橘叶核9 g、柴胡9 g、青陈皮9 g、制香附9 g、三棱9 g、莪术9 g、川楝子9 g、延胡索9 g、玄参9 g、浙贝9 g、当归9 g。14剂，水煎服，每日1剂，早晚分服。

外敷方：全瓜蒌50 g、川楝子9 g、延胡索9 g、蒲公英30 g、樟木30 g、制甘遂30 g、明矾30 g、白芥子30 g、冰片10 g。5剂，3天1剂，水煎2次，取汁后混合，每天热敷右乳房2次。

二诊：治疗2周，乳晕部肿块消失，右乳房形态恢复正常。右乳病已经告愈，法以原旨，续治1周，以资巩固。

来源：秦国政，张春和. 中医男科学[M]. 北京：科学出版社，2017.

按语：消瘰丸出自《医学心悟》，多用于肝火郁结，灼津为痰，痰火凝聚所致病症，具有清热化痰，软坚散结之功效。方中贝母苦甘微寒，清热化痰，消瘰散结,用之为君。牡蛎咸微寒,软坚散结;玄参苦咸而寒,软坚散结,清热养阴,既能助贝母、牡蛎软坚散结以消瘰,又可滋水涵木,共为臣药。三药合用,可使阴复热除,痰化结散,则瘰疬、痰核自消。本证患者因年龄较大,木失调达,气滞痰凝,故见右乳房肿大,乳晕部有扁圆形肿块,边界清楚,表面光滑,推之移动,无触痛,乳头无分泌物,加莪术散(莪术、三棱、当归、制香附等)破血行气消结;加入全瓜蒌、蒲公英、夏枯草以加强清热化痰、软坚散结之功,配柴胡、橘叶核、青陈皮及金铃子散(川楝子、延胡索)疏肝行气,气行则结散,茵陈清肝退黄。

约言:消瘰丸乃治疗肝郁气滞痰凝肿块之良方。

(四)肝肾亏虚,痰浊凝聚证

1. 左归丸治验

病例资料:甘某,男,65 岁,2003 年 4 月 23 日初诊。患者双侧乳房如妇人状,自觉轻微胀痛,伴有腰膝酸软,阳痿,阴部湿冷,睾丸如枣核大。性激素检查雌激素水平偏高,穿刺活检提示乳房增生改变。舌淡,苔白而厚,脉细无力。西医诊断为男性乳房发育症,中医诊断为乳疬,此为肝肾亏虚,痰浊凝聚之证,当以温补肝肾,填精益髓为治,方用左归丸加减。

方药:熟地黄 12 g、延胡索 10 g、菟丝子 10 g、鹿角胶 10 g、龟甲胶 10 g、炮甲片 10 g、夏枯草 15 g、当归 20 g、干蜈蚣 2 条、三棱 10 g、乳香 10 g、金铃子 10 g、青皮 10 g、陈皮 10 g。50 剂,水煎,每日 1 剂,早晚分服。

二诊:服药 50 剂症状及体征明显改善,每月能过两次性生活,以前法进退,守方 100 剂,症状基本平复。

来源:徐福松,刘承勇,金保方,等. 徐福松男科医案选[M]. 北京:人民卫生出版社,2010.

按语:左归丸出自《景岳全书》,多用于真阴不足所致病证,具有滋阴补肾,填精益髓之功效。方中重用大熟地滋肾阴,益精髓,以补真阴之不足,为君药。用山茱萸补养肝肾,固秘精气;山药补脾益阴,滋肾固精;龟板胶滋阴补髓;鹿角胶补益精血,温壮肾阳,配入补阴方中,而有"阳中求阴"之义,皆为臣药。枸杞子补肝肾,益精血;菟丝子补肝肾,助精髓;川牛膝益肝肾,强筋骨,俱为佐药。左归丸是张介宾由六味地黄丸化裁而成。他认为:"补阴不利水,利水不补阴,而补阴之法不宜渗。"遂去泽泻、茯苓、丹皮,加入枸杞子、龟板胶、牛膝以增滋补肝肾之力。更加入鹿角胶、菟丝子温润之品补阳益阴,阳中求阴,即张介宾所谓"善补阴者,必阳中求阴,则阴得阳升而泉源不竭”。是方虽用“三补”,但去“三泻”而为纯补真阴不足之剂,亦可令后学者领悟填补肾精与纯补真阴两法中之“补”与“泻”配伍同中有异之妙。本证患者系老年男性,肝肾之气衰竭,虚火自内而生,炼液成痰,络脉阻滞,窍闭不通,故患者双侧乳房如妇人状,睾丸如枣核大。加延胡索、干蜈蚣活血化瘀通经络。

约言:本方为治疗真阴不足证之常用方。

2. 加味地黄汤治验

病例资料:王某,男,41 岁,2007 年 8 月 13 日初诊。患者于 1 年前两乳晕部结块,在某医院诊断为“男子乳房发育异常”,建议手术治疗,因不愿手术而来我院。诊得乳晕部结块,大如鸡卵,呈椭圆形,突出于皮肤,呈妇乳状,压之疼痛皮色不变,西医诊断为男性乳房发育症,中医诊断为乳疬,此为肝郁化火、痰浊凝聚之证,当以疏肝化痰为治,方以加味乳病汤加减。

方药:香附 10 g、青皮 6 g、橘叶 10 g、夏枯草 10 g、牡丹皮 10 g、山栀 10 g、海藻 10 g、昆布 10 g、海浮石(先煎)10 g、牡蛎(先煎)20 g。60 剂,水煎,每日 1 剂,早晚分服。

二诊:上方服两个月核子缩小 1/3 以后不再继续缩小,询得患者遗精腰酸,并见右眼眶黧黑,舌红,少苔,脉来细弦。辨证为肝虚血燥、肾虚精亏,予内服加味地黄汤。

方药:熟地黄 10 g、山茱萸 10 g、淮山药 10 g、牡丹皮 10 g、泽泻 10 g、茯苓 10 g、当归 10 g、白芍药 10 g、牡蛎(先煎)20 g、川贝母 6 g。外贴八将膏。经治 1 个月,两乳晕部核子全部消散,眼眶黧黑消退,遗精腰酸等症亦痊愈。

来源:秦国政,张春和. 中医男科学[M]. 北京:科学出版社,2017.

按语:乳病汤(原名男妇乳疬汤)出自叶天士《种福堂公选良方》,多用于肝郁化火、痰浊凝聚所致病证,具有疏肝化痰之功效。方中香附、青皮、橘叶疏肝理气,夏枯草清肝化痰,药仅四味,组方缜密,正合本证肝郁化火、痰浊凝聚之病机。加味地黄汤系六味地黄汤加当归、白芍、牡蛎、川贝母。六味地黄汤即六味地黄丸(原名地黄丸)出自《小儿药证直诀》,多用于肾阴精不足所致病证,具有填精滋阴补肾之功效。原方重用熟地黄为君,填精益髓,滋补阴精。臣以山萸肉补养肝肾,并能涩精;山药双补脾肾,既能补肾固精,又补脾以助后天生化之源。此三药补肝脾肾,即所谓“三阴并补”。佐以泽泻利湿去浊,牡丹皮清泻相火,茯苓健脾祛湿,此三药泻湿浊而降相火,此所谓“三泻”泻湿浊而降相火。全方六药合用,补泻兼施,泻浊有利于生精,降火有利于养阴,诸药滋补肾之阴精而降相火。本证患者初诊时乳晕部结块,大如鸡卵,呈椭圆形,突出于皮肤,呈妇乳状,此为肝郁化火,痰浊凝聚所致,故以乳病汤加丹皮、栀子清肝泻火,加海藻、昆布、海浮石、牡蛎以软坚散结治其标;二诊时患者乳房内核子缩小1/3,伴有遗精腰酸,并见右眼眶黧黑舌红,少苔,脉来细弦等症,故以六味地黄汤平补肝肾,复入当归、白芍药补养肝血,成归芍地黄汤;再加牡蛎、川贝母化痰软坚,寓有消瘰丸之意。全方以滋益肝肾为主,化痰软坚为辅,诚治病必求其本,标本兼顾之法也本证。

约言:本方为补肾填精之基础方,亦为“三补”“三泻”法之代表方。

3. 一贯煎合消瘰丸治验

病例资料:陈某,男,65岁,2010年11月20日初诊。右侧乳房逐渐增大,乳晕部有肿块伴隐痛和压痛10月余。因畏惧手术而要求中医治疗,常伴心烦多梦,口苦咽干,耳鸣,腰膝酸软等。无肝炎病史,有前列腺增生症。体检:患者形体消瘦,右侧乳房增大,乳晕皮肤呈暗褐色,乳晕皮下触及3.0 cm×3.0 cm扁圆形肿块,质地韧硬,边界清楚,与皮肤、肌肉无粘连,压痛。舌质红,少苔,脉细数。西医诊断为男性乳房发育症,中医诊为乳病,此为肝肾阴虚之证,当以滋补肝肾,化痰散结为治,方用一贯煎、消瘰丸合方加减。

方药:地黄15 g、当归10 g、菟丝子12 g、麦冬12 g、枸杞子12 g、牡丹皮10 g、川楝子10 g、生牡蛎(先煎)30 g、浙贝母10 g、玄参15 g、酸枣仁12 g、远志10 g、牛膝12 g、海藻12 g、昆布12 g、甘草6 g。12剂,水煎,每日1剂,早晚分服。同时给予乳康搽剂外搽或湿敷患处。

二诊:乳痛消失,夜寐改善,肿块缩小。继服原方剂45剂,并予散核膏(李廷冠教授经验方,用生南星、山慈菇、生半夏、三七、香油等按传统方法制成硬膏)贴敷患处,3天换药1次。

三诊:乳痛消失,乳房外形如常而告愈,随访半年未见复发。

来源:秦国政,张春和. 中医男科学[M]. 北京:科学出版社,2017.

按语:一贯煎出自《续名医类案》,多用于肝肾阴虚,肝气郁滞所致证病,具有滋阴疏肝之功效。方中重用生地黄为君药,滋养肝阴,涵养肝木。臣以枸杞子滋养肝肾;当归补血养肝,且补中有行;沙参、麦冬滋养肺胃之阴,养肺阴以清金制木,养胃阴以培土荣木。少佐一味辛凉之川楝子疏肝泄热,理气止痛,顺其条达之性,而无劫阴之弊。诸药合用,则肝阴得补,肝气得舒,则诸症自愈。消瘰丸出自《医学心悟》,多用于肝火郁结,灼津为痰,痰火凝聚所致病症,有清热化痰,软坚散结之功效。方中贝母苦甘微寒,清热化痰,消瘰散结,用之为君。牡蛎咸微寒,软坚散结;玄参苦咸而寒,软坚散结,清热养阴，既能助贝母、牡蛎软坚散结以消瘰，又可滋水涵木，共为臣药。三药合用，可使阴复热除，痰化结散，则瘰疬、痰核自消。本证患者因体质虚弱，阴亏肝旺，气郁痰凝而形体消瘦，右侧乳房增大，乳晕皮肤呈暗褐色，舌质红，少苔，脉细数，一贯煎以滋补肝肾，消瘰丸以化痰散结，加酸枣仁、远志以养心安神，内外同治，效果显著。

约言：一贯煎为治疗阴虚气滞证之常用方，消瘰丸乃治疗肝郁气滞痰凝肿块之良方。

（五）肝郁化火，痰浊凝聚证

丹栀逍遥散治验

病例资料：李某，男，45岁，1985年5月8日初诊。患者多年来家庭不和，1984年发现双侧乳房有鸽卵大肿块，因不痛不痒，未能引起重视。近3月来由于儿子夭折，忧郁过度，双侧乳房肿块增长较快，局部胀痛，压痛明显，自觉心烦易怒，两胁胀痛，口苦咽干，纳谷欠馨，大便秘结，小便色黄。体检五官端正，颈软，面色红赤，心肺无异常，双侧乳房分别可触及3.0 cm×2.8 cm、2.5 cm×3.1 cm的肿块，质中等硬度、可活动，压痛明显，局部皮肤正常，双侧腋下未扪及肿大的淋巴结，肝胁下触及边缘，脾脏未触及，舌边紫红，苔黄，脉弦。西医诊断为男性乳房发育症，中医诊断为乳疬，此为气滞血瘀，肝郁化火之证，当以清肝泻火，疏肝理气，软坚散结为治，方以丹栀逍遥散加减。

方药：栀子12 g、丹皮15 g、柴胡10 g、当归10 g、赤芍15 g、白芍15 g、橘核30 g、蒲公英20 g、郁金10 g、甘草3 g。5剂，水煎服，每日1剂，早晚分服。

二诊：上方服用5剂，诸症大减，胁胀、面红、口苦、咽干已除，双侧乳房胀痛亦明显减轻，唯肿块未消，守方加夏枯草30 g、海藻20 g、昆布30 g、炮甲珠6 g以软坚散结，又服30剂余，肿块消失，局部无压痛，追踪两年，未见复发。

来源：胡杰峰. 男性乳房发育症治验举隅[J]. 江西中医药，1988，(3)：22.

按语：丹栀逍遥散（又名加味逍遥散）出自《薛己医案》，多用于肝郁化火所致病症，具有解肝郁、清肝火、化痰结之功效。此方由逍遥散加丹皮、栀子而来，方中以柴胡疏肝解郁，使肝郁得以条达，为君药。当归甘辛苦温，养血和血，且其味辛散，乃血中气药；白芍酸苦微寒，养血敛阴，柔肝缓急；归、芍与柴胡同用，补肝体而助肝用，使血和则肝和，血充则肝柔，共为臣药。木郁则土衰，肝病易传脾，故以白术、茯苓、甘草健脾益气，非但实土以御木乘，且使营血生化有源，共为佐药。用法中加薄荷少许，疏散郁遏之气，透达肝经郁热；烧生姜降逆和中，且能辛散达郁，亦为佐药。柴胡引药入肝，甘草调和药性，二者兼使药之用。全方深合《素问·脏气法时论》“肝苦急，急食甘以缓之……脾欲缓，急食甘以缓之……肝欲散，急食辛以散之”之旨，可使肝郁得疏，血虚得养，脾弱得复，气血兼顾，肝脾同调，立法周全，组方严谨，故为调肝养血健脾之名方。加味逍遥散在逍遥散的基础上加丹皮、栀子，故又名丹栀逍遥散、八味逍遥散。肝郁血虚日久，则生热化火，故加丹皮以清血中之伏火，加炒山栀清肝热、泻火除烦，并导热下行。加味逍遥散临床多用于肝郁血虚有热所致的月经不调、经量过多、日久不止，以及经期吐衄等。本证患者因家庭长期不和，肝郁气滞，渐致气滞血瘀，郁结成块，又因儿子夭折，忧伤过度，肝郁化火，火炼津液成痰，痰瘀凝结，故病情迅速发展，故双侧乳房肿块增长较快，局部胀痛，压痛明显，自觉心烦易怒，两胁胀痛，口苦咽干，纳谷欠馨，大便秘结，小便色黄，治以清肝泻火，疏肝理气，软坚散结。故加橘核、蒲公英、郁金等消肿散结。

约言：丹栀逍遥散为解肝郁、清肝火、化痰结之妙方。

（六）肾阳虚衰证

右归丸治验

病例资料：曾某，男，35岁，2001年7月2日初诊。患者形体消瘦，精神欠佳，1995年结婚，结婚后月余发现双侧乳房日渐肥大，触之略痛，未予重视，一直未育，先后按不育症治疗5年余（用药不详）。近半年来，双乳明显增大，直径达7 cm，极似女乳，因羞于乳房外形，2001年7月2日来我科诊治。检查双侧乳房肥大对称，直径7 cm，质地稍硬，下垂，触之痛，皮色不变，伴腰膝冷痛，手足欠温，声音尖细，性欲减退，双侧睾丸明显小于同年人，舌质淡，苔薄白，脉沉细。西医诊断为男性乳房发育症，中医诊断为乳疬，此为肾阳虚衰之证，当以温肾壮阳，补益命门为治，方以右归丸加减。

方药：熟地12 g、山药30 g、山茱萸30 g、淫羊藿15 g、巴戟天15 g、杜仲15 g、菟丝子15 g、党参15 g、制附子10 g、肉桂10 g、甘草3 g。服药10剂，精神好转，乳房缩小为直径4.5 cm，守上方加穿山甲6 g，续服10剂。因患者外出未能及时随访，追访3年，病未发展。

来源：尹国有. 中医名家男科病辨治实录[M]. 北京：学苑出版社，2016.

按语：右归丸出自《景岳全书》，多用于肾阳不足，命门火衰所致病证，有温补肾阳，填精益髓之功效。方中附子、肉桂温壮元阳，鹿角胶温肾阳、益精血,共为君药。熟地黄、山茱萸、枸杞子、山药滋阴益肾,填精补髓,并养肝补脾,共为臣药。佐以菟丝子、杜仲,补肝肾,强腰膝;当归养血补肝,与补肾之品相合,共补精血。诸药合用,温壮肾阳,滋补精血。本证患者形体消瘦,精神欠佳,先天禀赋不足,肾阳虚衰,故见腰膝冷痛,手足欠温,声音尖细,性欲减退,双侧睾丸明显小于同年人,予右归丸以温肾壮阳,补益命门,再加党参、巴戟天增强补益之功。

约言:本方为治疗命门火衰证之常用方。

二、变证

(一)肾气不足,气滞痰凝证

金匮肾气丸治验

病例资料:石某,男,58岁,1989年4月2日初诊。患者半年来左侧乳房胀痛反复发作,近2个月内左侧乳房明显增大,肤色正常,无寒热,伴烦躁易怒,食欲缺乏,腰膝酸软,夜尿增多,查左侧乳房可触及6 cm×6 cm质较硬的圆形肿块,边缘光滑,活动尚可,轻微触痛,舌质淡红,舌体胖嫩边有齿痕,苔薄白,脉弦细无力。西医诊断为男性乳房发育症,中医诊断为乳疬,此为肝肾不育,气滞痰凝之证,当以补肾调肝,活血化痰软坚为治,方以金匮肾气丸加减。

方药:山茱萸9 g、肉桂6 g、茯苓12 g、夏枯草15 g、丹参15 g、益智仁15 g、赤芍15 g、白芍15 g、熟地15 g、制附子15 g、浙贝母15 g、玄参15 g、丹皮15 g、郁金15 g。10剂,水煎,每日1剂,早晚分服。并用热盐水毛巾热敷患侧乳房(每日3次)。

二诊:服药10剂,诸症状减轻,肿块缩小,效不更方,再进10剂,症状基本消失。

三诊:上方随症加减连服1个月,乳房肿块基本消失。为巩固疗效,改服金匮肾气丸,每次半丸,每日2次,服用1个月后病告痊愈。随访2年未复发。

来源:马新生.金匮肾气丸加减治疗男性乳房发育症32例[J].新中医,1994,(2):26.

按语:金匮肾气丸(又名肾气丸、崔氏八味丸)出自《金匮要略》,多用于肾阳气不足所致病证,具有补肾助阳,化生肾气之功效。方用干地黄(今多用熟地黄)为君,滋补肾阴,益精填髓。臣以山茱萸,补肝肾,涩精气;薯蓣

(山药)健脾气,固肾精。二药与地黄相配,补肾填精,谓之“三补”。臣以附子、桂枝,温肾助阳,生发少火,鼓舞肾气。佐以茯苓健脾益肾,泽泻、丹皮降相火而制虚阳浮动,且茯苓、泽泻均有渗湿泄浊、通调水道之功。三者配伍,与“三补”相对而言,谓之“三泻”,即补中有泻,泻清中之浊以纯清中之清,而益肾精,且补而不滞。诸药相合,非峻补元阳,乃阴中求阳,微微生火,鼓舞肾气,即“少火生气”之意。本证患者肾气不足,肝失濡养,导致肝气郁结,痰湿中阻,气滞血瘀于乳部,故见左侧乳房明显增大,肤色正常,无寒热,伴烦躁易怒,食欲缺乏,腰膝酸软,夜尿增多,舌体胖嫩边有齿痕,苔薄白,脉弦细无力。方用金匮肾气丸温阳补肾,调理肝脾;加夏枯草、玄参、浙贝母软坚化痰消癖;白芍、赤芍、柴胡、益智仁、郁金活血化瘀,疏肝理气;再兼淡盐水热敷患侧乳房局部,共同发挥作用。

约言:本方为补肾助阳,化生肾气之代表方。

(二)肾精亏虚,阳衰阴盛,肝经瘀阻证

右归丸合柴胡疏肝散治验

病例资料:姚某某,男,30岁,1995年7月6日初诊。患者成年后未长过胡须,26岁结婚,育一女,而后性欲明显减退,阳痿难举。近3个月来,双侧乳房逐渐胀大疼痛,挤压时有少量乳白色液体溢出。疑为乳癌,自服红霉素,四环素等药未效,而于1995年7月6日就诊。诊见:面色少华,无胡须,喉结不明显,双乳房胀大如婚前成年女性,乳晕色素加深,摸到核桃大小的乳腺结节,触挤有痛感并有少量液体溢出。阴毛稀疏呈女性分布,阴茎干轻短小,两侧睾丸等大偏小,无结节,无压痛,舌淡红、苔薄白、脉动沉细。血浆睾丸酮(T)检查为9.6 nmol/L,既往无大恙,其父患过类似病症。西医诊断为男子乳房发育症,中医诊断为乳疬,此为肾精亏虚,阳衰阴盛,肝经瘀阻之证,当以补肾填精壮阳,疏肝活血祛瘀为治,治以右归丸合柴胡疏肝散加减。

方药:熟地15 g、白芍15 g、炒麦芽15 g、狗鞭(先焗)1条、柴胡8 g、山萸肉10 g、枸杞子10 g、鳖甲(醋炙)10 g、莪术10 g、甘草6 g。15剂,水煎,每日1剂,早晚分服。

二诊:7月21日复诊,乳房胀痛减轻,挤压未见乳汁分泌,乳房结节较前柔软。前方去炒麦芽、延胡索,加黄精、淫羊藿各10克,继服20剂。

三诊:8月12日复诊,乳房逐渐缩小平坦,接近正常男性,胀痛消失,乳晕色素变淡,未触到乳腺结节,已长出稀疏绒毛状胡须、性欲增进、阳事举起不坚。仍以右归丸化裁。

方药:熟地 15 g、枸杞子 15 g、山萸肉 15 g、菟丝子 15 g、淫羊藿 15 g、狗鞭 1 条(先焗)、鹿角胶(烊化)10 g、杜仲 10 g、龟板胶(烊化)10 g、蛤蚧(研冲)3 g、甘草 6 g。再服 18 剂,阳痿、乳房胀大痊愈。复查血浆睾丸酮(T)为 12. 6 nmol/L。

来源:陈武山. 男科疾病古今名家验案全析[M]. 北京:科学技术文献出版社,2009.

按语:右归丸出自《景岳全书》,多用于肾阳不足,命门火衰所致病证,有温补肾阳,填精益髓之功效。方中附子、肉桂温壮元阳,鹿角胶温肾阳、益精血,共为君药。熟地黄、山茱萸、枸杞子、山药滋阴益肾,填精补髓,并养肝补脾,共为臣药。佐以菟丝子、杜仲,补肝肾,强腰膝;当归养血补肝,与补肾之品相合,共补精血。诸药合用,温壮肾阳,滋补精血。柴胡疏肝散出自《证治准绳》,多用于肝气郁结所致病症,有疏肝解郁,行气止痛之功效。主治。方中柴胡苦辛而入肝胆,功擅条达肝气而疏郁结,为君药。香附味辛入肝,长于疏肝行气止痛;川芎味辛气温,入肝胆经,能行气活血、开郁止痛。二药共助柴胡疏肝解郁,且有行气止痛之效,同为臣药。陈皮理气行滞而和胃,醋炒以入肝行气;枳壳行气止痛以疏理肝脾;芍药养血柔肝,缓急止痛,与柴胡相伍,养肝之体,利肝之用,且防诸辛香之品耗伤气血,俱为佐药。甘草调和药性,与白芍相合,则增缓急止痛之功,为佐使药。诸药共奏疏肝解郁,行气止痛之功。本方以四逆散易枳实为枳壳,加川芎、香附、陈皮而成,其疏肝理气作用较强。本案患者以性功能减退、乳房胀大疼痛、分泌少量乳汁、不长胡须为主要临床特征。属中医"阳痿""乳癖"范畴。本证患者发病之因,乃因先天不足,肾阳亏虚,婚后房事不节,以致阳痿不举;肝肾同源,乳房为肝经所过,阴精不储正途,淫溢于上为浊乳;阳亏精损,肝经失养,血脉枯涩,瘀血凝聚而致乳房胀大疼痛。因此,拟右归丸补肾填精壮阳,并加血肉有情之狗鞭,补肾壮阳之力更宏,以柴胡疏肝散加莪术、鳖甲疏肝理气化瘀,炒麦芽涩乳。全方旨在标本兼顾,攻补兼施,攻不伤正,补不留瘀为原则,并取滴补二法相反相成,互相为用之意,既补肾壮阳又能理气化瘀则血脉通畅。精血易生,有助于补肾壮阳,故能收到较好疗效。

约言:右归丸为治疗命门火衰证之常用方,柴胡疏肝散为治疗肝气郁结证之代表方。

第二节 阴 汗

阴汗之病名，首见于《兰室秘藏·阳痿阴汗门》，相当于西医的阴囊潮湿。阴汗的病位在阴囊，与肝肾心脾等脏腑功能失调密切相关。本病有虚实之分，实者多见肝胆湿热、寒湿困阳，虚者多见肾阳虚衰或阴虚火旺。《张氏医通》认为“阴间有汗属下焦湿热”，肝经湿热循经下注足厥阴肝经绕阴器，湿热久羁阴部，迫津外出而阴汗。《诸病源候论》认为“大虚劳损，肾气不足，故阴冷，汗液自泄”。素体阳虚，年老体衰，恣情纵欲，房劳过度，或大病久病伤及肾阳，以致命门火衰，精气虚损，肾失封藏固摄，津液外泄而导致阴汗。正如汗乃阳气蒸化阴液而来，故阴阳失调、腠理开阖失司乃是阴汗的基本病机。

(一)湿热下注证

龙胆泻肝汤治验

病例资料：朱某，男，28 岁，1989 年 8 月 5 日初诊。患者结婚已 3 年，两年来常觉阴囊潮湿，阳物举而不坚，每遇饮酒后症状加重。1 个月前因连赴酒宴，遂致阴囊湿冷如洗，且大腿内侧近腹股沟处及少腹经常出汗，汗热黏，气味臊臭，影响工作，方思医治。诊时见患者形体稍胖，面红目赤，舌边尖暗红，苔黄厚而腻。询知性情暴躁，心烦易怒，大便不爽，切其脉弦滑而数。综观诸症，此乃湿热之邪盛于下焦，淫于肝脉，热扰湿动致阴部汗出。西医诊断为阴囊潮湿，中医诊断为阴汗，此为湿热之邪盛于下焦，淫于肝脉，热扰湿动致阴部汗出，当以清利湿热，泻肝养阴为治，方用龙胆泻肝汤加减。

方药：柴胡 6 g、龙胆草 12 g、黄芩 10 g、栀子 10 g、木通 10 g、泽泻 10 g、车前子(布包)15 g、生地黄 12 g、当归 10 g、防风 10 g、甘草 6 g。嘱其服药期间节房事，戒酒，稳定情绪，少食辛辣油腻食品。服 3 剂药后黏汗减少。守上方随证加减，共服药 20 余剂。诸证皆瘳。1991 年因感冒来诊时，喜告曰：二年余阴汗未作，其妻于 1990 年 11 月生一健康女婴。

来源：孙在典，李慧. 中医男科名家验案精选[M]. 北京：人民军医出版社，2010.

按语：龙胆泻肝汤出自《医方集解》，多用于肝胆实火上炎或肝经湿热下注所致病证，具有清泻肝胆实火，清利肝经湿热之功效。方中龙胆草大苦大寒，能利肝胆湿热，故为君药。黄芩、栀子苦寒泻火，燥湿清热，增君药泻火除湿之力，为臣药。泽泻、木通、车前子渗湿泄热，导肝经湿热从水道而去。用当归、生地养血滋阴，使邪去而阴血不伤；用柴胡疏畅肝胆之气，与生地、当归相伍以适肝体阴用阳之性，并能引药归于肝胆之经，以上皆为佐药。甘草调和诸药，护胃安中，为佐使之用。火降热清，湿浊得利，循经所发诸症皆可相应而愈。加防风一味，取其风药能胜诸湿故也。诸药共奏清热利湿热泻肝养阴之效。湿热循经下注，则为阴痒、阴肿、筋痿、阴汗；舌红苔黄腻，脉弦数有力，皆为火盛及湿热之象。《黄帝内经》云："凡阴阳之要，阳密乃固，两者不和，若春无秋，若冬无夏，因而和之，是圣度。"前阴为足厥阴肝脉所过之处，患者长期饮酒，酒者，气味俱阳，属水火之性，能生里之湿热，湿热既盛，则气机因之郁阻，肝胆疏泄失常，湿热循肝经之脉下注，阴阳失于和谐，阴泄于外则阴汗出。宗筋乃肝所主，湿热既淫肝脉，则气血不得濡润宗筋而宗筋弛缓，故阳物举而不坚。治宜清泻肝胆实火，清利肝经湿热。本证患者所诉"阴囊潮湿，阳物举而不坚，每遇饮酒后症状加重"，"经常出汗，汗热黏，气味臊臭"，及其苔黄厚而腻，皆为湿热下注之象，予龙胆泻肝汤原方治疗，恰和其病机，故能收效。

约言：此乃清利肝胆湿热之妙方。

（二）气滞血瘀证

桃红四物汤治验

病例资料：崔某某，男，36 岁，1999 年 8 月 8 日初诊。患者诉近半年来，出现阴囊及左侧腹股沟处大量汗出，并伴有精索、睾丸坠胀疼痛。检查发现左侧精索静脉曲张Ⅱ度。舌质紫暗，舌下及舌边有瘀斑，苔薄白，脉弦紧而涩。西医诊断为阴囊潮湿，中医诊断为阴汗，此为气滞血瘀，津液运行不畅之证，当以行气活血，舒经活络为治，方以桃红四物汤加减。

方药：当归 15 g、川芎 10 g、丹参 30 g、桃仁 15 g、红花 9 g、郁金 12 g、川牛膝 15 g、乌药 12 g、石榴皮 12 g、五倍子 12 g。7 剂，水煎服，每日 1 剂，早晚分服。外用方：滑石粉 20 g、五倍子 20 g、三七粉 20 g。共研细末，于每日早、晚 2 次涂于阴部即可。

二诊：阴汗症状基本消除。守方守法再用 3 周，随访 2 年未见复发。

来源：陈武山，李中文. 男科疾病古今名家验案全析[M]. 北京：科学技术文献出版社，2009.

按语：桃红四物汤（原名加味四物汤）出自《医垒元戎》，多用于血瘀兼血虚证，具有养血活血之功效。桃红四物汤是在四物汤的基础上加桃仁、红花，因此偏重于活血化瘀，适用于血瘀诸症，辅以养血、行气。故方中以强劲的破血之品桃仁、红花为君，力主活血化瘀；以甘温之当归为臣，当归补血和血，既增补血之力，又行营血之滞，主滋阴补肝、养血调经；芍药养血和营，以增补血之力；川芎活血行气、调畅气血，以助活血之功；川芎活血行气，与当归相协则行血之力益彰，又使诸药补血而不滞血，共为佐药。本证患者伴有精索、睾丸坠胀疼痛、精索静脉曲张Ⅱ度，且舌质紫暗，舌下及舌边有瘀斑，皆为一片血瘀之象，故在此基础上，再加丹参、郁金、牛膝、乌药、石榴皮以增行气活血之功效，配五倍子以收湿敛汗。全方配伍得当，使瘀血祛、新血生、气机畅、阴汗敛，共成补血调血、行气敛汗之功。除内服药物治疗其瘀阻症状外，还直接用外用药来治疗其阴部出汗的症状，内外兼治效更佳。

约言：此乃活血调血、行气敛汗之良方。

（三）阴虚火旺证

当归六黄汤治验

病例资料：邱某某，男，40岁，1992年12月1日初诊。患者诉近1年来，时断时续自感阴部发热，并伴有五心烦热、阳事易举、梦遗滑精、口干咽燥等症。西医诊断为阴囊潮湿，中医诊断为阴汗，此为阴虚阳亢之证，当以滋阴降火为治，方以当归六黄汤加减。

方药：生、熟地各15 g、龟板（先煎）15 g、黄柏10 g、知母10 g、黄连6 g、黄芪15 g、五味子15 g、浮小麦15 g、麻黄根15 g。7剂，水煎，每日1剂，早晚分服。

二诊：服上方7剂后，稍感好转，守方再服7剂，其后症状基本消除。为巩固疗效，建议坚持至少服用知柏地黄丸半年。

来源：陈武山，李中文. 男科疾病古今名家验案全析[M]. 北京：科学技术文献出版社，2009.

按语：当归六黄汤出自《兰室秘藏》，多用于阴虚火旺所致病症，有滋阴泄火、固表止汗之功效。方中当归、生地黄、熟地黄入肝肾而滋阴养血，阴血充则水能制火，共为君药。臣以黄连清心泻火，合黄柏苦寒泻火以坚阴。君臣相伍，滋阴泻火兼施，标本兼顾。汗出过多，卫虚不固，故倍用黄芪为佐，益气实卫以固表，且合当归、熟地益气养血，亦为臣药。诸药配伍，共奏滋阴泻火、固表止汗之功。肾阴亏虚不能上济心火，则心火独亢，致虚火伏藏于阴分,寐则卫气行阴,助长阴分伏火,两阳相加,迫使阴液失守而盗汗;虚火上炎,故见面赤心烦;火耗阴津,乃见口干唇燥;舌红苔黄,脉数,皆内热之象。治宜滋阴泻火,固表止汗。本证患者又加龟板、知母以增滋阴之功效。另在滋阴降火的基础上,加用浮小麦、麻黄根以益气固表敛汗,故能取得好的疗效,全方共奏甘润养血滋阴,苦寒坚阴泻火,甘温益气固表之功。

约言:此乃滋阴敛汗之良方。

(四)阳虚阴盛证

右归丸治验

病例资料:冯某某,男,52岁,2000年6月4日初诊。患者诉近3年多来,阴部多汗、冰冷,并伴有开寒肢冷,腰脊冷痛,小便清长,性功能低下等症,舌质淡胖,苔白而腻,脉沉细。西医诊断为阴囊潮湿,中医诊断为阴汗,此为阳虚阴盛,阳不敛阴之证,当以温补肾阳,益肾填精为治。方以右归丸加减。

方药:制附子15 g、肉桂10 g、鹿角胶15 g、淫羊藿20 g、菟丝子15 g、蛇床子15 g、黑玄驹粉(分两次冲服)10 g、熟地黄15 g、山茱萸10 g、煅龙骨(先煎)20 g、煅牡蛎(先煎)20 g。7剂,水煎,每日1剂,早晚分服。

二诊:服上方3剂后,自觉症状有所减轻,但左侧睾丸出现疼痛症状,服下后4剂时,疼痛症状未明显改善。前方加延胡索、三七粉止痛活药,再进7剂。结果病情大有改善,于是守方再服2周。

三诊:服完上药后,疼痛症状消失,去延胡索、三七粉,遵前方再进30天。

来源:陈武山,李中文.男科疾病古今名家验案全析[M].北京:科学技术文献出版社,2009.

按语:右归丸出自《景岳全书》,多用于肾阳不足,命门火衰所致病证,具有温补肾阳、填精益髓之功效。方中附子、肉桂温壮元阳,鹿角胶温肾阳、益精血,共为君药。熟地黄、山茱萸、枸杞子滋阴益肾,填精补髓,并养肝补脾,即所谓:“善补阳者,必于阴中求阳,则阳得阴助,而生化无穷”(《类经》),共为臣药。佐以菟丝子,补肝肾,强腰膝;当归养血补肝,与补肾之品相合,共补精血。再加淫羊藿、蛇床子、黑玄驹粉以补肾壮阳,合用龙骨、牡蛎以收敛固涩增敛汗之效。本方补阳补阴相配,阴中求阳,纯补无泻,诸药合用,共奏温壮肾阳,滋阴敛汗之功。本证患者开始没有出现疼痛症状,可能是因为阴冷太甚,神经麻木而疼痛不明显,但当用补阳药使局部组织的血运到得改善后,疼痛症状才显露出来,故而采用了活血止痛的药物来治疗,结果取得了明显效果。因此,临证时务必及时对出现的症状进行分析,必要时调整用药。

约言:此为温肾助阳,化阴敛汗之良方。

第三节 遗 精

遗精是指在非性活动时精液自行泄出的一种症状。遗精有滑精和梦遗之分,无梦而遗精,至清醒时精液自流者,名为"滑精";有梦而遗精的,名为"梦遗"。广义上讲,梦遗也是一种性活动。青春期后未婚或已婚者,或婚后夫妻分居,1 个月遗精一两次,属于正常的生理现象。据统计,80% ~90% 的成年男性都有这种现象。精液在体内储存了一定时间后,往往借助梦中的性活动或在性欲冲动时不自觉地排出体外,与"精满则溢"的道理基本相同。个别青年男子极少遗精,性生活可以正常完成,亦属正常现象。只有遗精过频,或清醒时精液自流,并有头昏、精神萎靡、腰酸腿软、失眠等症,或在色情思维及与异性的一般接触时出现遗精,才属病态。本病的发生,总由肾气不能固摄,而导致肾气不固的原因,多由情志失调引起,或与房劳手淫过度、饮食失节、湿热下注等因素有关。

一、常证

(一)君相火动,心肾不交证

1. 交泰丸治验

病例资料:刘某,男,31 岁,于 1988 年 2 月 17 日初诊。患者持续遗精 2 年,每周或 1 ~2 次,或 3 ~4 次,多方治疗,久治不愈,且伴有不寐,常年头晕耳鸣,腰酸梦遗,心悸怔忡,五心烦热,查舌质红,苔薄少,脉细数。西医诊断为遗精,中医诊断为遗精,此为心肾不交之证,当以交通心肾,育阴潜阳为治,方以交泰丸加减。

方药:黄连 1.5 g、生白芍 15 g、肉桂 3 g、阿胶(烊化)10 g、生龙骨(先煎)15 g、生牡蛎(先煎)15 g、炙甘草 10 g。5 剂,水煎,每日 1 剂,早晚分服。药后诸症状明显减轻,后随病情变化而略作加减,共服药 20 剂,病告痊愈。

来源:贺兴东. 当代名老中医典型医案集[M]. 北京:人民卫生出版

社,2009.

按语:交泰丸出自《韩氏医通》,多用于心火偏亢,心肾不交所致病证,有清心降火,交通心肾之功效。方中以黄连为君药,苦寒入心,清降心火。佐以辛热之肉桂,温助肾阳。二药相伍,使心火得降,肾阳得复,肾水上承,心肾相交,《韩氏医通》赞其"能使心肾交于顷刻"。陈士铎《本草新编》卷二:"黄连、肉桂寒热实相反,似乎不可并用,而实有并用而成功者。盖黄连入心,肉桂入肾也……黄连与肉桂同用,则心肾交于顷刻,又何梦之不安乎?"本证患者常年头晕耳鸣、不寐,加上五心发热,心悸表现为心火不能下移,肾水不能上润,方用交泰丸交通心肾,加阿胶滋阴补血,龙骨牡蛎重镇安神,炙甘草调和诸药。诸药合用使心肾相交,君相归位,诸证痊愈。

约言:本方为心火偏亢,心肾不交常用方。

2. 清心莲子饮治验

病例资料:王某,男,20岁,1993年4月19日初诊。患者诉高考日近,经常苦读至深夜,致失眠多梦,头晕健忘,上课时注意力不集中,近2个月来经常梦中遗精,每周遗泄2~3次,每次遗精后即感虚烦不寐,伴口苦咽干,小便短赤,神疲乏力,舌红苔薄,脉弦细数。西医诊断为遗精,中医诊断为遗精,此为营阴不足,君相火旺,心肾不交之证,当以清心泻火,益气养阴,交通心肾为治,方以清心莲子饮加减。

方药:石莲肉20 g、麦冬12 g、党参12 g、黄芩10 g、地骨皮10 g、茯神10 g、煅龙骨18 g、甘草3 g。4剂,水煎,每日1剂,早晚分服。并嘱劳逸结合。

二诊:4月25日复诊,诉小便转清,夜能安寐且无遗泄,上方去黄芩,加芡实、远志各10 g,又服6剂,神爽寐安,未再遗精。

来源:许锐乾,陈秀德. 清心莲子饮男科运用举隅[J]. 福建中医药,1995,26(6):2.

按语:清心莲子饮出自《太平惠民和剂局方》,多用于心火偏旺,气阴两虚,湿热下注所致病证,有清心火,益气阴,止淋浊之功效。方中石莲肉为君药,清心火而下交于肾;黄芩、地骨皮清退虚热;车前子、茯苓清利膀胱湿热;麦门冬、人参、黄芪、甘草益气养阴,虚实兼顾,标本同治。君火动于上则神不守舍而淫梦纷纭,相火应于下则精室被扰乃应梦而遗。本证患者失眠多梦,头晕健忘,近2个月来经常梦中遗精,遗精后即感虚烦不寐,伴口苦咽干,小便短赤,神疲乏力,舌红苔薄,脉弦细数。中医诊为遗精症,辩证为营阴不足,君相火旺,心肾不交之证。明·黄承昊《折肱漫录·遗精》说"梦遗证……大半起于心肾不交……用心太过则火亢而上,火亢则水不升而心肾不交矣。"君火动于上则神不守舍而淫梦纷纭,相火应于下则精室被扰乃应梦而遗。故予清心莲子饮清心泻火、交通心肾则神宁精固清心泻火,交通心肾为治疗此类遗精之要法。辨证准确,治法得当,用药合理,故而药到病除。

约言:此为清心养阴利水之名方。

3. 天王补心丹治验

病例资料:李某,男,28 岁,1988 年 4 月 28 日诊。患者近两月来疲于学习,入寐则遗精,形体日渐瘦弱,饮食减少,口干溲黄,舌淡尖赤,苔薄白,脉细弱。西医诊断为遗精,中医诊断为遗精,此为劳伤心脾,病及于肾,发为遗泄,当以滋阴养血,补心安神为治,方以天王补心丹加减。

方药:生地 12 g、朱砂拌茯神 10 g、枣仁 10 g、山药 15 g、远志 9 g、当归 9 g、太子参 9 g、黄连 6 g、莲子肉 6 g。10 剂,水煎,每日 1 剂,早晚分服。服用 8 剂,诸症消失。

来源:尹国有. 中医名家男科病辨治实录[M]. 北京:学苑出版社,2016.

按语:天王补心丹出自《校注妇人良方》,多用于阴虚血少,心神不安所致病证,有滋阴养血,补心安神之功效,方中重用甘寒之生地黄,滋阴养血,清虚热,为君药。天冬、麦冬滋阴清热,酸枣仁、柏子仁养心安神,当归补心血,共助生地滋阴补血以养心安神,俱为臣药。人参补气,使气旺而阴血自生,以宁心神;五味子酸收敛阴,以养心神;茯苓、远志养心安神,交通心肾;玄参滋阴降火,以制虚火上炎;丹参养心血而活血,可使诸药补而不滞;朱砂镇心安神,兼治其标,共为佐药。桔梗为舟楫,载药上行,以使药力上入心经,为使药。诸药相伍,共奏滋阴养血、补心安神之功。本例患者形体瘦弱、口干溲黄、舌淡尖赤,故加黄连以增强清心火之功,加莲子肉以益肾涩精、养心安神,用药合理,故而药到病除。

约言:本方为治疗心肾阴血亏虚,虚火上炎,神志不安之常用方。

(二)劳伤心脾,气不摄精证

1. 妙香散治验

病例资料:王某,男,35 岁。2015 年 9 月 5 日就诊。自诉遗精频繁 2 个月加重 1 周,平素性刺激易出现遗精,伴见心悸怔忡,失眠健忘,面色萎黄,四肢困倦,食少便溏,劳则遗精,苔薄、质淡,脉弱。西医诊断为遗精,中医诊断为遗精,此乃劳伤心脾,气不摄精之证,当以补益心脾,固精止遗为治,方以妙香散加减。

方药:党参 20 g、黄芪 15 g、山药 20 g、茯苓 10 g、远志 5 g、朱砂 3 g、木香 3 g、桔梗 9 g、炙甘草 6 g。10 剂,水煎,每日 1 剂,早晚分服。并指导患者正确认识遗精,清心寡欲,注意加强体育锻炼,把更多的精力用在生活和工作上。

二诊:性欲较前减退,其余症状消失,再以前法巩固 1 个月,性欲正常,痊愈。

来源:张敏建. 中西医结合男科学[M]. 北京:科学技术出版社,2017.

按语:妙香散出自《太平惠民和剂局方》,多用于心气不足所致病症,具有补益气血,安神镇心之功效。方中山药益阴清热,兼能涩精,故以为君;人参、黄芪所以固其气,远志、二茯所以宁其神,神宁气固,则精自守其位矣,且二茯下行利水,又以泄肾中之邪火也,桔梗清肺散滞,木香疏肝和脾,丹砂镇心安神,麝香通窍解郁,二药又能辟邪,亦所以治其邪感也,加甘草者,用于交和于中也。是方不用固涩之剂,但安神正气,使精与神气相依而自固矣。以安神利气,故亦治惊悸郁结。本证患者心悸怔忡,失眠健忘,面色萎黄,四肢困倦,食少便溏,为心脾两虚之象,劳则遗精,苔薄、质淡,脉弱,证属劳伤心脾,气不摄精,遵《内经》"血实宜决之,气虚宜掣引之"之治则,给予补气化瘀,俾中气充旺,瘀散络通,精得固摄,安居其位,给予妙香散加减治疗后,效果满意。

约言:本方为治疗热扰心神,气血不足证之常用方。

2. 补中益气汤治验

病例资料:李某,男,30 岁,1999 年 10 月 20 日就诊。患者近 3 个月来,因劳累经常出现夜寐多梦,梦中遗精,每晚 1~3 次,伴头晕心悸,气短乏力,动则汗出,记忆力下降,服六味地黄丸、肾宝等药效果不佳。刻诊患者神疲,语声低微,舌淡边有齿痕,苔薄白,脉沉细。西医诊断为遗精,中医诊断为遗精,此为气虚下陷,固摄无权之证,当以益气敛精为治,方以补中益气汤加减。

方药:黄芪 45 g、党参 30 g、当归 10 g、柴胡 10 g、升麻 6 g、白术 10 g、陈皮 10 g、五味子 10 g、山茱萸 15 g、生龙骨 30 g、生牡蛎 30 g、甘草 6 g。7 剂,水煎,每日 1 剂,早晚分服。

二诊:患者自诉药进 6 剂后睡眠好转,梦遗次数明显减少。继进 18 剂而病愈。

来源:王学祥. 补中益气汤新用[J]. 山东中医杂志,2001,20(6):1.

按语:补中益气汤出自《内外伤辨惑论》,多用于脾胃气虚证、气虚下陷证及气虚发热证,具有补中益气,升阳举陷之功效。本方重用黄芪为君,其性甘温,入脾、肺经,而补中气,固表气,且升阳举陷。臣以人参,大补元气;炙甘草补脾和中。君臣相伍,如《医宗金鉴》谓"黄芪补表气,人参补里气,炙草补中气",可大补一身之气。李杲称此三味为"除湿热、烦热之圣药也"。佐以白术补气健脾,助脾运化,以资气血生化之源。其气既虚,营血易亏,故佐用当归以补养营血,且血为气之宅,可使所补之气有所依附;陈皮理气和胃,使诸药补而不滞。更加少量升麻、柴胡,升阳举陷,助益气之品升提下陷之中气。正如李杲所说:"胃中清气在下,必加升麻、柴胡以引之,引黄芪、人参、甘草甘温之气味上升。"(《内外伤辨惑论》卷中)且二药又为"脾胃引经最要药也"(《本草纲目》),故为佐使。炙甘草调和诸药,亦为使药。诸药合用,既补益中焦脾胃之气,又升提下陷之气,且全方皆为甘温之药而能治气虚发热证,即所谓"甘温除大热"之法也。本证患者遗精常于劳累后出现,兼见头晕心悸,神疲气短乏力,舌淡边有齿痕,此为脾胃气虚,固摄无权之证,故以补中益气汤合五味子、山茱萸、生龙骨、生牡蛎等一众固涩药,补中益气,固肾止遗,故而获效。

约言:本方体现"甘温除热"法,为治疗气虚发热证及脾虚气陷证之代表方。

3. 升阳益胃汤治验

病例资料:宁某,男,26岁。1980年7月12日初诊。患者1年前因挖河腰部受外伤,在省级某医院住院2个多月,住院期间经常出现梦遗之症。经中西医治疗无效,当外伤愈后即劝其出院。近3个月几乎白天昏睡亦会遗泄,身体日趋消瘦,饮食少进,精神恍惚,心情苦恼万分,竟至卧床不起已1个月余。面色暗,倦怠昏睡,少气懒言,形寒肢冷,舌质淡、苔白腻,脉沉细。西医诊断为遗精,中医诊断为遗精,此为劳伤心脾,气不摄精之证,当以调理脾胃,益气摄精为治,方以升阳益胃汤加减。

方药:黄芪30 g、人参12 g、半夏6 g、炙甘草6 g、羌活3 g、独活3 g、防风6 g、白芍15 g、陈皮6 g、白术9 g、茯苓9 g、泽泻6 g、柴胡6 g、黄连3 g、生姜3片,大枣3枚。7剂,水煎,每日1剂,早晚分服。

二诊:精神转佳,纳增,但动则微喘,自汗。昨日又有梦遗发生。舌淡、苔薄白,脉沉细。前方既效,稍事加减,续服6剂。方药如上,改生姜为5片,大枣10枚。

三诊:梦遗已止,亦能起床,纳食倍增,面色红润,仍感气短乏力。舌苔由腻转薄,脉仍沉细,但较前有力,再以初方续进6剂,配合肾气丸服之。

四诊:梦遗之症未再出现,除身体消瘦外,其他症状均恢复正常。苔薄脉细,久病脾胃受损,正气虚,气血不足,当予以补养气血之品以巩固。嘱服人参养荣丸1个月。

五诊:诸症尽除,身体强健,已参加劳动。后随访病未再复发。

来源:陈武山. 现代名中医男科绝技[M]. 北京:科学技术文献出版社,2002.

按语:升阳益胃汤出自《内外伤辨惑论》,多用于脾胃气虚,湿热内停所致病症,有益气升阳,清热除湿之功效。方中黄芪为君药,取其益气升阳、固表之功;人参、炙甘草、半夏为臣。人参补中益气,甘草和中益气,二者与黄芪为伍,《医宗金鉴》称其为保元汤,大有补益元气之功,具"芪外参内草中央"之妙用,即黄芪偏于补表气,人参偏于补中气,甘草补气介于二者之间,三者合用,可以补一身内外之气。半夏和胃降逆,与人参、黄芪配伍,升中有降,降中有升,升脾阳,和胃气,使清升浊降,脾胃安和;脾肺同补,脾升肺降,气机调畅。佐以防风、羌活、独活祛风除湿,且可助参、芪升发脾胃清阳;羌活、独活、防风,性辛温升散,皆属风药。东垣为何贯用风药?此本方之妙处所在。一则风药可以化湿,风药入通于肝,能补肝,助肝疏泄。土必得木之疏泄方能升降而不壅滞,此风能胜湿之理。二则风药能助肝之升发,实乃补肝之药。经曰"中有疾旁取之,中者脾胃也,旁者少阳甲胆也",肝之少阳之气升则脾之清阳升,全身气机调畅。《素问·六节藏象论》曰"凡十一藏取决于胆",只有少阳胆气的升发则五藏六腑之气才能升发,故取风药以升发少阳之气。佐以白芍、柴胡疏肝解郁,配合补脾药则有扶土抑木之效,疏肝有助于健脾和胃。白芍作用有二,一为补肝之体,益肝之用;二为敛其逆气,防止风药升散太过。白术、茯苓、泽泻健脾利水渗湿,以祛脾虚所生之湿。陈皮理气,既助半夏和胃,又使气化则湿行。少佐黄连清热燥湿,以除湿郁所化之热。全方共奏补脾益肺,和胃化湿,疏肝解郁,祛风除湿,兼祛湿热之功。肾为先天之本,五脏六腑之阴靠肾之真阴以滋养,五脏六腑之阳靠肾之真阳以温煦。本证患者忧思太过,损伤心脾,脾虚则生痰,痰郁久则为痰火,痰火上扰于心,君火不得下交,于是精神恍惚,入梦则欲念纷纭,为梦遗之证。治疗从调理脾胃入手,方选升阳益胃汤加减。

约言:本方为脾胃虚弱,湿热滞留中焦,清阳不升常用方。

(三)肾虚滑脱,精关不固证

1. 六味地黄丸治验

病例资料:王某,男,26岁,1982年2月24日初诊。患者自述一年前染有手淫恶习,后致遗精,每周3~4次,由于爱面子,失治至今。现遗精,每周3次,已2个月余,伴腰膝酸软,头晕耳鸣,少寐多梦,肢倦乏力,精神抑郁,偶有夜间盗汗,口干,舌质红,苔薄稍黄,脉细弦。西医诊断为遗精,中医诊断为遗精,此为心肾阴亏,虚火偏旺之证,当以滋阴清热,交通心肾为治,方以六味地黄汤加减。

方药:熟地30 g、芡实30 g、怀山药30 g、肉桂1.5 g、山萸肉20 g、金樱子20 g、益智仁15 g、黄柏6 g、朱茯神6 g、丹皮3 g、黄连3 g、泽泻3 g。7剂,水煎,每日1剂,早晚分服。

二诊:服5剂,每周遗精次数明显减少,其他症状减轻,上方加神曲15 g,又进10剂而病愈。半年后随访,未见复发。

来源:刘桂枝. 六味地黄汤临床应用举隅[J]. 新中医,1993,25(05):30-32.

按语:六味地黄丸出自《小儿药证直诀》,多用于肾真阴不足所致病证,具有填精滋阴补肾之功效。方中重用熟地黄为君药,填精益髓,滋补阴精。臣以山萸肉补养肝肾,并能涩精;山药双补脾肾,既补肾固精,又补脾以助后天生化之源。君臣相伍,补肝脾肾,即所谓"三阴并补"。然熟地黄用量独重,而以滋补肾之阴精为主。凡补肾精之法,必当泻其"浊",方可存其"清",而使阴精得补。且肾为水火之宅,肾虚则水泛,阴虚而火动。故佐以泽泻利湿泄浊,并防熟地黄之滋腻;牡丹皮清泄相火,并制山萸肉之温涩;茯苓健脾渗湿,配山药补脾而助健运。此三药合用,即所谓"三泻",泻湿浊而降相火。全方六药合用,补泻兼施,泻浊有利于生精,降火有利于养阴,诸药滋补肾之阴精而降相火。本证患者因素有手淫恶习,久而失治,导致真阴亏虚,阴虚火旺,相火妄动,虚火内扰,精关不固,造成肾水亏于下,心火亢于上,心肾不得相交,水火不能互济的病症,故在治疗上用六味地黄汤补阴而上济心阴,加黄连清心火,用肉桂引火下行以资助肾阳使肾水不寒,从而达到心肾相交,水火互济的目的。另加用固肾涩精之水陆二仙丹,共奏滋补肾阴,交通心肾之功。

约言:本方为补肾填精之基础方,亦为"三补""三泻"法之代表方。

2. 右归丸治验

病例资料：戴某，男，45岁，1976年3月15日初诊。患者素来体弱多病，患慢性肾炎已15年。近来又增患滑精，1次/3～5天，无梦而遗。腰腿酸困，疲软无力，头晕失眠，口唇干裂，五心烦热，全身怕冷，稍冷即病情加重，食纳少进，时有胃脘顶冲，嗳气泛酸，大便干，小便频，舌淡苔白，脉象沉弱。西医诊断为遗精，中医诊断为遗精，此为肾阳不足，命门火衰，精关不固之证，当以温补肾阳，填精益髓为治，方以右归丸加减。

方药：熟地黄15 g、山茱萸10 g、怀山药10 g、茯苓6 g、牡丹皮6 g、泽泻6 g、附子3 g、肉桂3 g、白芍6 g、玄参10 g、龙骨12 g、芡实12 g、五味子6 g、金樱子6 g、莲须6 g、川牛膝10 g、枸杞子10 g、杜仲10 g、砂仁5 g。4剂，水煎，每日1剂，早晚分服。

二诊：服上方4剂，食欲增加，胃脘仍觉憋胀，滑精次数减少、腰不困，下午腿仍困，其余诸症均有减轻，脉象仍沉。上方去枸杞子，加沙苑子12 g、陈皮6 g。4剂，煎服法同上。

三诊：服上方4剂，食欲好转，胃脘不憋不胀，滑精止，腰腿酸困减轻，鼻孔生小疮，焦躁疼痛，脉沉有力。此为肾气初复，上焦火生。拟清上补下。

方药：熟地黄15 g、白芍10 g、玄参10 g、菊花10 g、山茱萸10 g、山药10 g、茯苓6 g、泽泻6 g、牡丹皮6 g、桑叶10 g、金银花10 g、龙骨15 g、牡蛎15 g、沙苑子15 g、枸杞子10 g、杜仲10 g、芡实12 g、五味子5 g、莲须5 g、金樱子6 g。4剂，煎服法同上。2剂后，滑精止，诸症渐安。

1977年1月随访：去年4月至今，虽经一次重感冒，引起肾炎有所反复，甚至出现轻度浮肿，而滑精之症未见复发。

来源：赵尚华，张子琳. 中国百年百名中医临床家丛书[M]. 北京：中国中医药出版社，2001.

按语：右归丸出自《景岳全书》，多用于肾阳不足，命门火衰所致病证，具有温补肾阳，填精益髓之功效。方中附子、肉桂温壮元阳，鹿角胶温肾阳、益精血，共为君药。熟地黄、山茱萸、枸杞子、山药滋阴益肾，填精补髓，并养肝补脾，即所谓"善补阳者，必于阴中求阳，则阳得阴助，而生化无穷"（《类经》），共为臣药。佐以菟丝子、杜仲，补肝肾，强腰膝；当归养血补肝，与补肾之品相合，共补精血。诸药合用，温壮肾阳，滋补精血。滑精、遗精，均属失精证。本证患者，肾炎浮肿，遗泄不固，又加之脾胃失职，后天化源不足，久病不愈，必然导致阴精内枯，阴损及阳，下元虚惫，肾气不固，致使小便频数，滑泄频作等一派虚象。故用六味地黄壮水之主，肉桂、附子益火之源，水火得养，则肾气充足，恢复其主蛰封藏之本。仍恐久惫之肾气，一时难复，更加龙骨、牡蛎、芡实、金樱子、莲须等固肾涩精之品，使精关得固，滑精停止。此亦标本兼顾之法，故见效迅速。肾气充足，脾阳得温，则脾气健运，胃气通降，故胃病亦随之而愈。正是抓住主要矛盾之后，其余症状迎刃而解。

约言：本方为治疗命门火衰证之常用方。

3. 三才封髓丹治验

病例资料：黄某，男，23岁，1997年11月18日就诊。患者遗精1年余，曾在某医院服用谷维素、抗生素及六味地黄丸等多种中成药无效。每月遗精4次以上，常于精神紧张时发生，考试期间遗精频繁，甚则1日1次，心烦，易出汗，夜寐差，大便干，小便正常，舌质淡，苔薄白，脉细重按无力。有手淫史。西医诊断为自主神经功能紊乱，中医诊断为遗精，此为心神浮越，心肾不交之证，当以安神定志，滋养心肾为治，方以三才封髓丹加减。

方药：天冬10 g、生地黄15 g、太子参15 g、黄柏10 g、砂仁3 g、鸡内金10 g、生龙骨20 g、生牡蛎20 g。14剂，水煎，每日1剂，早晚分服。

二诊：服上方14剂，遗精1次，情绪紧张缓解，夜寐渐安，大便干，小便正常，舌质淡，苔薄白，脉渐有力。续以前方，加莲子10 g、天花粉20 g、大黄3 g。7剂，煎服法同上。

三诊：服二诊方7剂，遗精未作，心情有愉快感，寐可，口不干，大便日1行，小便正常，舌质淡，苔薄白，脉强有力。继以前方，去天花粉，加芡实10 g、山药10 g。1剂，以善其后。

来源：孙在典，李慧. 中医男科名家验案精选[M]. 人民军医出版社，2010.

按语：三才封髓丹出自《医学发明》，多用于阴虚火旺，相火妄动，扰动精室之所致病证，具有泻火坚阴，固精封髓之功效。方中人参补脾益气；天门冬滋阴补肺生水；熟地黄补肾滋阴；黄柏坚阴泻火；砂仁行滞醒脾；甘草既助人参宁心益气，又缓黄柏苦燥之弊。将熟地黄改为生地黄，滋阴降火，补肾水真阴；人参改为南沙参，养阴清肺。本证患者遗精常在精神紧张时发生。精神紧张致心神浮越、心肾不交。治疗以安神定志为主，辅以滋养心肾。心神浮越可伤心气，遗精日久亦伤肾阴。是以本案用龙骨、牡蛎安神定志，三才封髓滋养心肾，加鸡内金以止遗。二诊加天花粉、大黄养阴生津、通腑清热，莲子增强止遗之功。三诊，去天花粉，加芡实、山药以固遗。

约言：本方为是治遗精常用方。

4. 金锁固精丸治验

病例资料：奚某，男，18岁，1978年10月3日初诊。患者无梦滑精6个月，病前屡犯手淫。现每1~2夜即无梦滑精1次，口干不欲饮，面色晦滞，心悸少寐，舌苔薄白，脉来弦大。西医诊断为遗精，中医诊断为遗精，此为肾虚不固之证，当以补肾涩精为治，方以金锁固精丸加减。

方药：莲须7 g、沙苑子10 g、白蒺藜10 g、金樱子10 g、芡实10 g、煅牡蛎（先煎）20 g、煅龙骨（先煎）12 g、北五味2 g、杜仲10 g、炙远志3 g、茯神10 g、鱼鳔胶1条。30剂，水煎，每日1剂，早晚分服。

外用：五倍子3 g。每晚临睡以冷开水调和为丸，置于脐上，以胶布固定，2日换药1次。

二诊：内外并治1个月，滑精减少（约每周1次），并且大多有梦，尿后余沥不尽，阳事举而不坚，脉转和缓。再从原意扩充，内服：原方加制何首乌10 g、菟丝子10 g、外用同上。上药又服2个月，滑精痊愈。随访8年，疗效巩固，据说已经完婚。

来源：高新彦，王永安. 古今名医男科医案赏析[M]. 北京：人民军医出版社，2008.

按语：金锁固精丸出自《医方集解》，多用于肾虚不固所致病症，具有补肾涩精之功效。方中沙苑蒺藜甘温，补肾固精，《本经逢原》谓其"为泄精虚劳要药，最能固精"，故为君药。莲肉补肾涩精，芡实益肾固精，莲须固肾涩精，三药合用，以助君补肾固精之力，共为臣药。龙骨、牡蛎收敛固涩，重镇安神，共为佐药。诸药合用，既能涩精，又能补肾，标本兼顾，以涩为主。本方固精关，专为肾虚滑精者而设，故名"金锁固精"。本证患者无梦滑精6个月，病前屡犯手淫，白天腰酸如折，头晕头痛，此为肾虚精关不固所致之遗精，当以补肾涩精为治。金锁固精丸、水陆二仙丹为治无梦滑遗之正方，蒺藜补肾益精，莲子交通心肾，牡蛎清热补水，芡实固肾补脾，合之龙骨、莲须，皆涩精秘气之品，以止滑泄也，故名"金锁固精丸"。金樱子、芡实，补脾益肾，润能滋阴，涩能固脱，一生于水一生于陆，故名"水陆二仙丹"。两方合用，相得益彰。景岳云"精之藏制在肾，精之所主在心"，故复入五味、茯神、远志宁心安神，即"苟欲惜精，先净其心"之意也。又五倍子酸涩能敛精，咸寒能降火；降火敛精亦治遗滑之妙方，贴于脐眼，直取精官，故奏效更捷。

约言：金锁固精丸为治疗肾虚精关不固证之常用方。

(四)湿热下注,扰动精室证

1. 温胆汤治验

病例资料:李某,男,32岁,1995年10月2日就诊。患者自述遗精半年有余,多因梦而遗。小便热亦浑浊,尿痛时见,伴头昏腰酸,倦怠乏力,口渴欲饮。曾服金锁固精丸、金匮肾气丸等补肾固涩之品而症不见减。诊见患者体态偏胖,舌苔黄根腻,脉滑。西医诊断为遗精,中医诊断为遗精,此为痰湿内生,流注下焦,蕴而生热,热扰精室之证,当以清热利湿,化痰泄浊为,方以温胆汤加减。

方药:枳实10 g、竹茹10 g、陈皮10 g、半夏10 g、黄柏10 g、菖蒲10 g、茯苓15 g、萆薢15 g、猪苓15 g。10剂,水煎,每日1剂,早晚分服。

二诊:服药10剂后,症状好转,梦遗仅见1次。守方加减治疗月余,遗精已止,诸症悉除。随访半年,未见其作。

来源:华乐柏. 温胆汤临床应用举隅[J]. 实用中医药杂志,1999,15(1):1.

按语:温胆汤最早见于《外台秘要》,多用于胆胃不和、痰热内扰所致病证,有理气化痰,清胆和胃之功效。方中半夏燥湿化痰,和胃止呕,为君药。竹茹清胆和胃,清热化痰,除烦止呕,为臣药。君臣相配,既化痰和胃,又清胆热,令胆气清肃,胃气顺降,则胆胃得和,烦呕自止。陈皮理气和中,燥湿化痰;枳实破气化痰;茯苓渗湿健脾以消痰;生姜、大枣和中培土,使水湿无以留聚,共为佐药。炙甘草益气和中,调和诸药,为佐使药。综合全方,半夏、陈皮、生姜偏温,竹茹、枳实偏凉,温凉兼进,令全方不寒不燥,理气化痰以和胃,胃气和降则胆郁得舒,痰浊得去则胆无邪扰,如是则复其宁谧,诸症自愈。遗精可因痰湿内生、热扰精室而致。本证患者小便热亦浑浊,尿痛时见,口渴欲饮,体态偏胖,舌苔黄根腻,脉滑,其痰湿内盛,热扰精室可辨,故补肾固涩,反助痰热,使症见加重。取温胆汤加味,与病机恰合,收到立竿见影之效。

约言:本方为治疗胆胃不和,痰热内扰证之常用方。

2. 萆薢分清饮治验

病例资料:梁某,男,40岁,1984年6月7日初诊。患者遗精10年,夫妻两地分居,近月来遗精频繁,几至每晚均有遗精,甚至一晚遗精2~3次,伴头昏乏力,腰痛神疲。在当地医院服中药滋阴补肾固涩之品20余剂,罔效,又增腹胀。来诊时患者舌苔黄腻而厚,脉弦滑有力。西医诊断为遗精,中医诊断为遗精,此为湿热下注,扰动精室之证,当以温肾祛湿、分清化浊为治,方以萆薢分清饮加减。

方药:萆薢 20 g、黄柏 10 g、茯苓 15 g、车前子(包煎)10 g、莲心 10 g、丹参 10 g、菖蒲 10 g、白术 10 g、煅龙骨 20 g、煅牡蛎 20 g。3 剂,水煎,每日 1 剂,早晚分服。

二诊:服药 3 剂后,遗精已止,但有时于小便前或小便后流出少量白色浊液,舌苔变薄。原方去黄柏、菖蒲,加枸杞子 15 g、生怀山药 15 g,再取 5 剂。

三诊:1 个月后患者因他病来诊时,诉自服上药后遗精未再出现,头昏、乏力、腰痛亦明显好转。

来源:廖友星.临证随笔两则[J].湖南中医学院学报,1986(1):33.

按语:本方出自南宋医家杨倓的《杨氏家藏方》,原名"萆薢分清散",及至元代《丹溪心法》收载此方,改名为"萆薢分清饮"。多用于下焦虚寒,湿浊不化所致病症,具有温肾利湿,分清化浊之功效。方中萆薢味苦性平,可利湿祛浊,为治疗白浊、膏淋之要药,故为君药。益智仁温补肾阳,涩精缩尿,为臣药。石菖蒲辛香苦温,化浊祛湿,兼祛膀胱之寒,以助萆薢分清化浊;乌药温肾散寒,行气止痛,能除膀胱冷气,治小便频数,为佐药。加盐同煎,则取其咸以入肾,引药直达下焦,为使药。诸药合用,共奏温肾祛湿、分清化浊之功。本证患者前医四诊不参,见遗精伴头昏乏力,腰痛神疲即谓肾亏,投滋阴补肾固涩之品,以致罔效,又增腹胀。精属阴,主藏于肾,长期遗精可致肾阴亏虚,但肾阴亏虚乃遗精之果,并非遗精之因。从其滋阴补肾导致"误补益疾"与舌苔黄腻而厚,脉弦滑有力,可知其遗精乃湿热内蕴,流注于下,扰动精室所致,故予萆薢分清饮清利湿热,湿热邪去,不涩精而遗精自止。

约言:本方为治疗下焦虚寒淋浊之常用方。

3. 当归贝母苦参丸治验

病例资料:郭某,男,23 岁,1997 年 7 月 8 日就诊。患者遗精 8 年,在河北省邯郸市某医院诊断为慢性前列腺炎,服用奥复星、阿奇霉素等抗生素未得控制。遗精 5 ~6 天 1 次,严重时 1 日 1 次,尿频,后尿道疼痛,小腹胀痛,腰酸不适,睾丸发凉,头痛(两颞部),寐差,舌质淡红,苔薄黄,脉弦滑。前列腺指诊:前列腺偏大,质偏硬,有压痛。前列腺液常规(EPS):pH 6.7,WBC ++++/HP,LEC +/HP。西医诊断为置精,中医诊断为遗精,此为热毒内蕴,瘀浊阻滞之证,当以清热解毒,祛瘀排浊为治,方以当归贝母苦参丸加减。

方药:当归 10 g、浙贝母 10 g、苦参 10 g、虎杖 15 g、败酱草 15 g、冬瓜子 15 g、鸡内金 10 g、乌药 l0 g、黄柏 10 g。14 剂,水煎,每日 1 剂,早晚分服。

二诊:服上方14剂,患者遗精1次,梦交、尿频、后尿道疼痛明显减轻,小腹不胀,头不痛,腰仍感不适,睾丸发凉,寐可,舌淡红,苔薄黄,脉弦。继前方。

三诊:服上方14剂,患者遗精未作,诸症明显缓解,偶有小腹胀及腰不适,舌质淡,苔薄黄,脉弦。前列腺液常规(EPS):pH 7.1,WBC +/HP,LEC +/HP。守方继服14剂,巩固疗效。

来源:孙在典,李慧.中医男科名家验案精选[M].人民军医出版社,2010.

按语:当归贝母苦参丸出自《金匮要略》,临床治疗泌尿系统感染、产后尿潴留、慢性气管炎、胃炎及胃溃疡、慢性肾盂肾炎、前列腺炎、前列腺肥大等疾病,有养血润燥、解郁清热之功。方中当归养血润燥;贝母利气解郁,清热散结;苦参清利湿热,与贝母为伍,既可散肺中郁热,以清水之上源,又能除膀胱郁热,以利水之下源。诸药合用,可正本清源,使津血得养,燥热得除,小便转入正常。本证患者遗精8年,属湿热,用苦参、黄柏、败酱草清热解毒,虎杖、当归活血祛瘀,浙贝母、冬瓜子排浊祛湿,乌药温里行气止痛,鸡内金止遗固涩。二诊时患者尿路刺激症状明显减轻。三诊时患者诸症明显缓解。药证相符,当获效机。

约言:本方为治疗慢性前列腺炎、前列腺增生、遗精等常用方。

4.枸橘汤合金铃子散治验

病例资料:高某,男,23岁,1984年11月22日初诊。患者2年来遗精、滑精不止,在某医院泌尿外科诊为"前列腺瘘",迄今中西药治疗,未能奏效。刻诊:每天夜间遗精,白天滑精,面呈失精貌,口干溲黄,排尿无力,尿末滴白,记忆力差,舌红苔薄白,脉细而数。前列腺常规正常。询得患者遗滑以来,右侧睾丸胀痛不已,神志恍惚,若有所见。西医诊断为前列腺瘘,中医诊断为遗精,此乃湿热下注,流于肝经,扰动精宫之证,当以疏肝理气,清利湿热为治,方以枸橘汤合金铃子散加减。

方药:金铃子10 g、青皮6 g、陈皮6 g、金枸橘10 g、左秦艽6 g、赤芍6 g、泽泻10 g、煅牡蛎(先煎)20 g、当归10 g、白芍6 g、栀子10 g、生地黄10 g、黄柏6 g。7剂,水煎,每日1剂,早晚分服。

二诊:11月29日复诊,药进5剂,滑精已止,舌苔薄白,脉数转静。再以原法巩固,继服原方14剂,其病遂愈。

来源:徐福松,刘承勇,金保方.徐福松男科医案选[M].北京:人民卫生出版社,2011.

按语:枸橘汤出自《外科证治全生集》卷四,多用于阴虚夹湿热所致病证,具有疏肝理气,化湿清热之功效。方中枸橘辛苦而温,功善疏肝理气止痛,为方中君药。泽泻清利下焦湿热,秦艽止痛消胀通络,共为方中臣药,川楝子引药入肝,疏利厥阴之逆气,陈皮理气化湿,共为佐,赤芍活血化瘀为使。全方既清湿热,复护阴津,使附睾之管道通畅,精有出路,故而取效。金铃子散出自《太平圣惠方》,多用于肝郁化火所致病证,具有疏肝泄热,活血止痛之功效。方中金铃子味苦性寒,疏肝行气,清泄肝火而止痛,用以为君。延胡索苦辛性温,行气活血,擅长止痛,为臣佐药。两药合用,既可行气活血止痛,又可疏肝泄热,为治疗肝郁化火、气滞血瘀诸痛的良方。服用酒下,行其药势,用以为使。对肝郁化火,气滞血瘀之胸腹胁肋疼痛诸症甚合。本证患者遗滑精频,面色灰滞,排尿无力,尿后余沥,记忆力减退,历用清、泄、补、涩等法,未见效机。乃思患病以来,神志恍惚,若有所见,右侧睾丸胀痛不已,口干溲黄,舌红苔黄,脉细而数,乃属湿热下注,流于肝经,扰于精官,逼精外泄之象。唐容川谓:"盖肝经火旺,则魂不内守,恍惚有见,亦有无梦而遗,仍属相火之甚者。火甚则神不清,是以昏沉迷闷,不觉精之走失,比较有梦之遗者,其火更甚,毋得误为阳虚之证也。"故转从清利湿热、疏泄厥阴法论治,方选枸橘汤合金铃子散加味,正本清源,疗效显著。

约言:本方为治疗气郁化火证之常用方。

二、变证

(一)胃火亢盛,肾阴不足证

玉女煎治验

病例资料:吴某,男,25岁,1997年12月9日就诊。患者遗精频发,至今两年余。曾在北京数家医院就诊,诊断为"无菌性前列腺炎",服用多种抗生素及中药无效。经先生诊治2周亦无效。苔黄而厚,舌质偏红,口干,腹胀,便干。询其每次遗泄是否与食物有关,患者忽然悟及遗精每于食羊肉火锅后发生,甚则食羊肉、韭菜等辛热食物亦遗精。西医诊断为无菌性前列腺炎,中医诊断为遗精,此为胃火偏盛,下扰精室之证,当以清胃泻火,滋阴益肾为治,方以玉女煎加减。

方药:生石膏20 g、知母10 g、麦冬10 g、熟地黄15 g、牛膝10 g、鸡内金10 g。7剂,水煎,每日1剂,早晚分服。

二诊:患者遗精未作,口不干,腹胀减轻,小便淡黄,大便正常,苔薄黄,脉弦。继以前方7剂。

三诊：患者期间食用羊肉火锅2次，遗精未作。嘱患者遗精虽愈，但羊肉火锅等辛热之品，仍少食为宜。

来源：孙在典，李慧. 中医男科名家验案精选[M]. 北京：人民军医出版社，2010.

按语：玉女煎出自《景岳全书》，多用于阴虚胃热所致病证，有清胃热、滋肾阴之功效。方中石膏辛甘大寒，善清阳明胃热而兼生津止渴，故为君药。臣以熟地滋肾水之不足，君臣相伍，清火壮水，虚实兼顾。佐以知母，一助石膏清胃热而止烦渴，一助熟地黄滋少阴而壮肾水；又佐入麦门冬清热养阴生津，既可养肺、助熟地滋肾，寓金水相生之意，又能生津而润胃燥。牛膝引热下行，且补肝肾，为佐使之用。诸药配伍，共奏清胃热、滋肾阴之功。本证患者因胃火偏盛，下扰精室，阳明气火有余，胃热循经上攻，则见头痛牙痛；热伤胃经血络，则牙龈出血；热耗少阴阴精，故见烦热干渴、舌红苔黄且干。此为火盛水亏相因为病，而以火盛为主。故遗精每于食羊肉火锅后发生。治宜清泄胃热，食宜远辛辣厚味。用玉女煎加鸡内金，既可清消胃经积热，消食和胃，又可固精止遗。

约言：本方为治疗胃热阴虚病证之常用方。

（二）营卫不和证

桂枝汤治验

病例资料：王某，男，22岁，2005年8月初诊。患者先天禀赋不足，后天未得调养，幼年即有潮热盗汗，19岁时骤患遗精，数日后形肉大脱。连服滋阴涩精之剂，更进益肾、锁阳固精诸丸剂，亦罔效，以为不治，衍期三载。观其面色苍白，肉消形脱，自汗畏风，舌质稍淡、苔薄白，其脉细数而虚。伴纳差，膝胫自冷，溲后时有精液滑出。西医诊断为遗精，中医诊断为遗精，此为营卫不和，精关不固之证，当以调和营卫，固肾涩精为治，方以桂枝汤加减。

方药：黄芪20 g、桂枝10 g、白芍10 g、白术10 g、煅龙骨10 g、煅牡蛎10 g、炙甘草6 g、生姜10 g、大枣7枚。3剂，水煎，每日1剂，早晚分服。

二诊：服上方3剂后诸症递减，去龙骨、牡蛎续服20剂，脾运健旺，饮食大增，乃予六味地黄丸滋阴以善后。

来源：宋秀霞. 桂枝汤加味治疗遗精50例[J]. 河南中医，2008，28(4)：1.

按语：桂枝汤出自《伤寒论》，多用于外感风寒表虚证及营卫不和所致病证,具有解肌发表,调和营卫之功效。方中桂枝辛温,助卫阳,通经络,解肌发表而祛在表之风寒,为君药。芍药酸甘而凉,益阴敛营,敛固外泄之营阴,为臣药。桂枝、芍药等量配伍,既营卫同治,邪正兼顾,相辅相成;又散中有收,汗中寓补,相反相成。生姜辛温,助桂枝散表邪,兼和胃止呕;大枣甘平,协芍药补营阴,兼健脾益气。生姜、大枣相配,补脾和胃,化气生津,益营助卫,共为佐药。炙甘草调和药性,合桂枝辛甘化阳以实卫,合芍药酸甘化阴以益营,功兼佐使之用。药虽五味,但配伍严谨,发中有补,散中有收,营卫同治,邪正兼顾,阴阳并调。故柯琴誉其为仲景群方之冠,乃滋阴和阳、调和营卫、解肌发汗之总方也(《伤寒来苏集》)。本证患者遗精后形肉大脱,是为脾败,非阴亏也。服滋阴涩精之药,欲止其遗而不达,反徒伤脾气。上方内以健脾助运,外而温养肌肤,各脏皆得其养,大气升腾而愈。脾气衰败,则谷减形消;阴损及阳,卫气不得固护,则肢冷、自汗、畏风。脾气不升,肾关不固,则见遗精。经云:"精不足者,补之以味;形不足者,温之以气",故方用桂枝汤加减。方中桂枝加黄芪辛甘化阳,行周身皮肉之间,以温肤充形;白术健脾以护肾关;龙骨、牡蛎涩精止汗。因此在辨证治疗中,要针对脏腑病变的孰轻孰重进行选择用药,脏腑辨证准确才能提高疗效,一味补肾治疗遗精是不全面的。

约言:本方既为治疗外感风寒表虚证之基础方,又是调和营卫、调和阴阳法之代表方。

(三)肝气郁结证

1. 柴胡疏肝散治验

病例资料:谢某某,男,36岁,1985年9月11日初诊。患者1984年12月外出丢失巨款,由此抑郁不乐,以致遗精,每周达4次以上,经治无效。现每周遗精4~6次,烦躁多梦,胸闷气短,饮食减少,嗳气频作,胁肋胀痛,口苦咽干,舌有紫斑,苔薄,脉弦。西医诊断为遗精,中医诊断为遗精,此为肝气郁结,瘀血内停,疏泄失常,精关不调之证,当以行气疏肝、活血化瘀为治。方以柴胡疏肝散加减。

方药:柴胡9 g、枳壳10 g、赤芍12 g、甘草4 g、制香附9 g、川芎6 g、丹皮9 g、栀子9 g、川楝子9 g、延胡索9 g、建神曲15 g、土鳖虫6 g。10剂,水煎,每日1剂,早晚分服。并嘱调情志,节欲念。

二诊:服药10剂,遗精周内2次,余症缓解。上方稍作增减,续服10剂,遗泄止,它症消,至今未再发。

来源:徐福松,刘承勇,金保方.徐福松男科医案选[M].北京:人民卫生出版社,2011.

按语:柴胡疏肝散出自《证治准绳》,多用于肝气郁滞所致病证,具有疏肝解郁,行气止痛之功效。方中柴胡苦辛而入肝胆,功擅条达肝气而疏郁结,为君药。香附味辛入肝,长于疏肝行气止痛;川芎味辛气温,入肝胆经,能行气活血、开郁止痛。二药共助柴胡疏肝解郁,且有行气止痛之效,同为臣药。陈皮理气行滞而和胃,醋炒以入肝行气;枳壳行气止痛以疏理肝脾;芍药养血柔肝,缓急止痛,与柴胡相伍,养肝之体,利肝之用,且防诸辛香之品耗伤气血,俱为佐药。甘草调和药性,与白芍相合,则增缓急止痛之功,为佐使药。诸药共奏疏肝解郁,行气止痛之功。本方以四逆散易枳实为枳壳,加川芎、香附、陈皮而成,其疏肝理气作用较强。本证患者丢失钱款后抑郁不乐,肝气不舒,现每周遗精4~6次,烦躁多梦,胸闷气短,饮食减少,嗳气频作,胁肋胀痛,口苦咽干脉弦,皆为肝郁化火之象。除肝气郁滞之外尚有舌有紫斑之血瘀之象,故加川芎、延胡索、土鳖虫以活血化瘀止痛,药证合法,故能收获良效。

约言:本方为治疗肝气郁结证之代表方。

2. 四逆散治验

病例资料:段某,男,25岁,2005年11月23日初诊。患者梦遗已数年,2~3天1次,手足清冷不温,入冬尤显,唇干,腰酸痛,腿软,小便黄,有内热感,未进行治疗。察其舌质红,苔黄,脉弦。西医诊断为遗精,中医诊断为遗精,此为肾虚肝郁之证,当以疏肝解郁,清热化湿,补肾涩精止遗为治,方以四逆散、水陆二仙丹加减。

方药:醋柴胡5 g、赤芍10 g、炒枳壳10 g、炙甘草3 g、紫花地丁20 g、黄柏10 g、炒白术10 g、金樱子15 g、芡实12 g、煅龙骨20 g、煅牡蛎20 g、玄参10 g、楮实子10 g、桑寄生10 g。7剂,水煎,每日1剂,早晚分服。

二诊:患者近日梦遗未发,大便日行2~3次,不实,量不多,腹胀,纳差,嗳气,舌质红略暗,舌苔黄不厚,脉弦。此为肾虚肝郁,下焦湿热,腑气不调。

方药:醋柴胡5 g、赤芍10 g、炒枳壳10 g、炙甘草3 g、乌药10 g、大腹皮10 g、陈莱菔英15 g、紫花地丁20 g、炒苍术6 g、黄柏6 g、沉香(后下)3 g、厚朴花5 g、法半夏10 g、苏梗10 g。取7剂,水煎,每日1剂,早晚分服。

三诊:2005年12月7日复诊,患者腹胀不减,位在脐下,大便不实、量少,梦遗未作,面部痤疮又发,舌质偏红,苔少,脉细滑。此为肝脾不和,脏气失调,湿热内蕴。

方药：醋柴胡 5 g、炒白芍 10 g、生白术 10 g、炒枳壳 10 g、炙甘草 3 g、制香附 10 g、青皮 6 g、陈皮 6 g、防风 6 g、大腹皮 10 g、陈莱菔英 15 g、沉香 3 g、乌药 10 g、广木香 5 g、紫花地丁 20 g、炒黄芩 10 g、厚朴花 6 g。取 14 剂，水煎，每日 1 剂，早晚分服。药后遗精诸症状完全消失，随访 3 个月，遗精未再复发。

来源：贺兴东. 当代名老中医典型医案集[M]. 人民卫生出版社，2009.

按语：四逆汤出自《伤寒论》，多用于心肾阳衰所致病证，具有回阳救逆之功效。方中柴胡入肝胆经，升发阳气，疏肝解郁，透邪外出，为君药。白芍敛阴，养血柔肝，为臣药，与柴胡合用，以补养肝血，条达肝气，可使柴胡升散而无耗伤阴血之弊；且二者恰适肝体阴用阳之性，为疏肝法之基本配伍。佐以枳实理气解郁，泄热破结，与柴胡为伍，一升一降，增舒畅气机之功，并奏升清降浊之效；与白芍相配，又能理气和血，使气血调和。甘草调和诸药，益脾和中。四药配伍，共奏透邪解郁、疏肝理脾之效，使邪去郁解，气血调畅，清阳得伸，四逆自愈。原方用白饮（米汤）和服，亦取中气和则阴阳之气自相顺接之意。金铃子散出自《太平圣惠方》，多用于肝郁化火所致病证，能疏肝泄热，活血止痛。方中金铃子味苦性寒，疏肝行气，清泄肝火而止痛，用以为君。延胡索苦辛性温，行气活血，擅长止痛，为臣佐药。两药合用，既可行气活血止痛，又可疏肝泄热，为治疗肝郁化火、气滞血瘀诸痛的良方。服用酒下，行其药势，用以为使。对肝郁化火，气滞血瘀之胸腹胁肋疼痛诸症甚合。本证患者遗精已数年，当属肾精虚耗，肾气复虚，封藏不固，故见腰酸腿软，然其症状特点又表现为梦遗，且感唇干、内热、舌质红苔黄，还与湿热相火扰动精室有密切关系。相火生于肾而寄于肝，今肝经湿热相火内郁，阳气不能外达，故反手足清冷，脉弦为肝家郁热。治疗以四逆散为基础，透达郁热，并用紫花地丁、黄柏、白术、苍术以清湿热相火，金樱子、芡实、煅龙骨、煅牡蛎固涩止遗，玄参、桑寄生、楮实子滋阴补肾。二诊时梦遗已止，但肝脾不调之象又显，故再复人调和肝脾之痛泻要方及诸多调畅腑气之品收功。

约言：四逆散原治阳郁厥逆之证，后世拓展用作疏肝理脾之基础方。金铃子散为治疗气郁化火证之常用方。